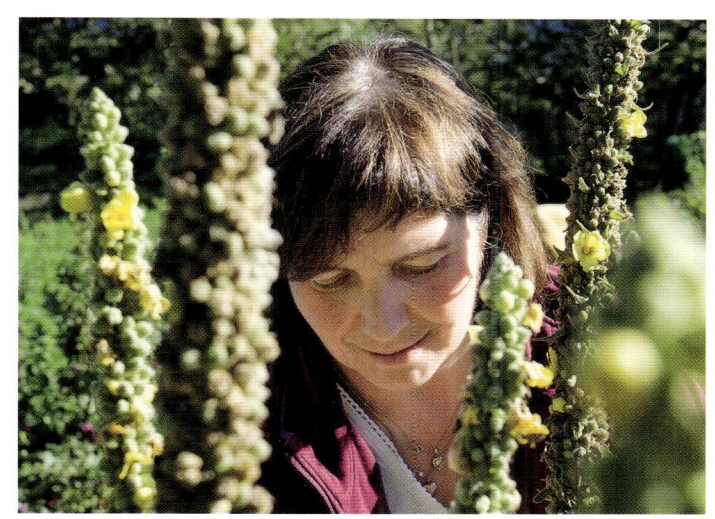

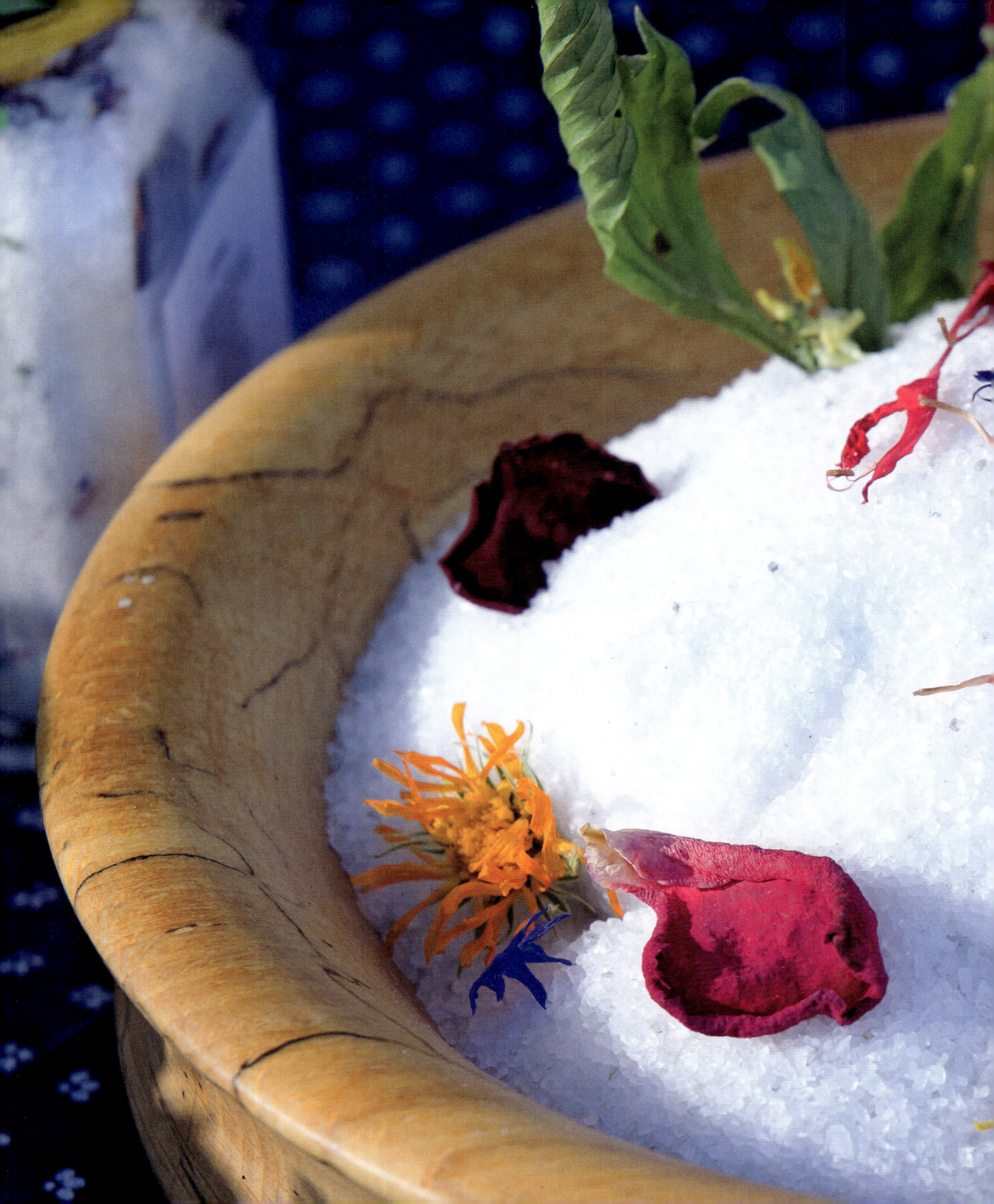

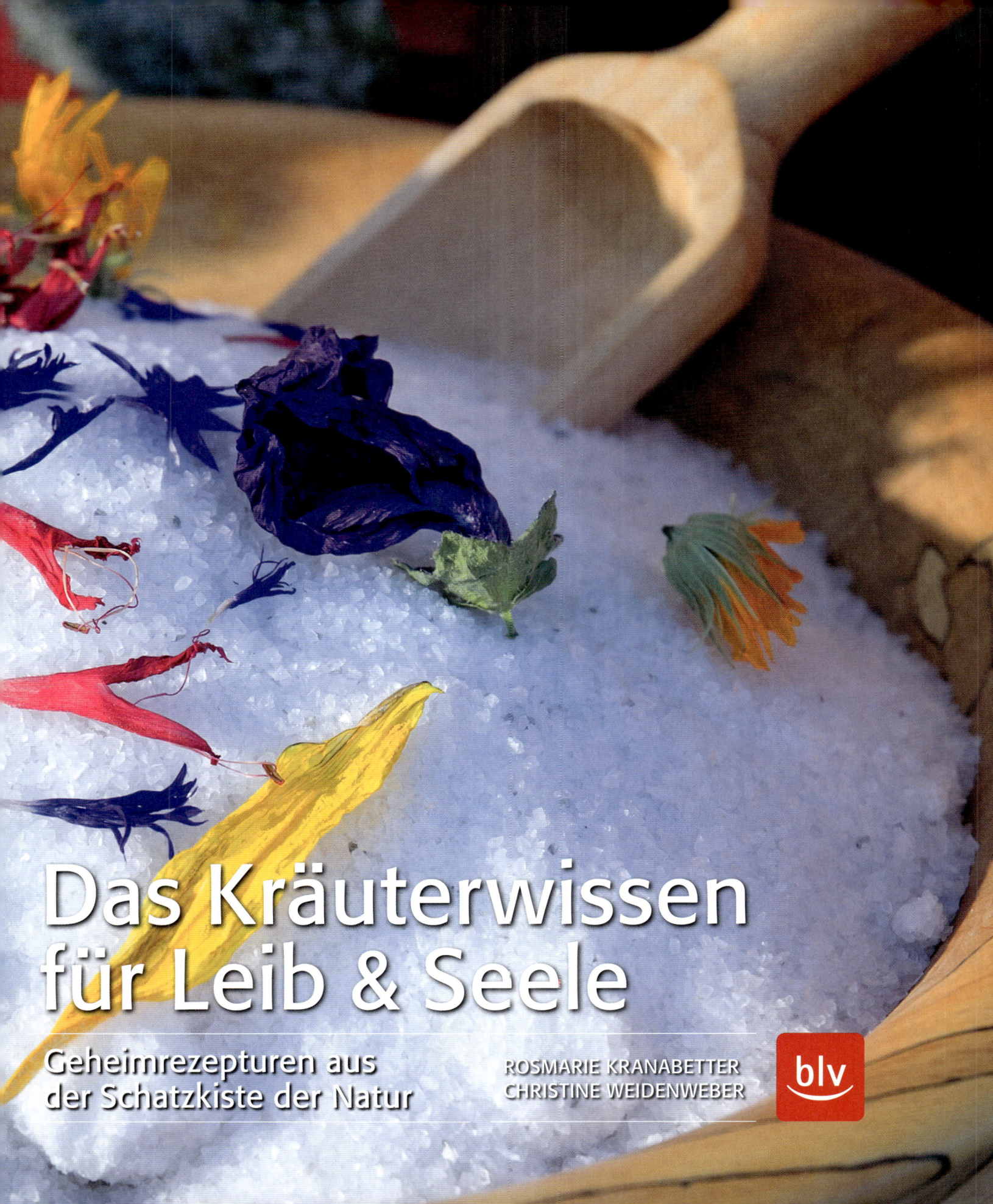

Das Kräuterwissen
für Leib & Seele

Geheimrezepturen aus
der Schatzkiste der Natur

ROSMARIE KRANABETTER
CHRISTINE WEIDENWEBER

blv

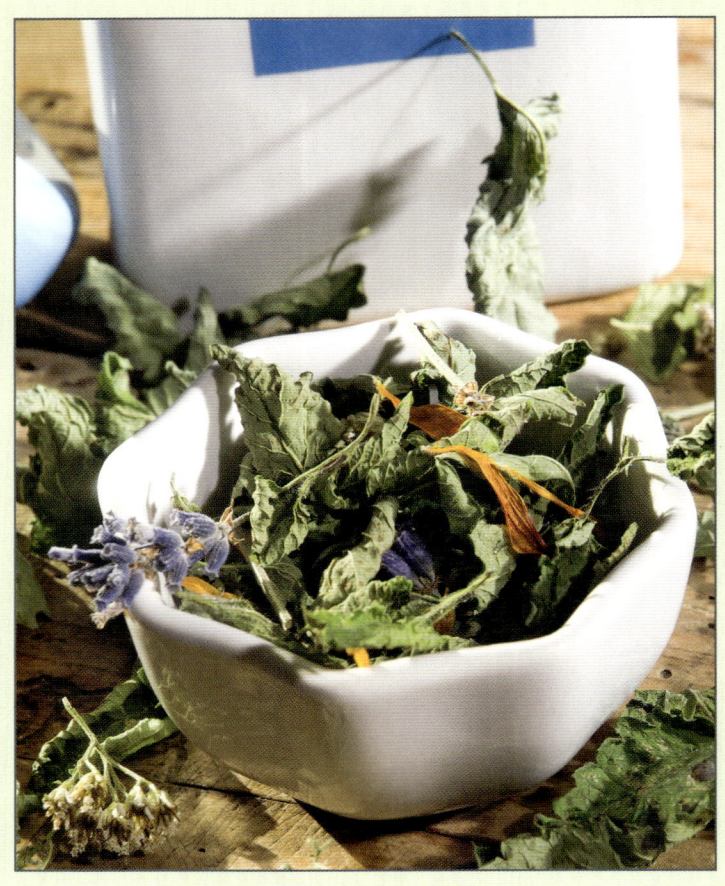
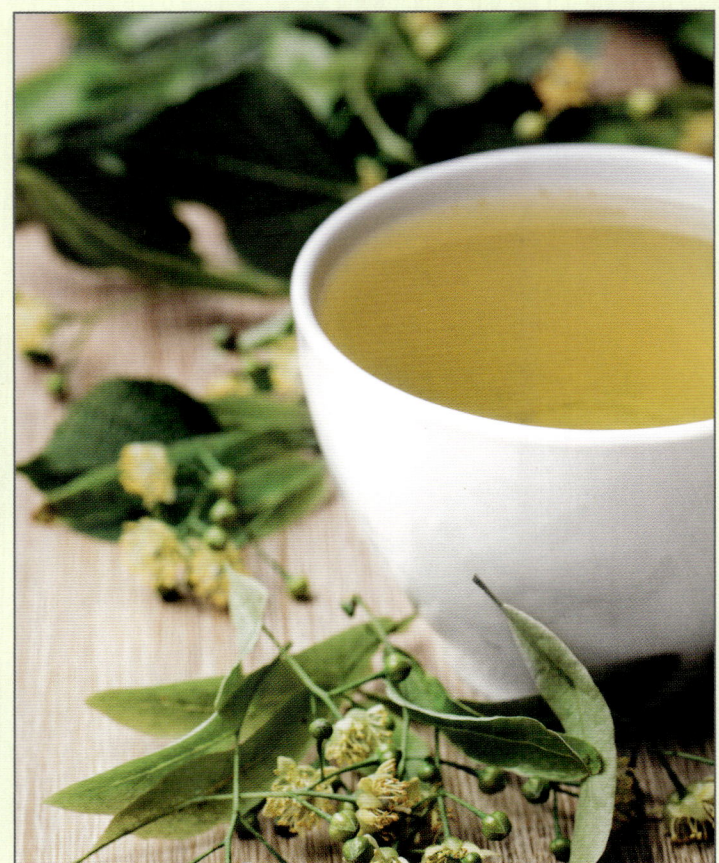
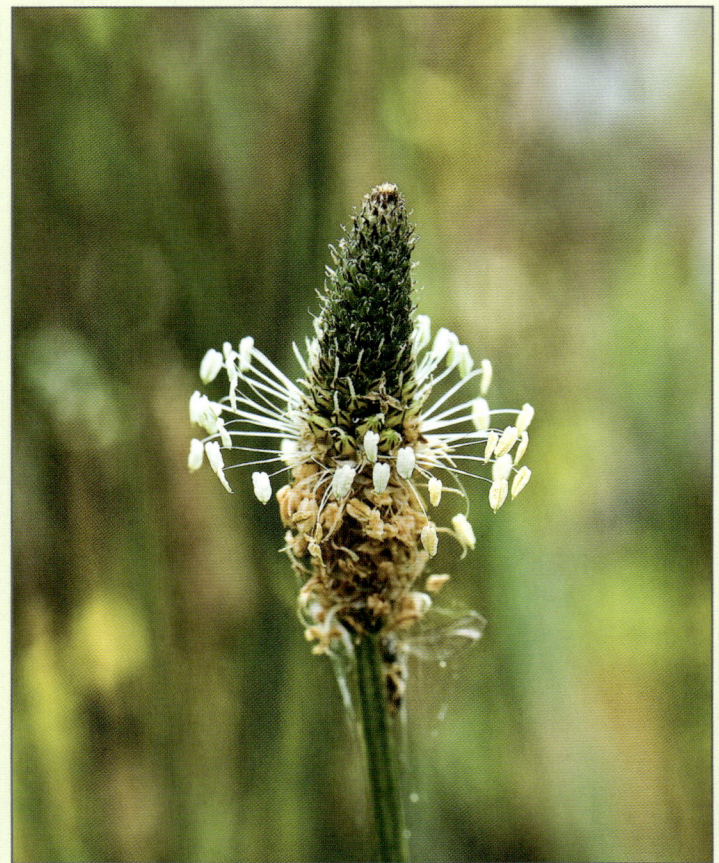
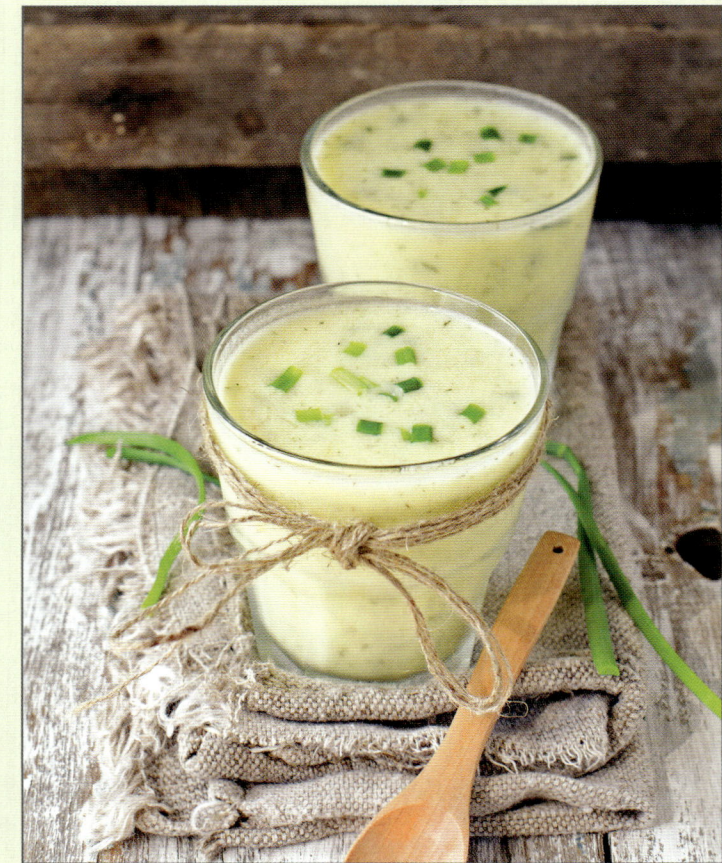

INHALT

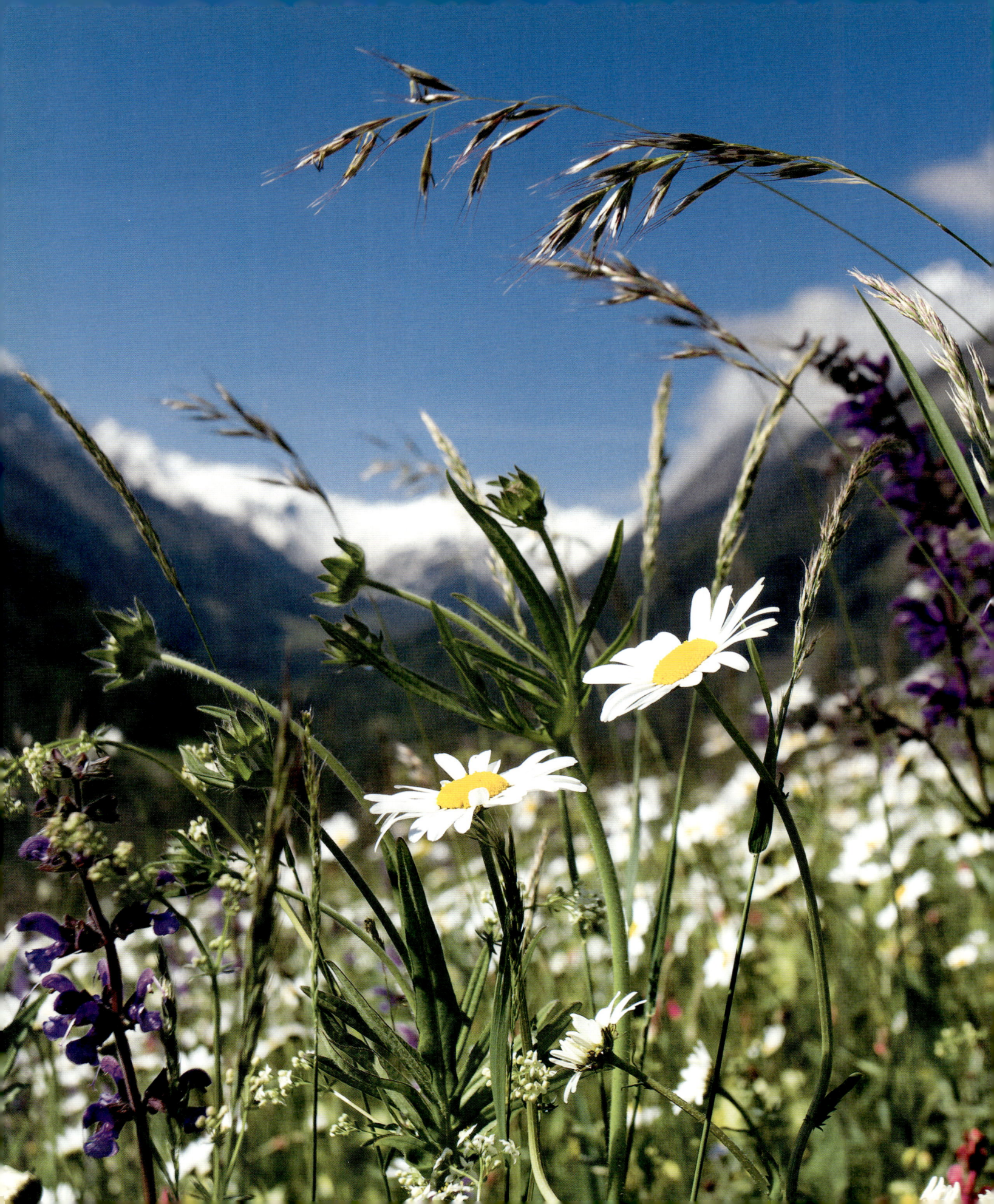

Im Einklang mit der Natur

In den Bergen, inmitten blühender Wiesen und grüner Wälder, wo der Himmel zum Greifen nahe ist, wachsen wahre Schätze.

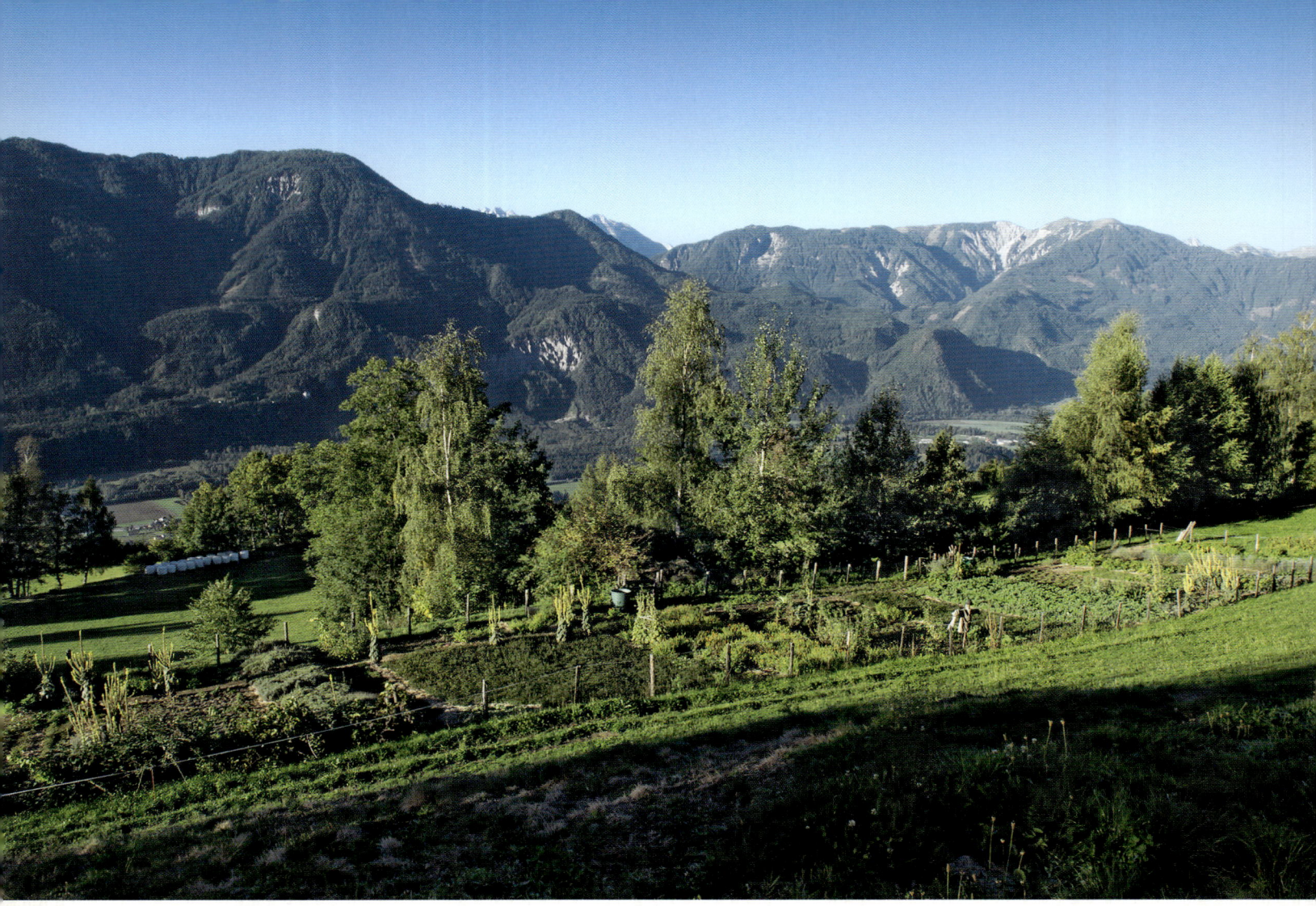

Das Leben in den Bergen

Es ist gar nicht so einfach, bis hinauf zum Hof der Kranabetters in Irschen zu gelangen. Serpentinen-artig schlängelt sich der schmale Weg immer weiter nach oben, und man möchte fast meinen, nie anzukommen. Doch mit einem Mal wird der Weg etwas breiter, Häuser werden sichtbar und der letzte Hof, am Ende der Straße, wo der Blick unverstellt auf die wunderbare Bergwelt ringsherum sichtbar wird, da wohnen Rosmarie und ihr Mann Sepp.

Das obere Drautal in Kärnten, wo der Ort Irschen liegt, ist eine wunderschöne Gegend. Im Frühling, Sommer und Herbst erfreuen satte grüne Wiesen das Herz, Nadelwald im Hintergrund und – Ruhe. Die Natur ist so überwältigend, und man hält ganz unbewusst einen Moment inne und spürt, dass es etwas Größeres ist, was unser Leben ausmacht. Wir sind ein Teil der Natur und sie ist ein Teil von uns. Rosmarie Kranabetter und ihr Mann leben in diesem Bewusstsein und gehen voller Achtsamkeit und Wertschätzung mit den Pflanzen und Tieren in ihrer Umgebung um.

In Lagen über 1 000 m über NN herrschen andere Wachstumsbedingungen als im Tal. Das Frühjahr beginnt später und der Winter mit Eis und Schnee hält meistens schon im November Einzug. Doch die Kräuter und Pflanzen, die in solchen Höhen wachsen, wissen die kürzere Vegetationszeit bestens zu nutzen. Wenn sich im Frühling die ersten Sonnenstrahlen zeigen, gibt es kein Halten mehr. Voller Kraft dringen die Kräuter an die Oberfläche, und auch Sträucher und Bäume recken ihre Blätter und Blüten der Sonne entgegen. Sie wissen, dass ihre Zeit zum Wachsen, Blühen, Fruchten und Sich-Vermehren begrenzt ist, und nutzen deshalb jeden Sonnenstrahl aus.

Ein Gespür für das Leben

Dass Rosmaries Kräuterprodukte so viele wertvolle Inhaltsstoffe haben und so intensiv schmecken und duften, liegt zum einen an der besonderen Lage ihres Kräutergartens hoch oben am Sonnenhang der Kreuzeckgruppe. Denn die Pflanzen entwickeln bei der intensiven Sonneneinstrahlung einen besonders hohen Gehalt an Wirkstoffen. Zum anderen liegt es aber auch am liebevollen Umgang mit den Kräutern, die Rosmarie schon beim Einpflanzen darum bittet, sie mögen gedeihen und sich in ihrem Garten wohlfühlen.

Doch nicht jedes Kraut kann sich mit den Wachstumsbedingungen in den Bergen anfreunden. Es muss ausprobiert werden, was zu den Umweltbedingungen und auch zur Gärtnerin passt. »Sich auf das Wirkliche konzentrieren und nicht irgendwas in den Garten und vielleicht auch ins Leben holen, was da gar nicht reinpasst, das ist meine Devise. Spüren, was wichtig und richtig ist, das lernt man bald beim Umgang mit Kräutern, und das hilft auch im Leben weiter.«

Mit dem Zwerg-Currykraut war das zum Beispiel so eine Sache. Der kleine Halbstrauch hat ein angenehmes Aroma, entwickelt schöne gelbe Blüten und kann vielseitig eingesetzt werden. Blätter, Blüten und Triebe sind angereichert mit ätherischen Ölen, Bitterstoffen und mehr, und so kommt Currykraut nicht nur in der Küche, sondern auch als Heilpflanze zum Einsatz. In Rosmaries Garten war die Pflanze jedoch ein Fremdling und schon nach einem Anbaujahr wieder verschwunden.

»Die Natur macht die Seele reich, das habe ich schon als Kind von meinen Großeltern gelernt. Und Kräuter sind ein Geschenk des Himmels.«

Nun stammt das Currykraut aus mediterranen Gefilden und kann sich in den Bergen sicher nicht so gut etablieren, doch auch das eine oder andere Kraut von der Alm will nicht so ohne Weiteres versetzt werden. Mit Arnika war das der Fall, die Heilpflanze fühlte sich in Rosmaries Garten einfach nicht wohl. Andererseits gedeiht die empfindliche Zitronenverbene ganz prächtig und hat sogar mit einer guten Strohabdeckung bereits mehrere Winter überstanden.

Und so muss jeder Gärtner und jede Gärtnerin herausfinden, was am besten wächst. Die Natur selbst gibt Vorgaben mit der Lage des Gartens, ob schattig oder sonnig, windig oder geschützt. Die Niederschlagshöhe ist wichtig und die Bodenart ebenso wie die Himmelsrichtung. Gleichzeitig sind aber auch die Vorlieben der Menschen von großer Bedeutung, die im und mit dem Garten leben und arbeiten.

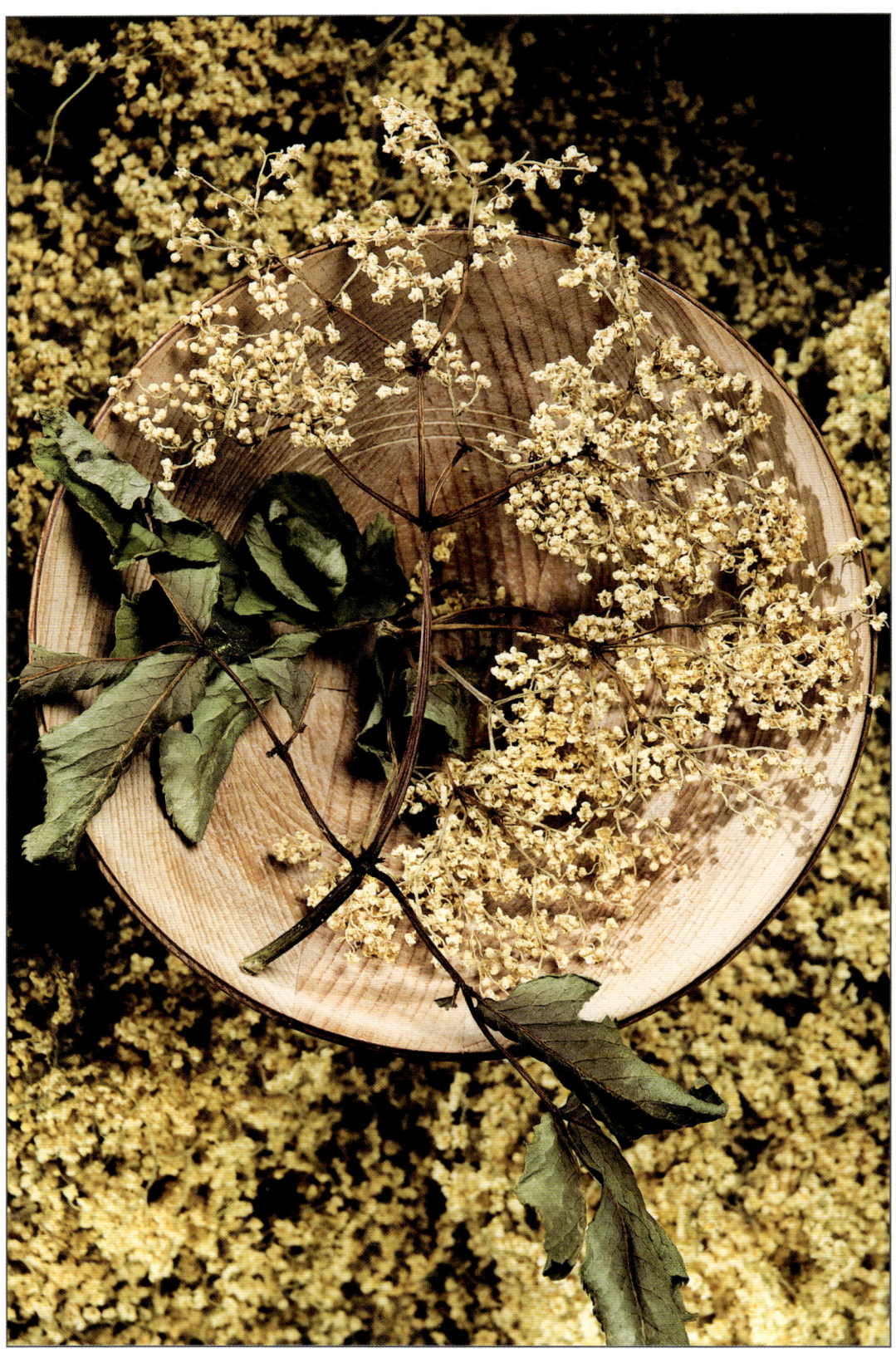

Rechts: Getrocknete Holunderblüten kommen hauptsächlich in Teemischungen. Holunder hilft bei Erkältungskrankheiten und ist schweißtreibend.

Wer achtsam mit der Natur umgeht und versucht, sie zu verstehen, wird schnell merken, dass sich genau die Pflanzen ums Haus ansiedeln, die die Bewohner benötigen. Früher konnte man an Häusern, Scheunen und Ställen fast überall den Holunderstrauch antreffen. Er galt als Hausapotheke, weil er fast gegen alles hilft, und suchte die Nähe des Menschen. Frau Holle soll in ihm wohnen, so glaubten die Menschen, und er soll vor böser Krankheit und Hexenzauber schützen. Heute sind die Hollerbüsche in den Dörfern verschwunden und nur noch selten zu sehen. Doch die heilkräftige Wirkung dieses Strauches gewinnt langsam wieder an Bedeutung.

»Auch wenn die Kräuter oft so klein und unscheinbar ausschauen, steckt doch viel Großes in ihnen. Wir müssen es nur zu nutzen wissen.«

Die Liebe zu den Kräutern

In Rosmaries Leben hatten Kräuter schon immer ihren festen Platz. Bereits die Großeltern kannten sich gut mit den in Pflanzen verborgenen Heilkräften aus und wussten sie zu nutzen. Bei einem Leben in den Bergen, weitab vom nächsten Arzt, waren die Menschen oft darauf angewiesen, sich selbst zu helfen. Sie vertrauten und bauten auf die Heilkräfte der Natur.

Sollte es unter diesen Umständen etwa Zufall sein, dass die eine Großmutter Aloysia hieß und die andere Rosa? Die Zitronenverbene (*Aloysia citrodora*) gedeiht wahrscheinlich gerade deswegen so gut in Rosmaries Garten, und bei der Rose ist es nicht anders. Rosmaries leckere Kräuterteemischungen, Salze und Sirupe, die Kräuterduftsäckchen und Kräuterkissen sind allerdings nicht als Medizin zu verstehen, obwohl sie bei mancherlei Gebrechen wie Magenbeschwerden, Husten und Heiserkeit und vielem mehr gute Dienste leisten. Sie wirken unterstützend und vorbeugend, tun wohl, bereichern die Mahlzeit durch leckere Aromen und wirken ganzheitlich auf Körper und Geist.

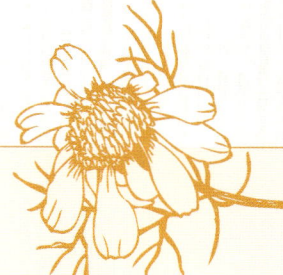

ROSMARIES BESONDERE GESCHICHTE

Wie alles begann

Oft im Leben liegt der Weg schon vor uns, doch wir erkennen und sehen ihn erst nach einigen Umwegen. Bei Rosmarie war das ähnlich, und erst der Obmann des Ortes hat sie auf die Idee gebracht, mit dem Kräuteranbau zu beginnen.

Die Gemeinde Irschen hat weder eine Piste noch Seen, die Touristen anlocken, doch auf den Böden wachsen aromatische und heilkräftige Kräuter. Aus diesem Wissen heraus und mit dieser Idee entstand das Kräuterdorf, das mittlerweile mit seinen guten Produkten über die Landesgrenzen hinaus bekannt ist.

Rosmarie hatte sich mit dem Verkauf von selbst gebackenem Brot, selbst gemachtem Quark und Käse seit Längerem etwas dazuverdient, doch der Kräuteranbau machte sie neugierig. Ein 1 000 Quadratmeter großes Stück Wiese hinter dem Haus wurde als Gartenfläche umfunktioniert, und die ersten 60 Zitronenmelissen wurden gekauft und eingepflanzt.

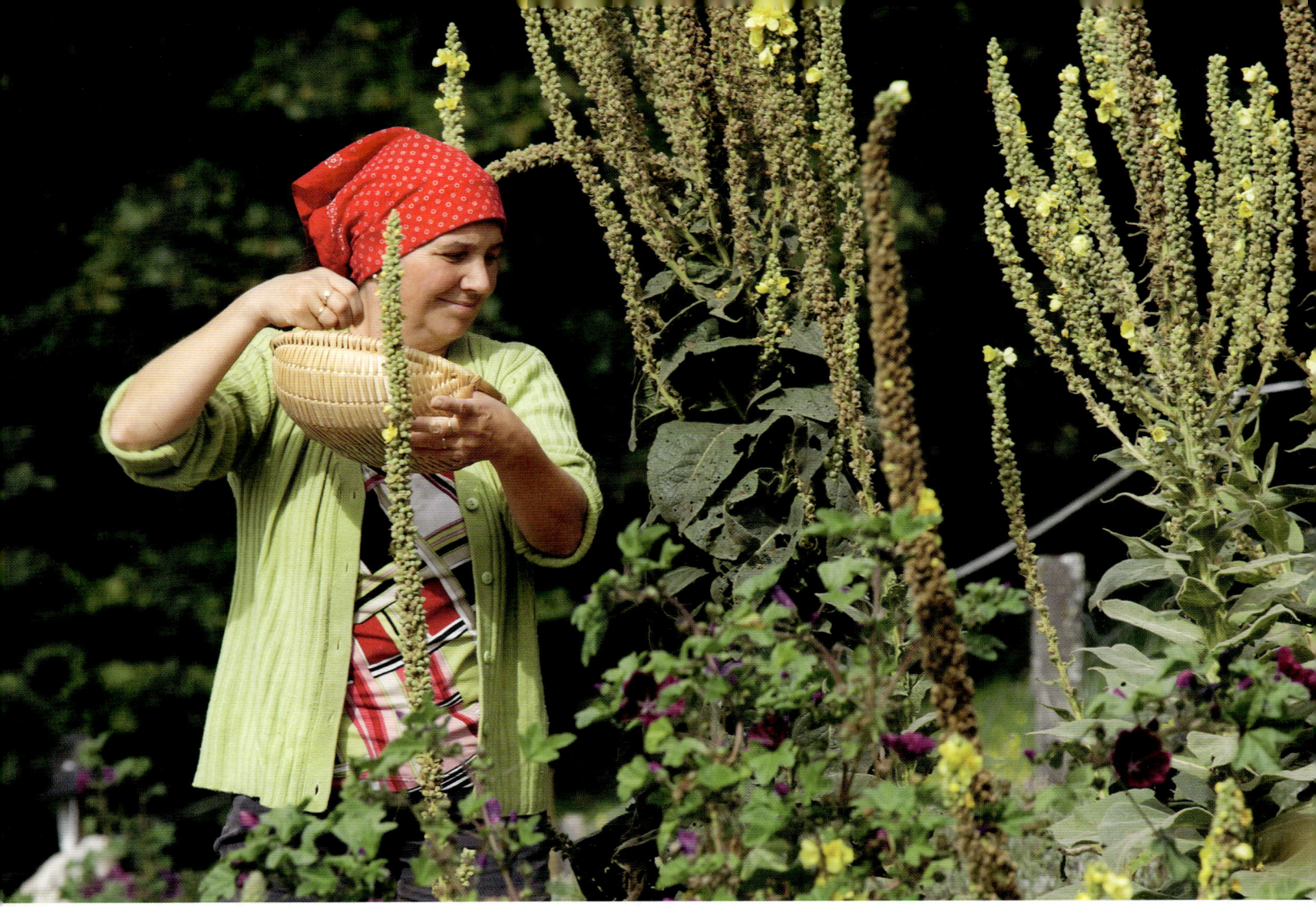

Tradition und modernes Wissen

In unserer heutigen Zeit haben wir das große Glück, aus dem Wissen unserer Vorfahren und den neuen wissenschaftlichen Erkenntnissen über die Wirkungsweise von Pflanzen den besten Nutzen zu ziehen. Viele alte Rezepturen sind heute auch von der Wissenschaft anerkannt, wie zum Beispiel die Anwendung von Salbei bei Atemwegserkrankungen. Die im Salbei enthaltenen ätherischen Öle sind der Grund für die hohe Wirksamkeit. Unsere Großväter und Großmütter wussten auch, dass aus Salbei ein gutes Deodorant gemacht werden konnte. Wie man inzwischen herausgefunden hat, liegt das an den besonderen antiseptischen und adstringierenden Substanzen.

Manches dagegen, was in alten Zeiten praktiziert wurde, hatte nicht die Wirkung, die man dem Kraut zusprach. Beim Baldrian ist das etwa der Fall. Die Menschen glaubten nämlich, allein der Baldrianduft hätte eine beruhigende Wirkung. Doch heute wissen wir, dass die Inhaltstoffe der Baldrianwurzel nervöse Unruhe vertreiben und einen ruhigen Schlaf schenken.

Aus diesen Erkenntnissen heraus können Kräuter optimal genutzt werden. Neben der Wirkungsweise der unterschiedlichen Inhaltsstoffe sind auch der Anbau und die hygienischen Bedingungen bei der Ernte und Verarbeitung von großer Bedeutung.

Mittel zum Leben

Der vermehrte Anbau von Kräutern hat erst vor einigen Jahren auf dem Hof der Kranabetters Einzug gehalten, doch es wurde schon immer Brot gebacken, so wie das auf bäuerlichen Betrieben üblich war. In früheren Zeiten verkaufte man das Korn nicht nur an die Mühlen zum Mahlen, sondern es wurde auch selbst gemahlen, um die eigene Grundversorgung mit Nahrungsmitteln zu gewährleisten. Und so wurde es natürlich auch mit allem anderen gemacht. Aus der Milch, die die Kühe lieferten, machten die Bäuerinnen Quark und Käse, die Eier wurden verschiedentlich verwendet und aus der Schafwolle Garn für Socken gesponnen.

Bauernhöfe sind heute zwar sehr viel technischer geworden, doch trotzdem backen viele Bauersfrauen ihr Brot noch selbst, verarbeiten nach alten Rezepten ihrer Großmütter die Früchte aus dem Garten und machen Quark und Käse. Nichts von dem, was geerntet wird, wird weggeworfen oder nicht gebraucht. Die Menschen in den Dörfern und auf den Höfen wissen schließlich, wie viel Mühe und Arbeit im Bestellen der Felder, im Ernten und Verarbeiten liegt, wie intensiv die Betreuung der Tiere ist. Allein aus diesem Wissen heraus geht man viel achtsamer mit den Lebensmitteln – den Mitteln zum Leben – um.

»Der Großvater und die Großmutter kannten sich mit Kräutern und allem Heilenden gut aus. Ich war schon als Kind ganz begeistert davon und habe dem Großvater gerne zugeschaut, wenn er Kräuter verarbeitet hat.«

Brot backen

Auch Rosmarie hat das alte Rezept ihrer Schwiegermutter übernommen, die es wiederum von ihrer Schwiegermutter hat, und frisches Brot selbst gebacken. Die ersten 15 Jahre hat Rosmarie auf dem Hof ihres Mannes noch mit dem Holzofen gebacken. »Da musste ich am Vortag sieben Holzscheite heizen, also den Ofen vorwärmen, und am Backtag selbst dann zwölf Scheite. Es dauerte natürlich einige Zeit, bis die Glut die perfekte Hitze entwickelt hatte. Dann kam sie mit der sogenannten Krukl aus dem Ofen heraus, und mit dem Leutrachtuch wurde nachgeputzt. Die ausgemachten, also geformten Brotlaibe kamen dann auf den sauber gewischten Feuerboden. Ob die Temperatur im Ofen richtig war und wie lange das Brot gebacken werden musste, war immer ein bisschen rätselhaft, eine spannende Sache, die man mit den Jahren der Erfahrung aber immer besser in den Griff bekam. Es gehört sehr viel Fingerspitzengefühl dazu.

Es durfte aber nie das Kreuzzeichen im Teig und das Sprengen mit Weihwasser beim Einschießen und nach dem Kneten fehlen. Und das ist natürlich auch heute noch so, obwohl schon lange ein Brotbackofen das Leben etwas erleichtert und vor allem Zeit spart. Das Gebet ›Unser täglich Brot‹ spreche ich ganz still und leise bei dieser schönen Arbeit.«

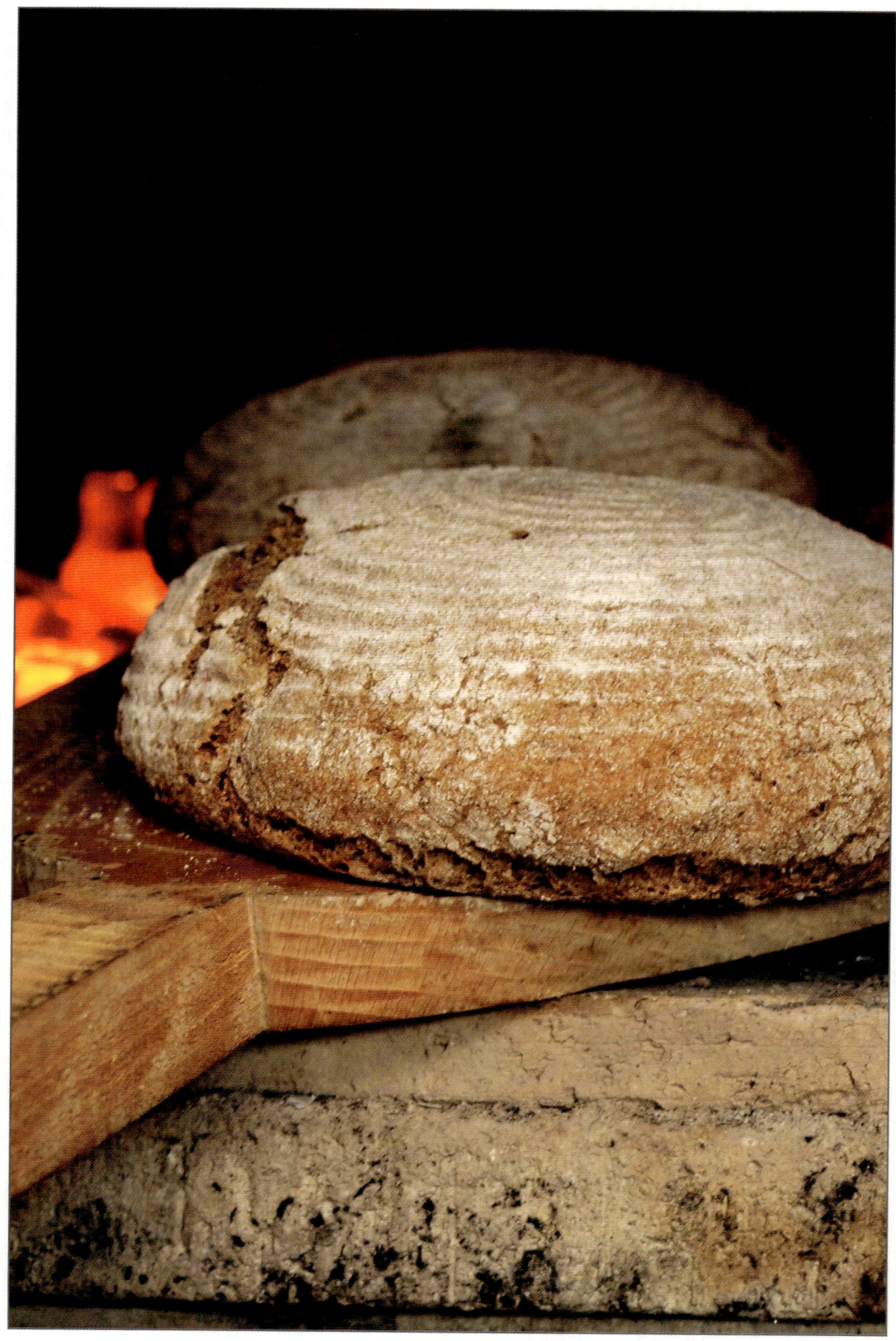

Rechts: Früher wurde das Brot bei den Kranabetters in einem speziellen Holzofen gebacken. Erst mit den Jahren hat Rosmarie gelernt, die richtige Temperatur und Brotbackzeit herauszufinden.

Rosmaries Brot

5 kg Roggenmehl | 1 kg Weizenbrotmehl | 400 g Sauerteig | ca. 3 Handvoll Salz |
½ Päckchen Hefe | 5 l lauwarmes Wasser

»Manchmal gebe ich Brotklee, der auch Schabzigerklee oder Zigainerklee genannt wird, dazu, das ergibt einen feinen Geschmack im Brot. Den Klee säe ich im Garten an, denn er wird einjährig kultiviert. Für das Brotgewürz ernte ich das Kraut bei beginnendem Samenansatz. Dann wird getrocknet, die Samen werden abgestreift und gemahlen und so zum Teig gemischt. Allerdings darf man nur wenig verwenden, denn das Kraut hat einen intensiven Geschmack. Für 1 Kilogramm Teig reicht ein halber Teelöffel.«

1. Am Vorabend vor dem Brotbacken gibt man den Sauerteig in eine Schüssel und bedeckt ihn mit lauwarmem Wasser.

2. Am nächsten Tag wird das Mehl in die Knetmaschine gegeben. Der Sauerteig kommt in eine kleine Mehlgrube, dazu die Hefe. Das Salz wird auf den Rand gestreut und darf nicht zum Sauerteig gelangen. Während des nun folgenden Knetens wird nach und nach das warme Wasser zugeschüttet, bis der Teig schön geschmeidig ist.

3. Heute erleichtern praktischerweise Maschinen die Knetarbeit, früher wurde aber in einer Brotdose – einer Holzkiste eigens nur zum Brotmachen – mit den Händen geknetet. Der Teig muss nach dem kräftigen Durchkneten etwa 1,5 Stunden gehen, dann werden Laibe geformt, die noch einmal 30 Minuten ruhen müssen, bevor sie in den Ofen kommen.

Wie Sauerteig entsteht

100 g Roggenmehl und 100 ml warmes Wasser werden in einer großen Schüssel zu einem sämigen Teig vermengt. Abgedeckt bleibt das Ganze an einem warmen Ort einen Tag lang stehen. Zu diesem Ansatz werden nochmals 100 g Roggenmehl und 100 ml warmes Wasser hinzugefügt und vermischt. Der Teig wird abgedeckt und weitere 24 Stunden an einen warmen Ort gestellt.
Wenn alles richtig gemacht wurde, riecht der Ansatz jetzt säuerlich und wirft Blasen. Als Nächstes werden 200 g Roggenmehl und 200 ml warmes Wasser zugegeben. Ist alles gut vermengt, bleibt der Sauerteig noch einen Tag abgedeckt an einem warmen Ort stehen. Danach ist er fertig. 800 g Sauerteig sind entstanden. Für ein großes Brot von 1 500 g benötigt man 700 g Sauerteig. Der Teig kann für eine Woche im Kühlschrank aufbewahrt werden, hält sich aber noch länger in der Tiefkühltruhe.
Ist der Sauerteig erst einmal angesetzt, können bei jedem Brotbacken etwa 400 g Teig abgenommen und auf einen Teller gelegt werden. Es dauert etwa drei bis vier Tage, dann ist der Teig sauer und kann für das nächste Brotbacken eingefroren werden.

Heilkräuter für das Vieh

Nicht nur für die Menschen sind Kräuter wohltuend, sondern auch für Tiere. Bei Blähungen oder Wunden, die sich die Kühe zuziehen, werden bestimmte Kräuterrezepturen eingesetzt, die Rosmarie noch von den Großeltern kennt. Die Allheilsalbe vom Großvater wurde bei Mensch und Tier verwendet und zeigte immer schnelle Heilerfolge. Als Kind empfand Rosmarie den Geruch als streng, doch heute sehnt sie sich die Salbe oft zurück.

Viele Kräuter sind gleichermaßen für Menschen und Tiere gut, doch im Gegensatz zu uns Menschen haben die Tiere noch das Gespür dafür, welches Kraut sie gerade brauchen. Den Menschen ist dieses Gespür schon vor langer Zeit abhandengekommen.

»Wir hatten eine Kuh mit Herzproblemen, der es gar nicht gut ging. Doch eines Tages habe ich beobachtet, dass diese Kuh am Weißdornstrauch stand und dran gefressen hat. Eine ganze Zeit lang ging das so, und der Kuh ging es bald besser. Als sie wieder gesund war, hat sie den Weißdorn gar nicht mehr beachtet.«

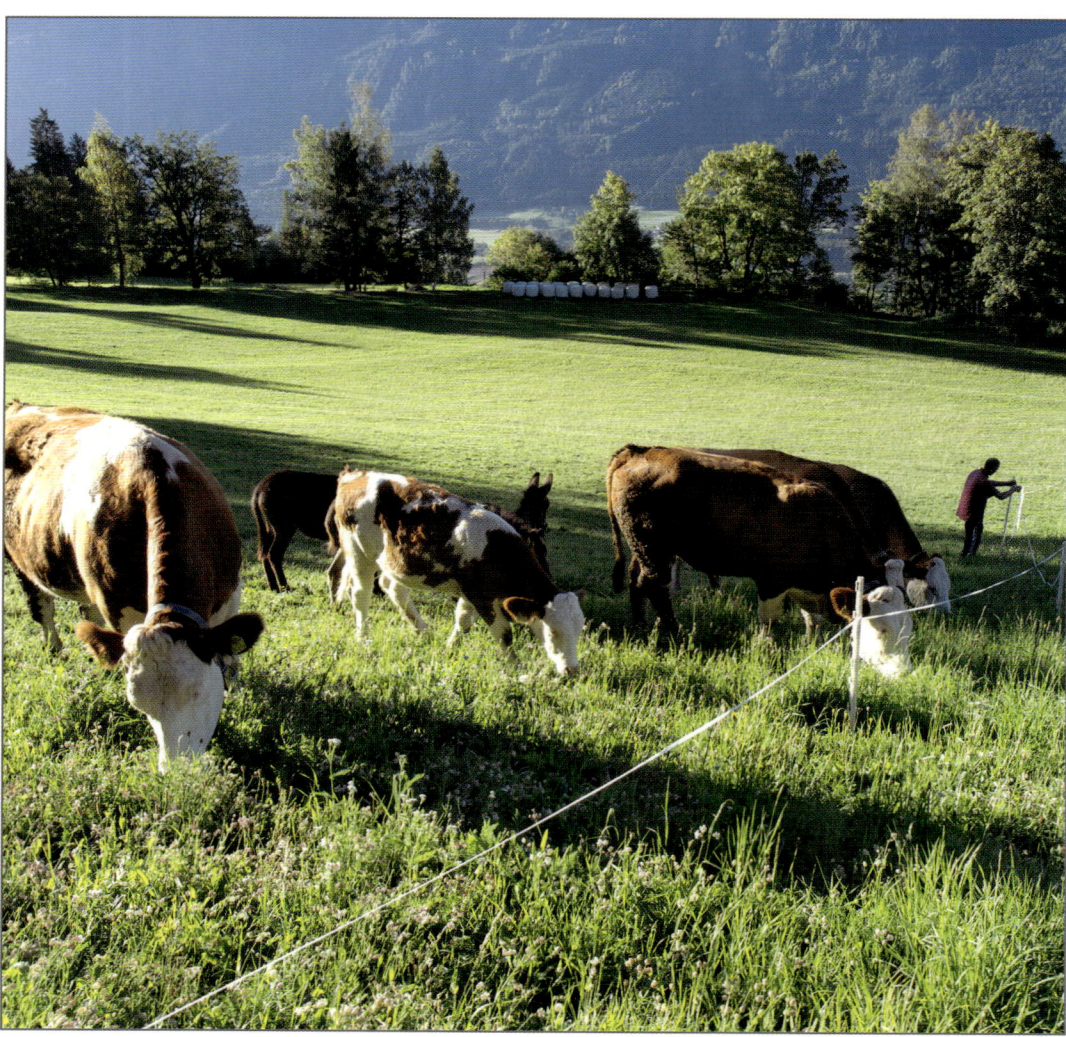

Rechts: Den Kühen geht es auf dem Kranabetter'schen Hof sehr gut. Sie haben viel Platz und fressen die besten Gräser und Kräuter. Deshalb ist auch die Milch so köstlich.

»Wie stark die Kräuter mitunter wirken, zeigt sich auch an einem anderen Beispiel: Einer Kuh mit Blähungen habe ich Salbeiblätter gegeben, die auch bald ihre Wirkung zeigten. Allerdings hat von den Blättern auch eine andere Kuh gefressen, die zuvor gerade gekalbt hatte. Schon nach kurzer Zeit gab sie kaum noch Milch. Salbei ist milchrückbildend, und erst die Gabe von Brennnesselblättern hat den Milchfluss der Kuh wieder angeregt.

Sehr gut zur Wundheilung geeignet ist auch die Wilde Malve, die bei uns »Käsepappel« heißt. Die Operationswunde einer Kuh habe ich regelmäßig mit einem Tee aus Käsepappel gewaschen und – nachdem sich die Wunde geschlossen hatte – mit Johanniskrautöl eingerieben. Obwohl viele benachbarte Bauern geglaubt hatten, die Kuh werde das Ganze nicht überstehen, konnte sie schon nach wenigen Tagen wieder auf die Weide. Es ist so schön zu sehen, wie wir mithilfe der Natur helfen und heilen können.«

Die Käsepappel wirkt außerdem reizlindernd auf die Schleimhäute der oberen Luftwege. Ein Tee aus Blüten und Blättern hilft deshalb bei Husten und Heiserkeit.

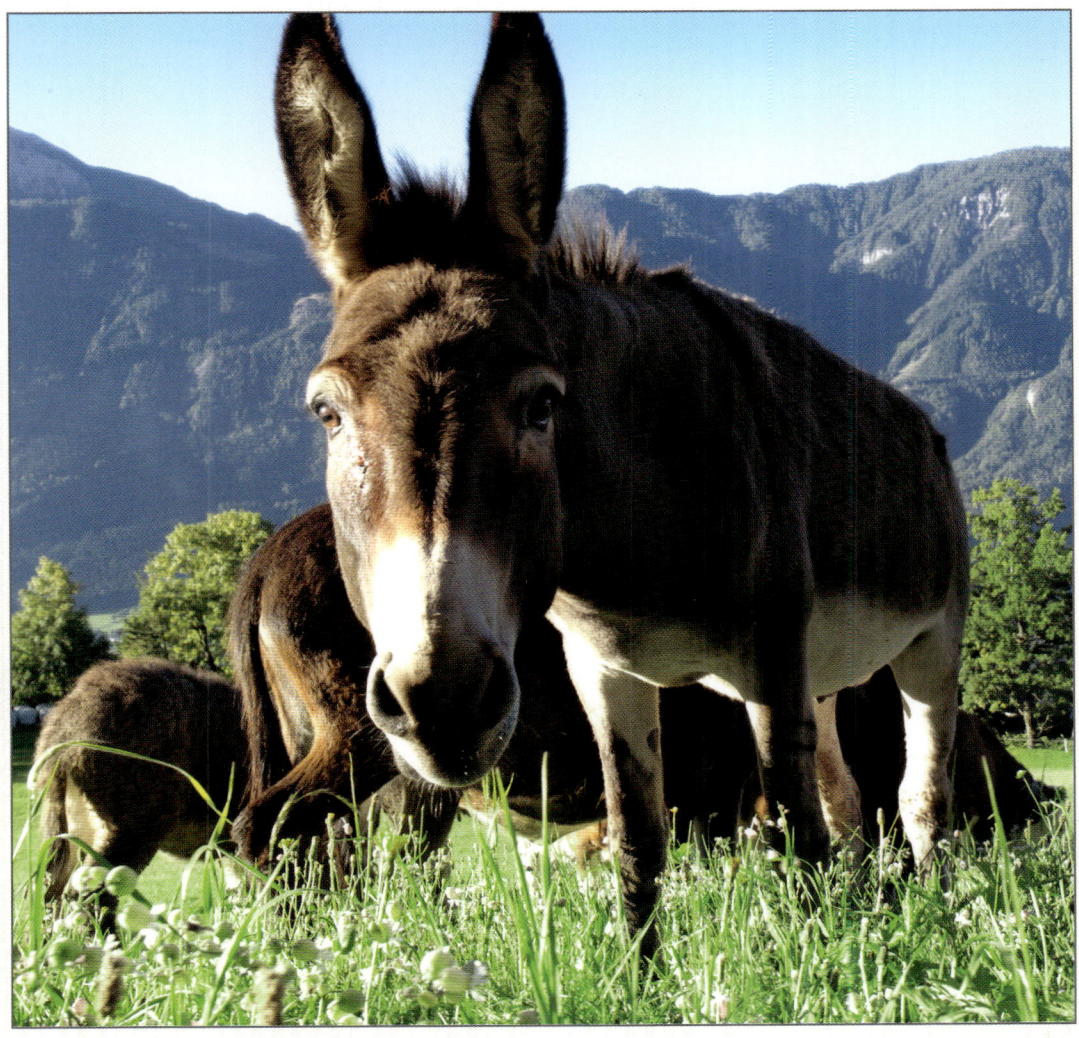

Links: Rosmarie und Sepp haben ihre Esel sehr ins Herz geschlossen. Es sind für sie keine Nutztiere, sie halten sie aus Liebe zu den Tieren.

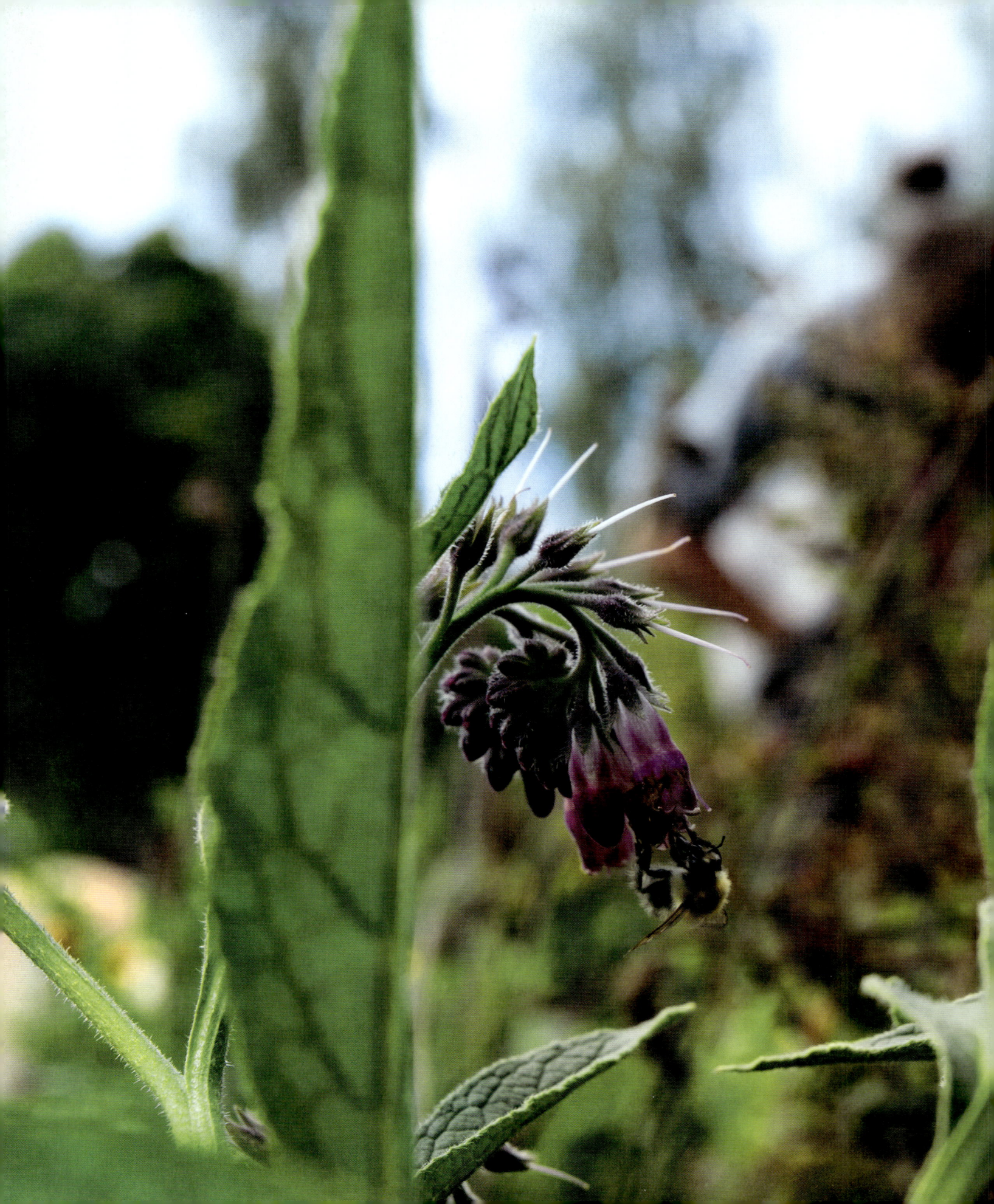

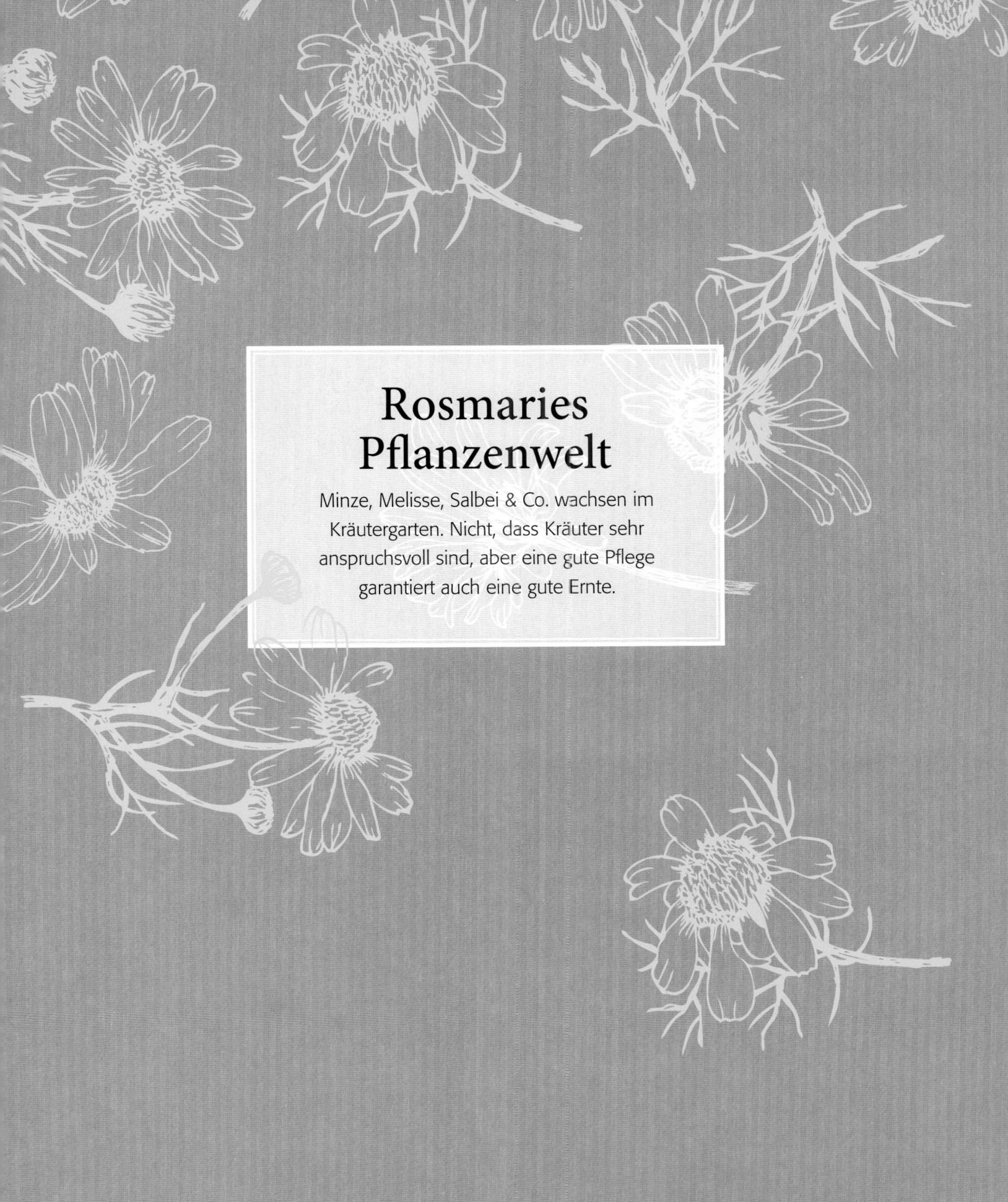

Rosmaries Pflanzenwelt

Minze, Melisse, Salbei & Co. wachsen im Kräutergarten. Nicht, dass Kräuter sehr anspruchsvoll sind, aber eine gute Pflege garantiert auch eine gute Ernte.

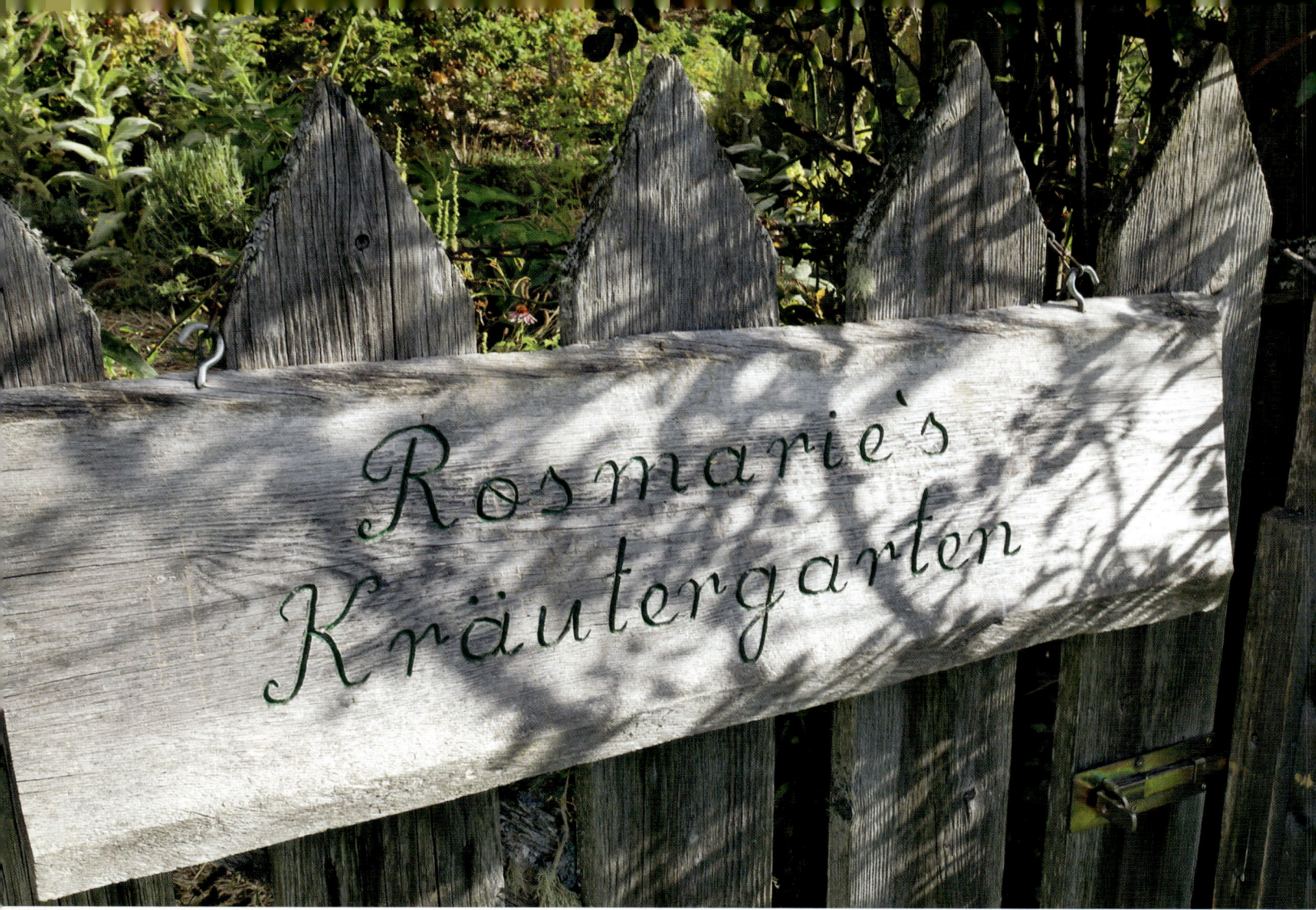

Fürsorglich gepflanzt

Von der Aussaat und Pflanzung bis zur Ernte und Verarbeitung werden die Kräuter und Sträucher in Rosmaries Garten gehegt und gepflegt. Sie kennt alle ihre Pflänzchen und ist dankbar dafür, sie nutzen zu dürfen. Kein Wunder, dass Rosmaries Kräuterprodukte so himmlisch schmecken.

Die ganze Familie half beim Pflanzen der ersten Kräuter mit. Immerhin mussten 3 000 kleine Pflänzchen gesetzt werden. Pfefferminze, Apfelminze, Zitronenminze, Salbei, Thymian, Ringelblume, Kornblume und Goldmelisse sind nur die bekanntesten davon, und jedes einzelne Kraut hat beim Einpflanzen Zuspruch mit auf den Weg bekommen: »Tu nur schön wachsen.« Vielleicht hört sich das für den einen oder anderen sehr ungewöhnlich an, den Zweifler mag jedoch überzeugen, dass von den 3 000 Pflanzen nur zwei nicht angewachsen sind. Alle anderen haben sich ganz prächtig entwickelt, und so konnte Rosmarie wider Erwarten schon im ersten Anbaujahr tatsächlich 50 kg Blätter und Blüten ernten.

Mit Wertschätzung gegenüber allem Lebenden und Wachsenden wird der Garten der Kranabetters betrieben, der wie jeder Garten eigentlich ein Sinnbild für das menschliche Leben ist. Jedes Jahr durchläuft er die Lebensphasen vom Frühjahr bis zum Winter, und im nächsten Jahr erwacht er wieder, und alles beginnt von Neuem.

So wird auch kaum etwas ausgezupft oder weggeschmissen, was sich im Garten ansiedelt, denn alles hat seine Berechtigung zum Leben. Die einjährigen Ringelblumen werden nicht extra ausgesät, sondern versamen sich von selbst und suchen sich die Nachbarn, mit denen sie es am besten aushalten. Den ganzen Sommer über leuchtet der Garten in hellen Gelb- und Orangetönen.

Manchmal muss natürlich etwas nachgeholfen werden, dann nämlich, wenn sich zum Beispiel eine Königskerze zu dicht an seinen Nachbarn herangemacht hat und ihm womöglich beim Größerwerden den Platz wegnimmt. Wenn es aber passt, wird alles belassen, wie es ist.

Schauen, was wächst

Neben dem eigentlichen Kräutergarten gibt es auch einen Schaugarten, in dem vor allem Heilpflanzen wie Alant, Johanniskraut, Herzgespann wachsen, denn natürlich sollte man für den eigenen Gebrauch immer einige heilkräftige Kräuter zur Hand haben. Im Schaugarten, der ganz am Anfang des großen Kräutergartens liegt, testet Rosmarie auch die eine oder andere Art und Sorte, bevor sie zahlreiche neue Pflanzen kauft. Und manche Kräuter, die sich leicht vermehren, finden ihren Weg sogar ganz allein in den Kräutergarten zwischen die anderen Pflanzen. Das ist dann immer eine ganz besondere Freude.

»Im und ums Haus und im Garten wächst oft das, was die Menschen, die darin wohnen, brauchen. Salbei gegen Husten, Schöllkraut gegen Warzen und Rosen für die Seele.«

Lieblingskräuter

Wer hat nicht besondere Vorlieben beim Essen und Trinken, bei Musik und Lektüre? Die eine mag Schokolade besonders gerne, der andere steht mehr auf Herzhaftes, die eine liebt Klassik, der andere bevorzugt Rockmusik. Und so ist es natürlich auch mit den Kräutern. Alle Pflanzen sind im Garten willkommen, aber Rosmarie hat auch ganz besondere Lieblingskräuter und das hat seinen Grund.

Das Wilde Stiefmütterchen – die Königin der Haut – hat so ein wunderschönes Gesicht. »Ich freue mich jedes Frühjahr, wenn der Schnee schmilzt, die ersten Sonnenstrahlen kommen und die ersten lieblichen Köpfchen vom Stiefmütterchen zu sehen sind. Ich begrüße sie dann mit einem freudigen Hallo, schön das DU da bist!« Malve – die Wandelbare – ist eine faszinierende Pflanze. Aus zwei winzigen Blättchen entwickelt sich eine stattliche Schönheit. Ihre trichterförmigen Blüten und Blätter wirken wie offene Arme. Sie scheint uns auffangen zu wollen.

Frauenmantel – Schutz der Frau – hat weiche, fast flauschige Blätter, die wie ein Mäntelchen wirken und Schutz und Schirm versprechen. Die Blätter ähneln in der Form einer Gebärmutter und so steht die Signatur für ihre heilkräftige Wirkung gerade bei Frauenleiden. Die interessanten Taukügelchen an jeder Spitze am Blattrand sind wie ein kleines Wunder der Natur.

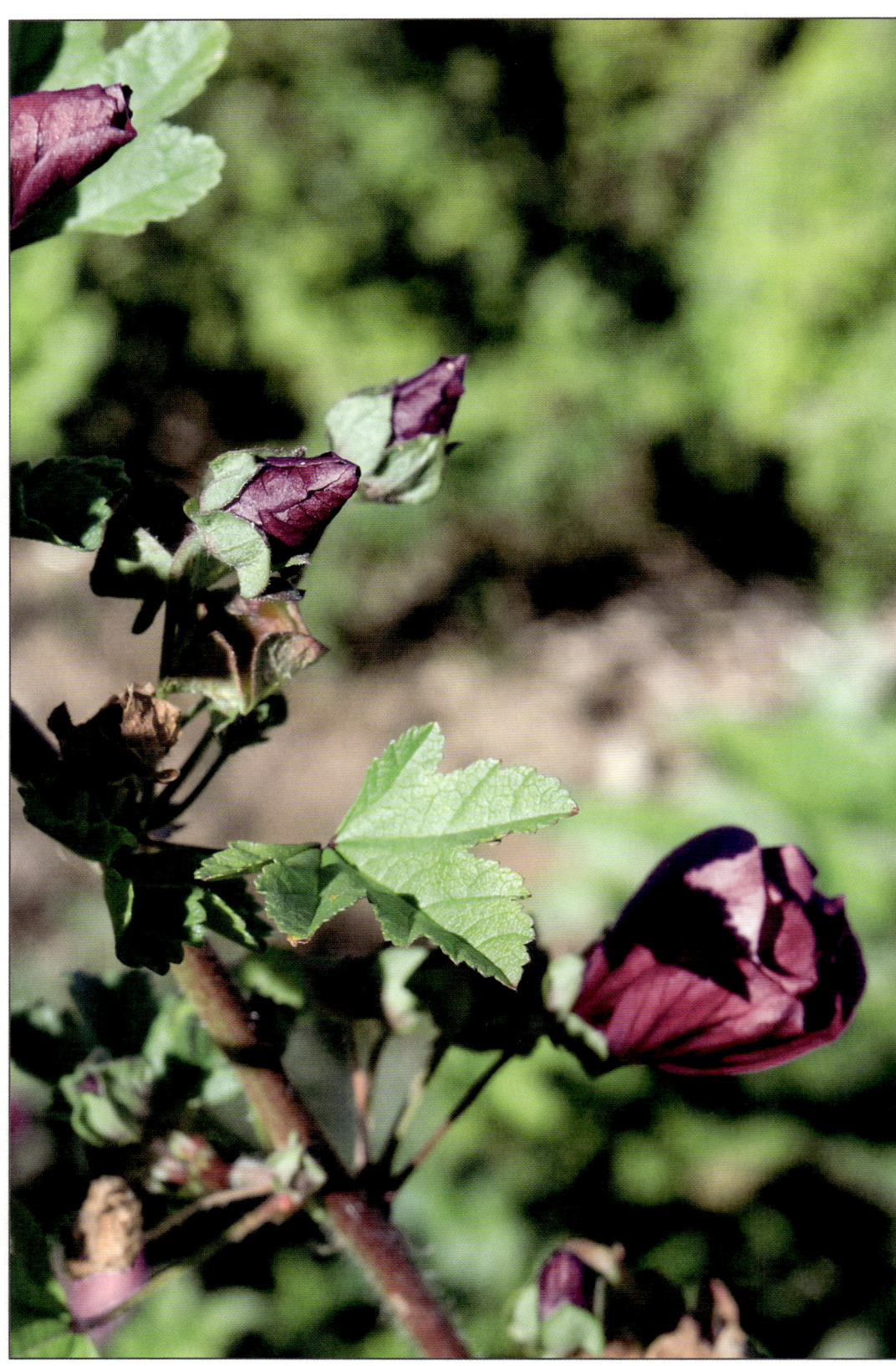

Rechts: Die Malve wächst zu einer stattlichen Pflanze heran und zieht alle Blicke auf sich. Die rundliche Frucht ähnelt einem Käselaib, weshalb sie auch den Namen »Käsepappel« trägt.

Borretsch – blauer Stern – hat wunderbare Blüten, die als Dekoration auf Speisen verwendet werden können. Die jungen Blätter passen gut zu Suppen und Salaten. Ein Borretsch, in Essig eingelegt, stärkt unsere Nerven. Getrocknet soll er anscheinend seine Werte verlieren, also immer frisch verwenden.

»Quendel – das große Glück im kleinen Kraut – erinnert mich immer an meine Großmutter. Im August, wenn das Kraut zu blühen beginnt und seine beste Zeit hat, durfte ich bei meiner Oma die Ferien verbringen. Der feine Duft weckt jedes Mal, wenn er mir die Nase hochsteigt, die schönsten Erinnerungen. Ich habe ihr immer etwas Quendel vom Feld geholt. Sie brühte damit einen Tee auf, oder legte ihn zum Trocknen in das Zimmer, in dem ich schlief.

Mich begleitet der Quendel (wilder Thymian) auch in der Küche, da ich damit Speisen schmackhaft mache, den Tees eine feine Note gebe, Kissen mit einem tollen Duft versehe und dem Sirup das besondere Etwas verleihe«.

Schafgarbe – edles Schutz- und Schirmkraut – ist eigentlich ein Allroundkraut und sollte in keinem Tee fehlen. Sie wird nicht umsonst »Heil aller Leiden« genannt. Ob uns Bauchweh quält oder die Haut irritiert ist, oder wir uns innerlich reinigen wollen, oder die Frauenleiden uns plagen – immer ist die Schafgarbe unser Helfer.

Ein Sträußchen aus Schafgarbe hat die wunderbare Eigenschaft, uns vor Bösen aller Art zu schützen. »Ich lege bewusst ein Sträußchen im Vorraum hin und halte mich manchmal ganz fest daran, wenn es nötig wird.

Die Schafgarbe spielt in meiner Küche eine große Rolle. Es fängt im Frühling mit den zarten Blättern an, die mische ich in Salate, Suppen und Soßen. Im Sommer mache ich einer sehr leckeren Sirup daraus und für den Wintervorrat trockne ich das ganze Kraut für Tee und Bäder?«

In Teemischungen kann Schafgarbe auch immer mit dabei sein.

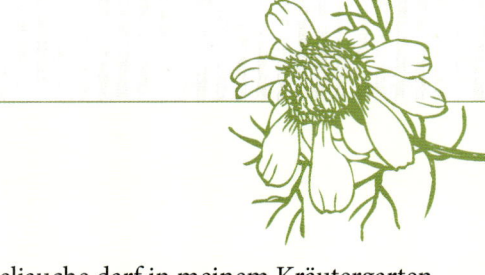

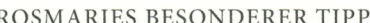

ROSMARIES BESONDERER TIPP

»Wozu ich Brennnesseln verwende«

»Als Kinder wollten wir mit der Brennnessel lieber nichts zu tun haben. Aber wir konnten ja nicht wissen, wie viele wertvolle Anwendungen die Brennnessel ermöglicht. Außerdem können richtige Delikatessen aus der Brennnessel gezaubert werden. Aus den ersten kleinen Blättern koche ich gerne einen Spinat, Suppe oder Brennnesselknödel.

Die Brennnessel hat bei meinen Frühlingsgerichten immer einen Ehrenplatz. Sie schmeckt besonders gut und ist obendrein sehr vitamin-, mineralstoff- und eisenhaltig.

Die Brennnesseljauche darf in meinem Kräutergarten auch nicht fehlen, damit vertreibe ich so manche Krankheiten wie Mehltau oder andere Feinde auf meinen Kräutern. Ein Büschel Brennnessel hängt im Stall, im Glauben daran, dass es die Tiere vor Schäden und Krankheiten schützt.

Und weil Brennnesseln bekanntlich milchbildend sind, verfüttere ich die Kräuter auch gerne an die Kühe, Mittlerweile ist sie Bestandteil meiner natürlichen Stallapotheke. Als ich die Brennnesseln zum ersten Mal verfüttert habe, konnte ich gar nicht glauben, wie gut sie wirken.«

Meine Lieblingskräuter

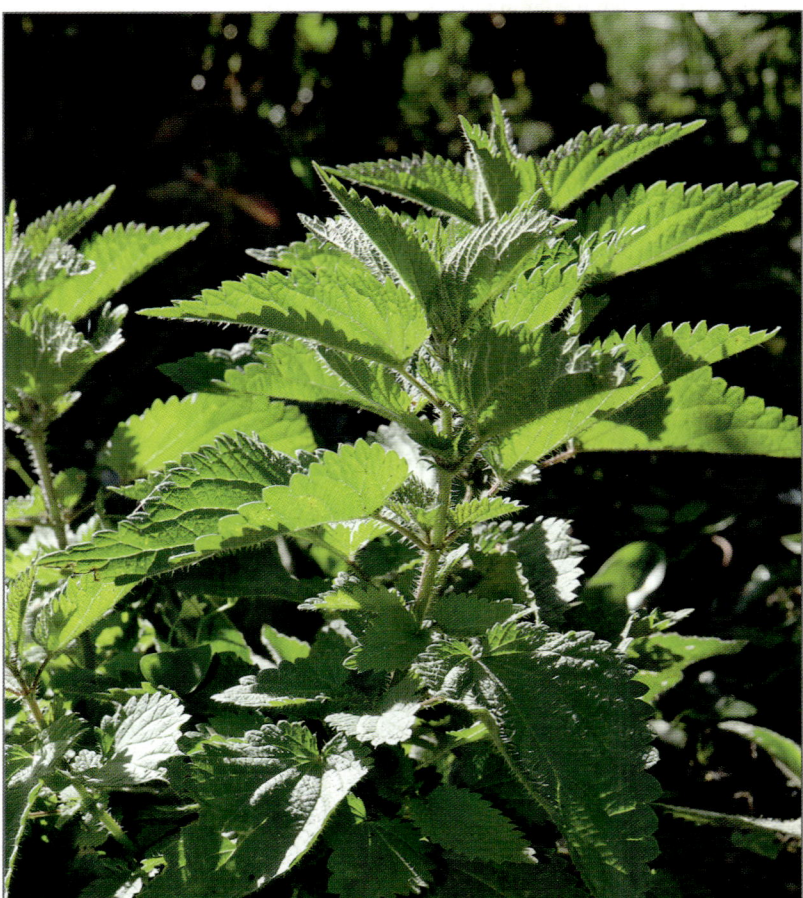

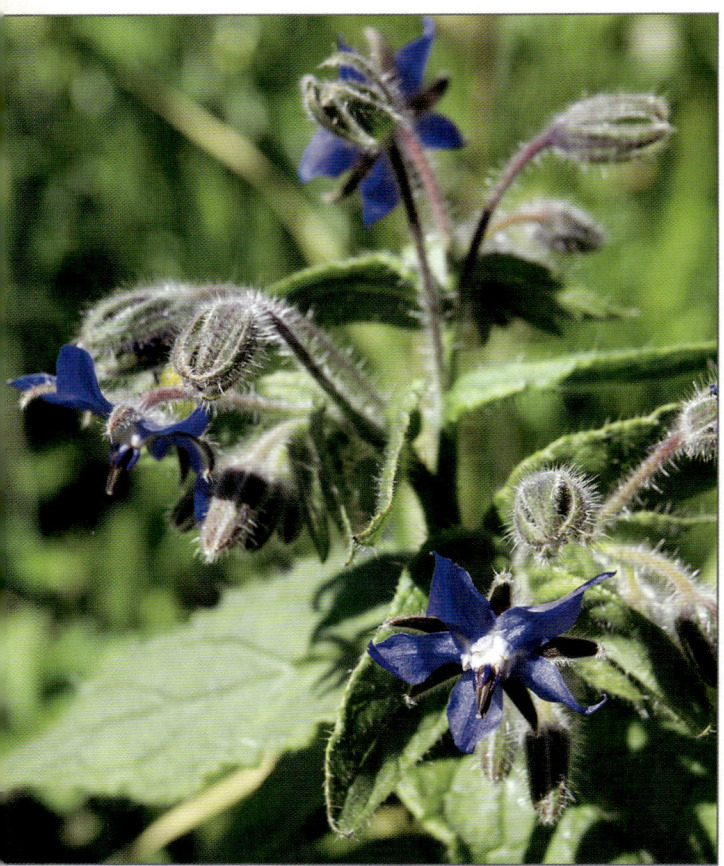

Oben: Vielleicht ist es das einzigartige Blau der feinen Borretschblüten, das dieses Kraut trotz der dicht behaarten Blätter und Stängel so leicht aussehen lässt.

Rechts oben: Ein wahres Wunderkraut ist die Brennnessel mit ihren vielen guten Wirkstoffen. Ohne ihre Brennhaare wäre sie womöglich schon längst ausgerottet worden.

Rechts unten: Mit seiner charakteristischen Blattform ist der Frauenmantel unverwechselbar. Er kann bei verschiedenen Frauenleiden helfen.

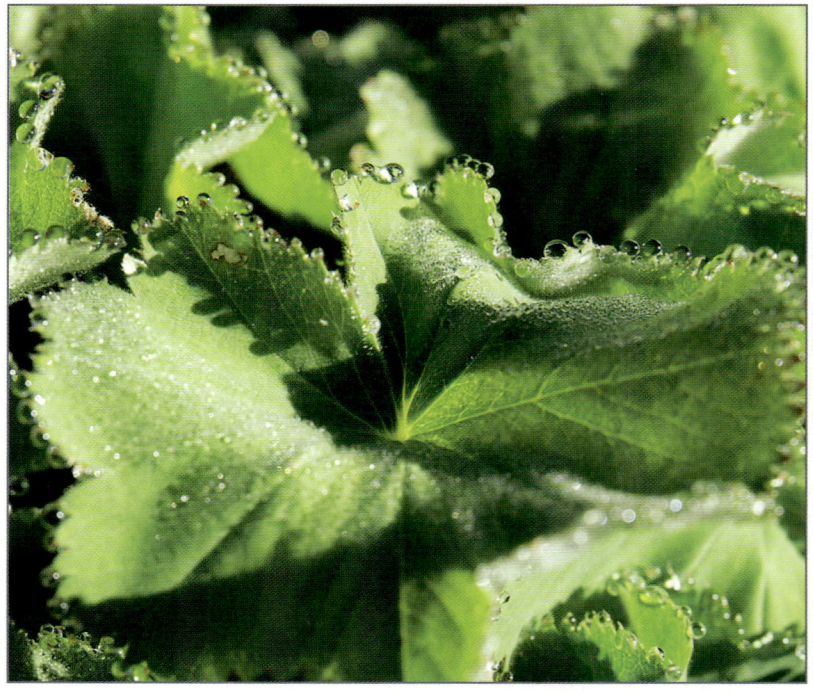

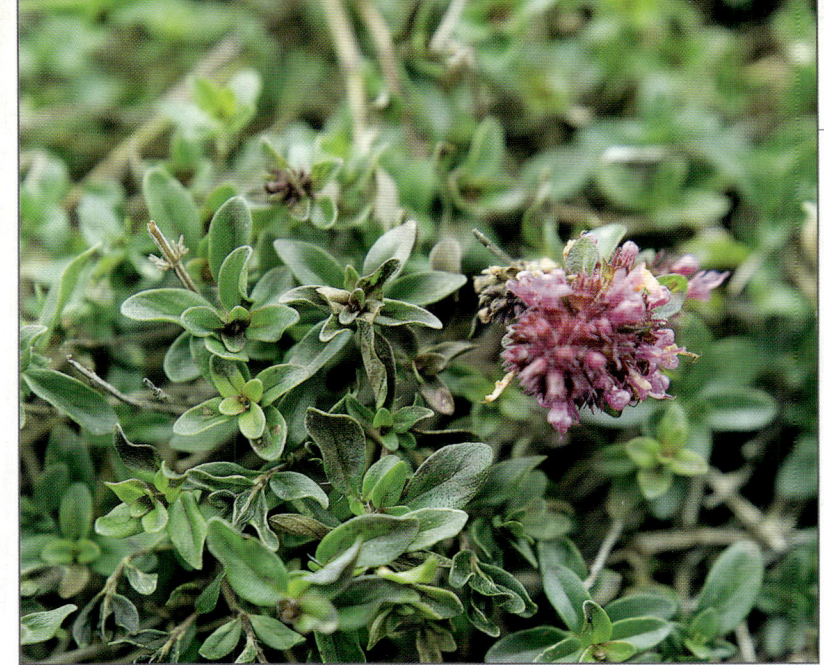

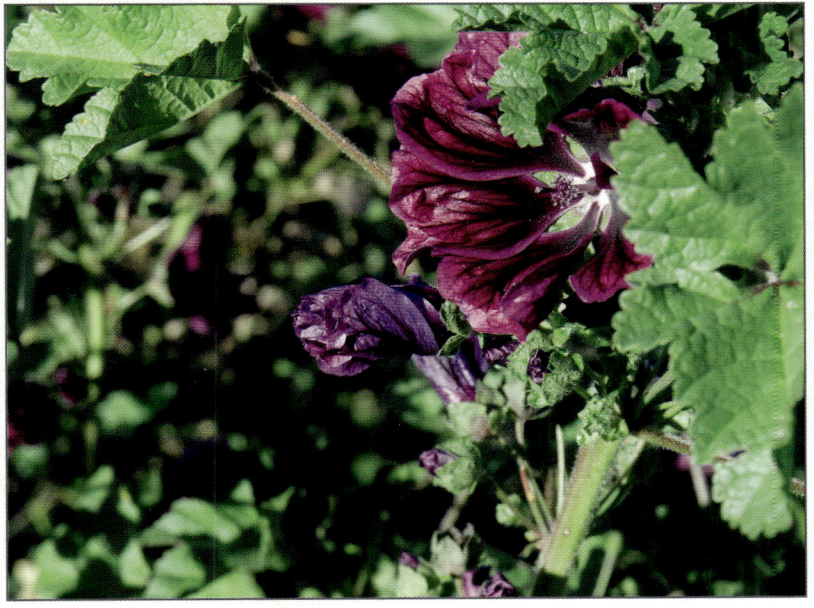

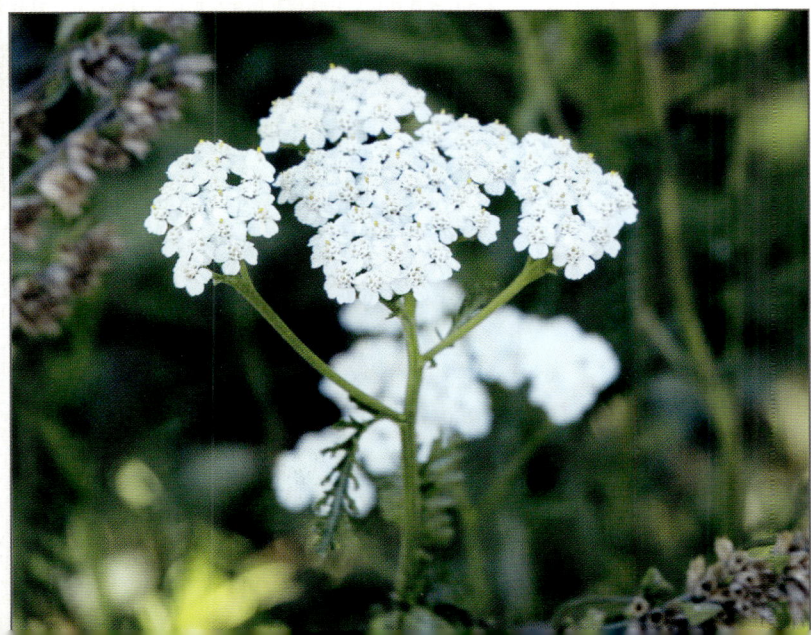

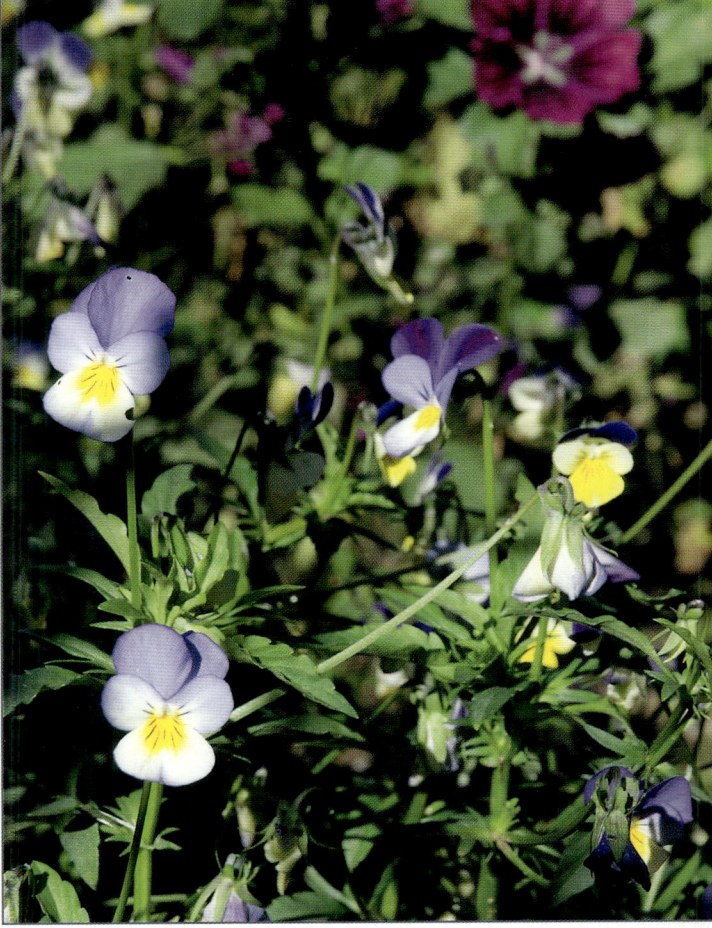

Links oben: Quendel trägt auch den Namen »Arznei-Thymian«. Er wächst wild in Europa und ist eine alte Heilpflanze.

Links Mitte: Die Algier-Malve stärkt Atmungsorgane, Magen und Darmbereich und färbt Tees interessant blau-türkis bis geheimnisvoll hellgrün.

Links unten: Tatsächlich ist die Schafgarbe bei Schafen sehr beliebt. Sie heißt auch »Bauchwehkraut« und »Blutstillkraut« entsprechend ihrer Wirkweise.

Rechts: Die Blüten des Wilden Stiefmütterchens sehen aus wie niedliche Gesichter. Sie sind essbar und als Dekoration in Salaten bestens geeignet.

Viele von Rosmaries Lieblingspflanzen und auch eine Menge anderer Kräuter wachsen in Kübeln und Töpfen auf der sonnigen Terrasse, vor der Haustür oder neben der Scheune. Da werden schnell mal ein paar Blättchen Zitronenverbene abgepflückt oder Rosenblütenblätter für den Tee oder eine Nachspeise. Es ist praktisch, die Pflanzen so nahe bei sich zu haben, zumal dann auch mit einem kurzen Blick festgestellt werden kann, ob die Kräuter Wasser benötigen.

Einen Kräuter-Topfgarten anlegen

Ein Kräuter-Topfgarten ist ideal, wenn nicht so viel Platz zur Verfügung steht. Auf der Terrasse, dem Balkon oder dem Fensterbrett findet sich immer etwas Raum, für den einen oder anderen Topf. So hat man die Lieblingspflanzen schnell zur Hand, um sie zum Würzen, für den Tee oder anderweitig zu verwenden. Wer einen Garten hat, kann einige Kräuter, die sich allzu gerne ausbreiten – wie etwa die Pfefferminze –, praktisch im Topf kultivieren oder auch Kräuter, die frostfrei überwintern müssen. Denken Sie aber bei allem Tun immer zuerst an die Pflanzen selbst. Sie haben im Topf viel weniger Platz als im Gartenboden, wo sich ihre Wurzeln nach Lust und Laune ausbreiten können. Deshalb ist es ratsam, unbedingt ausreichend große Töpfe zu verwenden und immer die Bedürfnisse der Pflanze vor Augen zu haben. Während viele Kräuter eine eher magere, sandige Erde benötigen, wachsen Bohnenkraut, Borretsch, Lavendel und Salbei gut in kalkhaltiger Erde. Etwas kalkhaltiges Gesteinsmehl leistet gute Dienste und kann leicht unter die Topfpflanzenerde gemischt werden.
Ganz wichtig ist die Wasserversorgung, denn gerade im Sommer ist die Topferde schnell ausgetrocknet, und das tut den Pflanzen gar nicht gut. Sie sind bei lang anhaltender Trockenheit empfindlicher gegenüber Krankheiten und Schädlingen. (Das gilt übrigens auch bei zu viel Nässe!) Allerdings kommen manche Pflanzen besser mit trockenen Bedingungen zurecht als andere. Zitronenverbene,

Rechts: Wo es möglich ist, stehen auf dem Hof der Kranabetters Kübel mit Blumen und Kräutern. Pelargonien und das Heidetraum-Röschen lieben einen Platz in der Sonne.

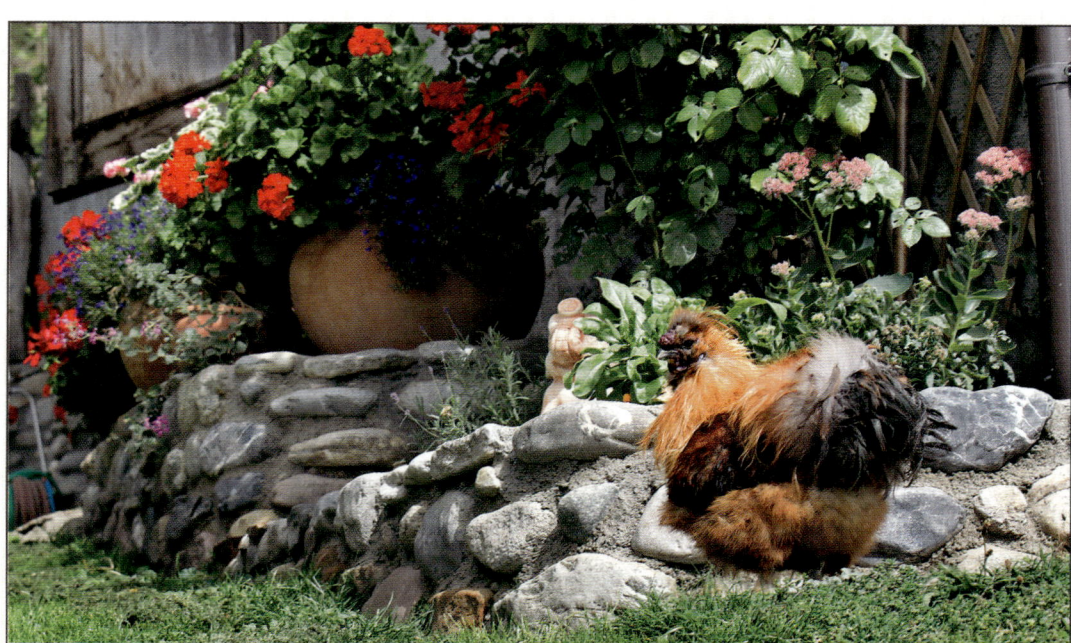

die verschiedenen Duftpelargonien und Lavendel sind an Trockenheit gewöhnt und lieben darüber hinaus einen sonnigen Platz. Die Natur hat sich dabei natürlich auch etwas gedacht, denn alle diese Kräuter enthalten reichlich ätherische Öle, die sich optimal bei einem Platz an der Sonne entfalten können. Melisse, Liebstöckel und Pfefferminze halten es dagegen auch gut im Halbschatten aus und sollten immer leicht feucht gehalten werden.

Manchmal weiß man gar nicht so recht, warum die Pflanzen an der einen Stelle gut wachsen und woanders geradezu verkümmern. Deshalb ist es so wichtig, ihre Bedürfnisse zu kennen. Wussten Sie zum Beispiel, dass für ein gesundes Wachstum auch die Windverhältnisse stimmen müssen? Kräuter wie Basilikum können zugige Stellen gar nicht leiden. Sie gedeihen am besten an windabgewandten Plätzen.

Praktisch überwintern

In der Gartenerde können angepasste Kräuter gut überwintern. Empfindliche Arten werden mit Reisig abgedeckt und können dann unter der schönen Decke den Winter überstehen. Anders ist das bei vielen Topfpflanzen. Die wenige Erde im Topf schützt sie nicht vor dem kalten Frost, sie sind ringsherum frei und angreifbar. Deshalb sollten Rosmarin, Zitronenverbene & Co. über Winter in einem frostfreien Raum stehen. Mitunter wachsen die Pflanzen – zum Beispiel die Duftpelargonie – in einem nicht allzu warmen Raum einfach weiter, sodass es auch im Winter etwas Frisches für den Tee oder eine fruchtige Nachspeise zu zupfen gibt.

Wissen müssen Sie aber, dass die Kräuter im Winter bei den kürzeren Tagen und der längeren Dunkelheit weniger Wasser benötigen und vor allem gar keine Nährstoffe. Jetzt kann die Erde auch mal trocken werden, das schadet nichts.

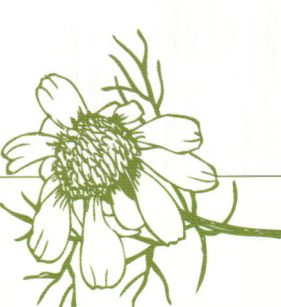

ROSMARIES BESONDERER TIPP
Heil aller Welt

Oftmals wissen vor allem ältere Frauen noch viel über die Heilwirkungen der Kräuter. Und es gibt schöne Sprüche, wie man sich die Wirkungen der Pflanzen merken kann. Beim Odermennig (*Agrimonia eupatoria*) ist das besonders einfach, denn im Volksmund heißt die Pflanze auch »Heil aller Welt« oder »Alle Welt heil«. Und tatsächlich heilt das Kraut von Kopf bis Fuß und tut sogar Kindern gut. Hauptsächlich wirkt es bei Magen-Darm-Problemen und bei Krankheiten des Harnapparates sowie bei kratzigem Hals und Rachen; deshalb ist es auch heute noch in Teemischungen für »stark beanspruchte Kehlen« enthalten und wirkt wohltuend und lindernd.

Sein ungewöhnlicher Name entspringt der Umbildung der lateinischen Bezeichnung *Agrimonia*, was wiederrum aus dem Griechischen stammt und nichts anderes bedeutet als »Feldbewohner«. Sehr treffend für den mehrjährigen Odermennig, der gerne auf mageren Wiesen und an Waldrändern wächst. Den ganzen Sommer über von Juni bis September entwickelt das Kraut an zottig behaarten Stängeln kräftig gelbe Blüten.

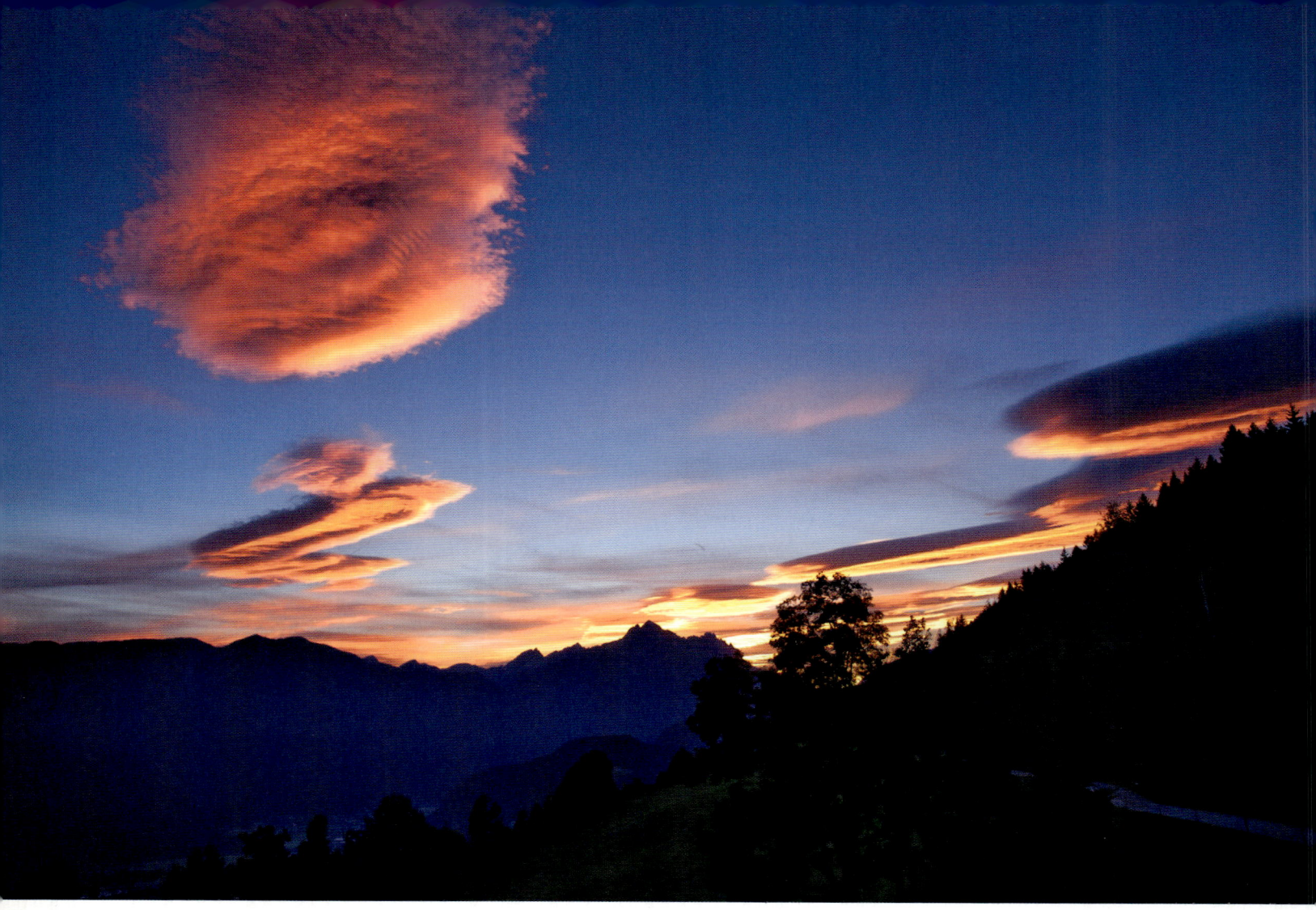

Kosmische Kräfte im Visier

Im Einklang mit der Natur zu leben bedeutet auch, sie einzubeziehen in das eigene Handeln und natürliche Vorgänge zu berücksichtigen, wie zum Beispiel die Wirkung kosmischer Kräfte. Dass der Mond eine große Rolle beim Wachsen und Gedeihen spielt, es begünstigen oder auch bremsen kann, davon ist auch Rosmarie überzeugt und versucht deshalb – soweit es möglich ist –, den Kräuteranbau darauf abzustimmen.

Seit Jahrhunderten richten sich Menschen beim Säen und Ernten nach kosmischen Kräften, und die unzähligen Erfahrungen und vielen Aufzeichnungen dazu haben gezeigt, dass es sich durchaus lohnt, Mondphasen und Gestirne beim Gärtnern im Blick zu haben, denn es gibt günstige und ungünstige Tage für die verschiedenen Gartenarbeiten. Obwohl das Gärtnern mit dem Mond keine anerkannte wissenschaftliche Anbaumethode ist, gibt es zum Beispiel Untersuchungen mit Pflanzen, die in der Zeit des Vollmondes besonders kräftig wachsen.

Unsere Großmütter und Großväter kannten die Sprache der Natur noch sehr gut. Mit einem Blick in den Nachthimmel konnten sie meist ziemlich sicher sagen, was zu tun war, wobei vor allem der auf- und absteigende Mond von Bedeutung ist. Besonders den Ring um den Mond herum wussten unsere Vorfahren zu deuten. Noch heute orientieren sich Bauern am Mond, denn sie glauben an einen Zusammenhang zwischen dem Wetter und dem Mond. Bei Neumond ändert sich das Wetter zum Beispiel gerne, und lange Witterungsphasen schlagen um, das haben zumindest viele Bauern über die Jahrhunderte beobachtet.

Es erfordert eine Menge an Erfahrung und Wissen, um die kosmischen Kräfte zu nutzen, aber ganz grob kann gesagt werden, dass in der Zeit des absteigenden Mondes gepflanzt und gesät wird, weil sich die Kräfte der Pflanzen in den unterirdischen Teilen gesammelt haben. Beim aufsteigenden Mond steigt der Pflanzensaft in die oberirdischen Teile und deshalb ist das der beste Zeitpunkt, um zum Beispiel Bäume zu veredeln oder Stecklinge zu schneiden. Manche Menschen schwören darauf, dass um diese Zeit geschlagene Weihnachtsbäume länger halten und weniger Nadeln abwerfen.

Aussaattage nach Maria Thun

»Der Mond hat ganz sicher einen Einfluss auf das Wachstum. Aloysia hat meine Großmutter früher immer nur bei Vollmond geschnitten.«

Wer noch skeptisch ist, dem sei ein Versuch ans Herz gelegt: Säen, pflegen und ernten Sie Radieschen oder ein anderes Gemüse – einmal nach dem Mondlauf und ein weiteres Mal unter denselben Bedingungen aber zu abweichenden Zeiten. Möglicherweise werden Sie feststellen, dass die nach dem Mond kultivierten Pflanzen sich besser entwickeln, mehr Ertrag liefern und besser schmecken.

So jedenfalls hat es Maria Thun (1922–2012) gemacht, die sich im letzten Jahrhundert intensiv mit der Wirkung kosmischer Kräfte auf den Pflanzenanbau beschäftigt hat. Ihr verdanken wir den jährlich erscheinenden Aussaatkalender, der erstmals 1963 erschien und mit dem sehr viele Gärtner arbeiten. Maria Thun hatte in langjährigen Versuchen herausgefunden, dass Radieschen in Abhängigkeit vom Aussaatzeitpunkt unterschiedlich wachsen, und darauf ihre intensiven Untersuchungen gestützt. Das System von Maria Thun basiert auf der Stellung des Mondes in einem Sternbild beziehungsweise Tierkreiszeichen. Allerdings gibt es noch ein anderes System, um die Wirkung des Mondes auf das Wachstum zu berechnen, das sich an den Mondphasen orientiert.

Maria Thun ordnet dem Erde-Element und den dazugehörigen Sternzeichen Stier, Jungfrau, Steinbock die Wurzelpflanzen, wie Sellerie, Kartoffeln und Radieschen, zu. Wurzelpflanzen werden an Wurzeltagen gesät, gepflanzt, geerntet und verarbeitet.

Zum Element Wasser mit den Sternbildern Fische, Krebs und Skorpion stellt sie die Blattpflanzen, etwa Salate, Spinat und Lauch. Dem Element Luft mit den Sternbildern Zwillinge, Waage, Wassermann werden die Blütenpflanzen zugesprochen, also Blumenzwiebeln, Brokkoli und andere Gemüse. Fruchtpflanzen sind zum Beispiel Bohnen, Tomaten sowie alle Beerensträucher und -früchte. Sie gehören nach Maria Thun zum Element Feuer mit den drei Sternbildern Widder, Löwe und Schütze.

Feuer, Erde, Wasser, Luft

Die vier Elemente Feuer, Erde, Wasser und Luft spielen auch in vielen anderen Bereichen unseres Lebens eine Rolle, und nach der Vier-Elemente-Lehre, die bereits in vorchristlicher Zeit durch Natur- philosophen vertreten wurde, sollen sie sogar unser ganzes Sein beeinflussen.

Den vier Elementen können ganz bestimmte Pflanzen zugeordnet werden: der Erde zum Beispiel Himbeer-, Brombeer-, Erdbeerblatt, Eisenkraut und Malve, dem Feuer Brennnessel, Ingwerminze, Lindenblüte, Holunder, Bohnenkraut und Rosen, der Luft Pfefferminze, Melisse, Lavendel, Zitronen- verbene und Kornblume und dem Wasser Marienblatt, Fenchel, Frauenmantel, Gänseblümchen und Ringelblume. Für jedes Element stehen bestimmte Eigenschaften, so beim Feuer Willenskraft und Entschlossenheit, beim Wasser die ruhende Seele, bei der Luft die Freiheit des Geistes und bei der Erde die Verwurzelung und der sichere Halt.

Den vier Elementen wird eine bestimmte Bedeutung zugeordnet. Feuer steht beispielsweise für Bewusstsein, Willenskraft und Inspiration. Die Luft symbolisiert den Atem, freies Denken und Han- deln. Wasser ist Leben und so symbolisiert das Element Wasser auch alles Lebendige und unsere Hingabe zum Leben, unsere tief empfundenen Emotionen. Die Erde steht dagegen für die körper- lich-sinnlichen Empfindungen, Stabilität und Ausdauer – die Erdung.

Rechts: Soweit es mög- lich ist, erntet Rosmarie Wurzelpflanzen wie den Meerrettich an Wurzeltagen. Allerdings muss das Wetter mitspielen.

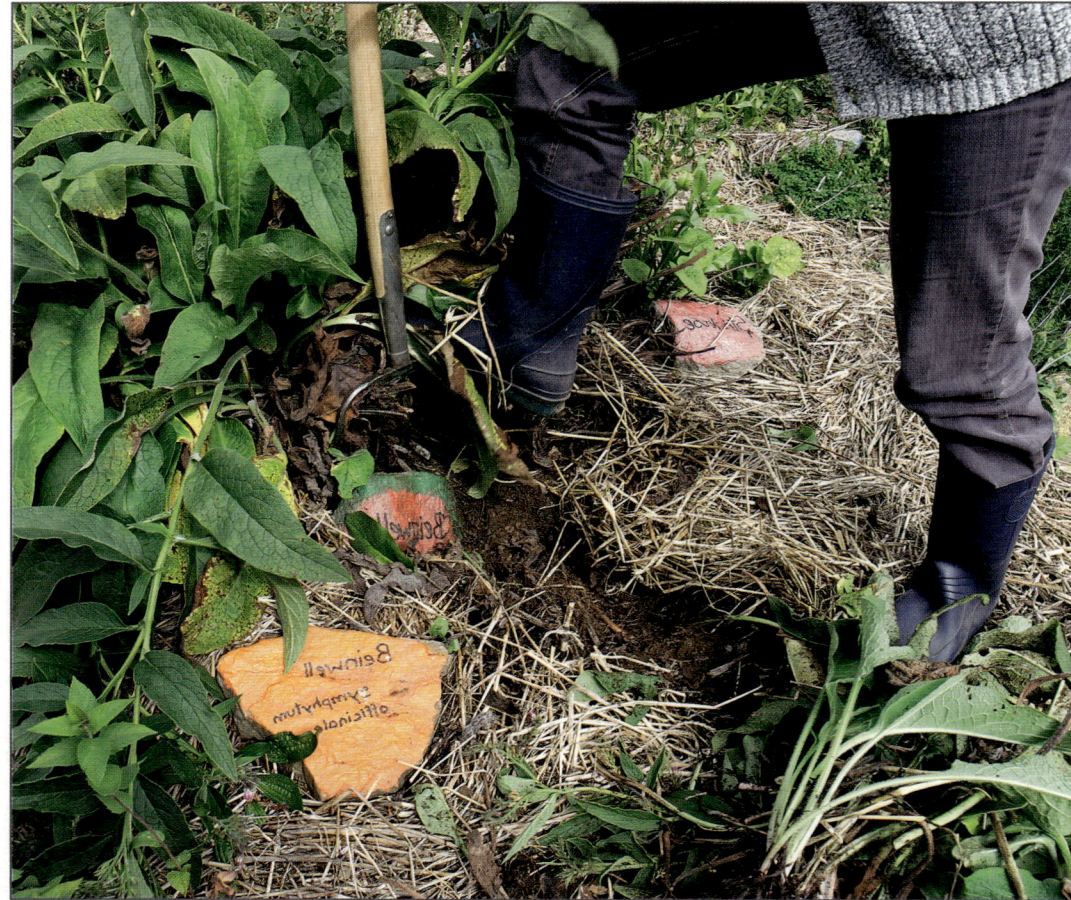

In Irschen gibt es einen Kräuterkraftkreis. Für die grundlegenden Wirkungsweisen von Kräutern stehen die Elemente Feuer, Erde, Luft und Wasser, die sich auch in der Landschaft wiederspiegeln.

Vier-Elemente-Tee

»Es macht mir großen Spaß, verschiedene Elemente-Tees zusammenzumischen und auszuprobieren. Dabei kann man sowohl nur ein einzelnes Element bestärken, wie zum Beispiel das Element Wasser, um zur inneren Ruhe und Gelassenheit zu gelangen, oder aber alle Elemente zu gleichen Teilen mischen.«

Je einen Teelöffel Brombeerblätter, Lindenblüten, Pfefferminze und Frauenmantel

1. Die getrockneten Blüten und Blätter mischen und in einem großen Becher mit heißem Wasser überbrühen.

2. Abgedeckt zehn Minuten ziehen lassen, abseihen und in kleinen Schlucken trinken.

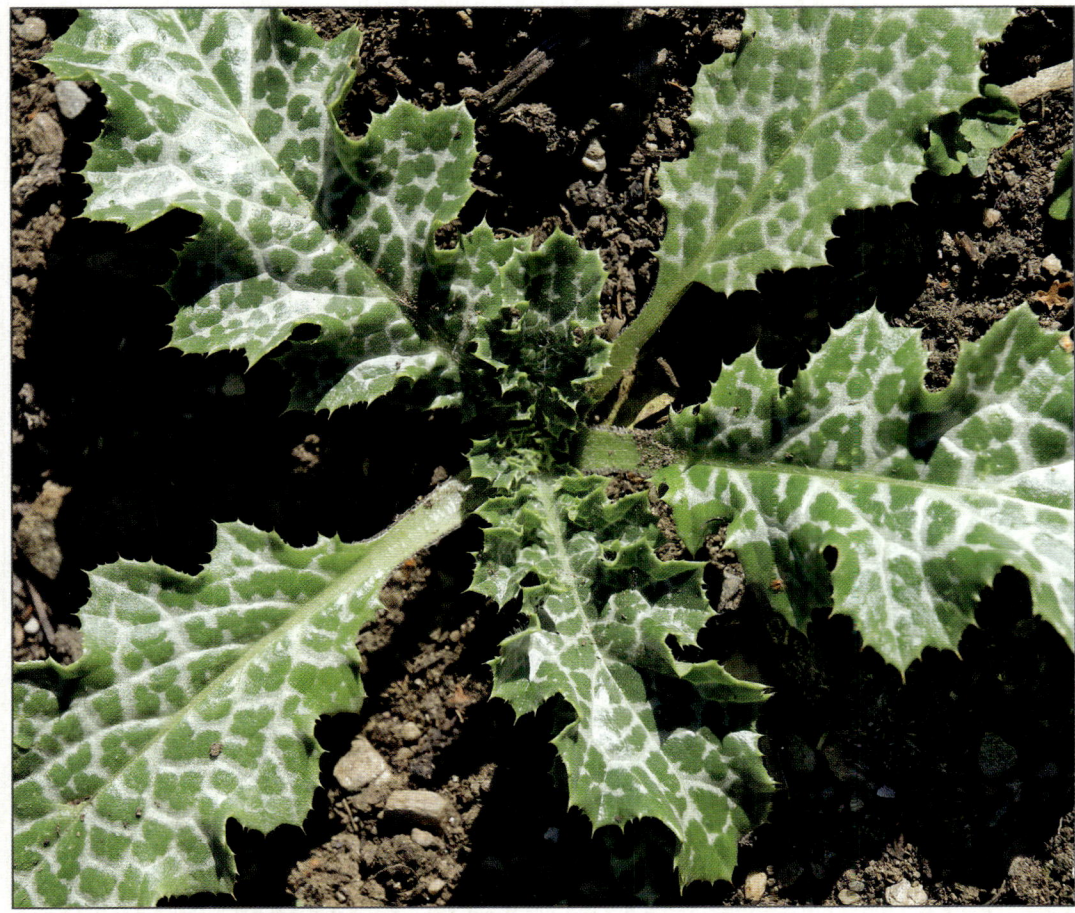

Links: Um die Mariendistel ranken sich viele Sagen. Sie wird auch »Christi Krone« oder »Heilandsdistel« genannt und ist bei Rosmarie in Teemischungen und Kräutersalz enthalten.

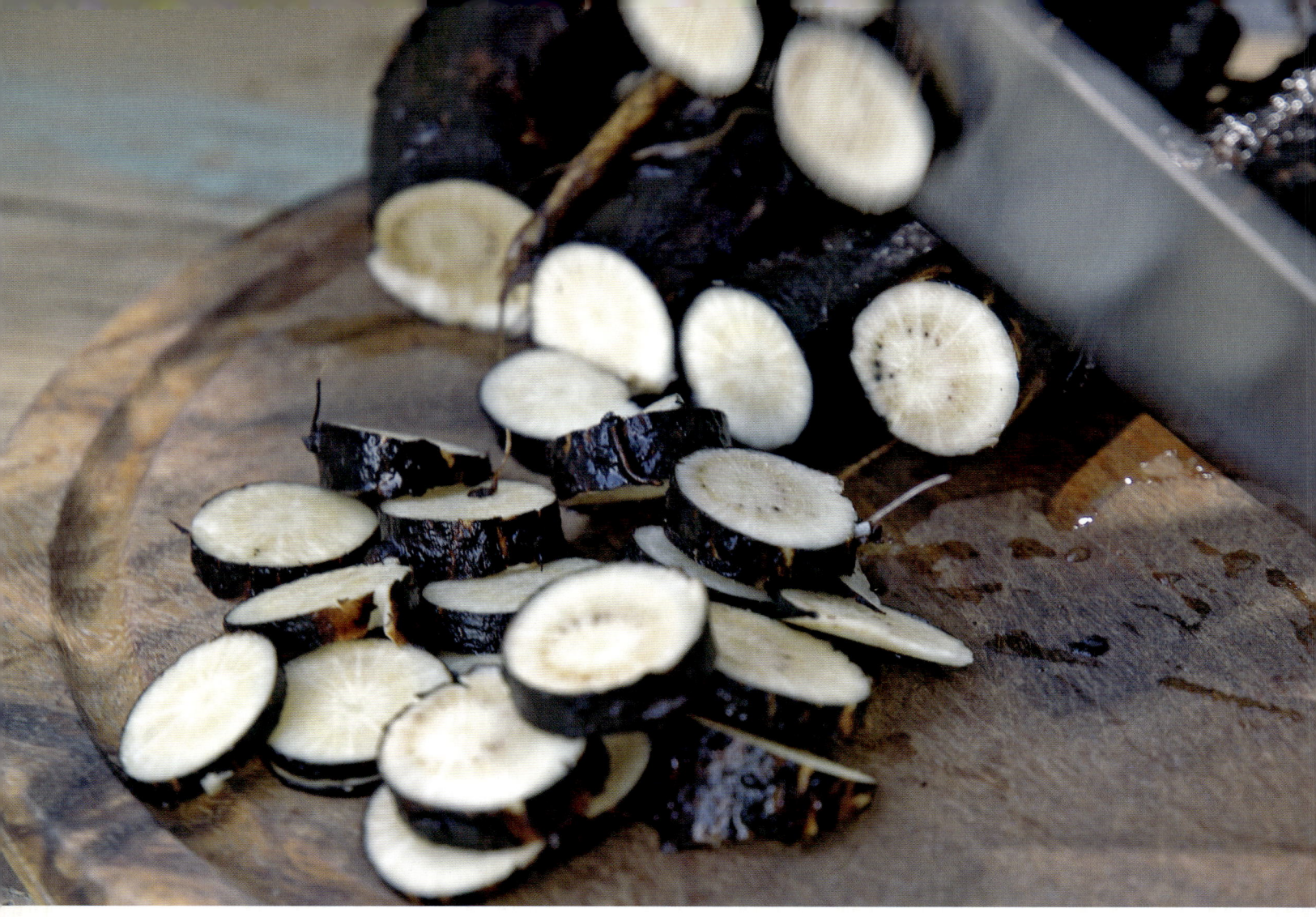

Wildkräuter – eine Delikatesse

Wer Kräuter nicht selbst anbaut, kann auch Wildkräuter sammeln, die sich – voller Wirkstoffe und Aromen – zu leckeren Getränken und Speisen verarbeiten lassen. Frei zugänglich bietet die Natur uns allen eine unübersehbare Palette kostbarer und gleichzeitig kostenloser Köstlichkeiten. Wussten Sie eigentlich, dass Löwenzahnwurzeln – richtig zubereitet – ganz ausgezeichnet munden? Dass Wiesenbärenklau nicht nur eine Delikatesse ist, sondern auch jede Speise verfeinert?

Früher wurden Wildpflanzen und Wildfrüchte in Notzeiten gesammelt, um den Hunger zu stillen. Als es dann im letzten Jahrhundert wieder genug zu essen gab, gerieten die Wildkräuter in Vergessenheit. Heute haben sie sogar in Feinschmeckerlokalen und bei Spitzenköchen wieder einen sehr hohen Stellenwert, weil sie etwas ganz Besonderes sind; sie wurden nicht durch intensive Züchtung bearbeitet, sondern sind noch ganz ursprünglich und »natürlich« im wahrsten Sinne des Wortes. Wer Glück hat, findet auf Märkten Brennnessel, Vogelmiere und Giersch, doch das ist eher selten.

Am besten, man geht selbst in die Natur zum Sammeln und verwendet das, was eine Zeit lang als Unkraut verpönt war. Gerade Giersch, aber auch Brennnesseln, Löwenzahn & Co. werden als lästige Unkräuter angesehen. Sie siedeln sich mitunter im Garten an oder wachsen rund ums Haus, wenn nicht alles zubetoniert ist.

Pflanzen sammeln, aber wie?

Im Garten und in Hausnähe ist es kein Problem, so viele Wildkräuter wie nötig zu sammeln. In der freien Natur ist das etwas anders, denn es darf kein Raubbau betrieben werden, und dass manche Pflanzen geschützt sind und gar nicht gepflückt werden dürfen, muss unbedingt beachtet werden. Es sollte also immer nur wenig von einem Bestand gepflückt oder geschnitten werden. Von den Pflanzen muss noch so viel stehen bleiben, dass sie sich wieder regenerieren können.

Zum Sammeln braucht man nicht viel Werkzeug. Ein luftiger Korb, ein Messer und ein Unkrautstecher, wie er im Garten verwendet wird, genügen. Blätter, Triebe und Blüten werden am besten in den Vormittagsstunden nach dem Abtrocknen des Taus geerntet. Nehmen Sie nach Möglichkeit nur junge Pflanzen. Bei älteren Pflanzen verwendet man nur die Triebe und die Herzblätter.

Kann man Wildkräuter roh essen?

Äußerst selten kann man sich beim Verzehr von Wildkräutern oder Früchten mit dem bekannten Fuchsbandwurm infizieren. Wer auf »Nummer sicher« gehen möchte, sollte das Sammelgut vor dem Verzehr kochen. Dabei gehen allerdings die Vitamine verloren, nur die Mineralstoffe bleiben erhalten. Wer keine Bedenken hat, der muss die Kräuter lediglich gut abwaschen.

Werden die Wildkräuter wenige Stunden später in der Küche verarbeitet, dürfen sie feucht bis nass sein. Zum Frischhalten kann man sie zwischendurch immer mit etwas Wasser bespritzen, dann trocknen sie erst gar nicht. Sollen die Kräuter aber in irgendeiner Weise konserviert werden, sei es durch Trocknen oder Einlegen in Öl und Essig, dürfen sie auf keinen Fall nass geerntet und transportiert werden.

»Die Sache mit den Wildkräutern ist wie mit einem guten Bäcker im Dorf. Wenn niemand zu ihm geht, wird er sich woanders niederlassen. So sollten auch wir die Schätze der Natur annehmen, aber achtsam damit umgehen.«

Zur Verarbeitung in der Küche ist es am besten, wenn die Pflanzen so frisch wie möglich sind. Dies allerdings mit einer Einschränkung: Manche Kräuter entwickeln ihr Aroma erst so richtig, wenn sie einige Stunden liegen und abgewelkt sind, etwa der Waldmeister und der Beifuß.

Und noch ein Tipp: Ernten Sie nur gesunde Pflanzen! Blätter, die Filzbefall zeigen oder fleckig sind, sollten nicht genommen werden, weil es einige mikroskopisch kleine Pilze gibt, die im Verdacht stehen, Magenbeschwerden zu verursachen. Größte Sauberkeit ist außerdem sehr zu empfehlen. Wenn möglich, werden die Pflanzen und Pflanzenteile gleich an Ort und Stelle gereinigt und verlesen.

Gebackene Brennnesselblätter

20–30 große Brennnesselblätter | 125 g Mehl | ca. 250 ml helles Bier | 1 Eigelb | Salz |
1 Prise Muskat | 1 Teelöffel Öl | 1 Eiweiß *(für 4 Personen)*

Die gebackenen Brennnesselblätter sind köstlich als Vorspeise mit diversen Saucen oder als Suppeneinlage. Für dieses Rezept kann auch Pfannkuchenteig verwendet werden. In Skandinavien gibt es Brennnessel-Pfannkuchen traditionell am Johannistag, also zur Sommersonnenwende. Dazu wird lediglich ein ganz einfacher Pfannkuchenteig aus Eiern, Mehl, Milch und einer Prise Salz hergestellt. Anstelle der Milch kann auch Buttermilch verwendet werden. Dann nimmt man klein gehackte Brennnesselblätter und mischt sie unter den Teig. Gebacken wird das Ganze wie normale Pfannkuchen auch.

1. Für den Bierteig das Mehl mit Bier, Eigelb, Salz und Muskat zu einem dickflüssigen Teig verrühren. Das Öl hinzugeben und das zu Schnee geschlagene Eiweiß unterziehen.

2. Die Brennnesselblätter werden mit einem Nudelholz gewalkt und leicht gesalzen. Etwas ziehen lassen, dann in den Bierteig tauchen und bei 180 Grad in Öl (oder Kokosfett) goldbraun ausbacken.

Besonders für Kinder sind Brennnessel-Pfannkuchen etwas ganz Besonderes. Erst sind sie skeptisch, und dann erstaunt, wie lecker diese juckenden, gemeinen Brennnesseln sein können.

Brennnesselsuppe

4 Handvoll Brennnesseltriebe | 750 ml entfettete Rindsuppe oder Salzwasser |
2 Esslöffel Butter | 2 Esslöffel Mehl | 1 kleine Zwiebel | 375 ml Milch | 1 Eigelb | Pfeffer |
saure Sahne | etwas Petersilie *(für 4 Personen)*

Man kann auch noch ein wenig fein gehackte rohe Brennnesseln einrühren. Als Suppeneinlage eignen sich würfelig geschnittene, gekochte Kartoffeln oder geröstete Schwarzbrotschnitten. In jede Suppenschale kommt bei Tisch ein Löffel saure Sahne und etwas Petersilie. Dieses klassische Rezept aus Großmutters Küche übertrifft an Wohlgeschmack viele andere Suppen und liefert den Beweis, dass Delikatessen nicht teuer sein müssen.

1. Die gut gewaschenen Brennnesseln mit der heißen Suppe oder dem Salzwasser übergießen, zehn Minuten kochen lassen und abseihen. Den Kochsud aufheben.

2. Die Brennnesseln passieren oder im Mixer pürieren. Aus Butter und Mehl eine Einbrenne herstellen, die Zwiebel hinzufügen, mit kalter Milch aufgießen und glatt rühren.

3. Den Brennnesselsud hinzufügen und 15 Minuten kochen lassen, dann die pürierten Brennnesseln hineingießen und nochmals kurz aufkochen. Mit Salz und Pfeffer abschmecken. Das Eigelb mit wenig Milch verquirlen, die Suppe vom Herd nehmen und damit legieren.

Gebackene Holunderblüten

20–24 große Blütendolden | 400 g glattes Mehl (Type 405) | 2 Päckchen Vanillezucker |
4 Eier | 2 Esslöffel Öl | 1 Prise Salz | 500–700 ml Sekt | 200 ml Mineralwasser

1. Mehl mit dem Vanillezucker gut durchmischen und danach mit den Eiern, dem Öl, etwas Salz sowie dem Sekt und dem Mineralwasser rasch zu einem dünnflüssigen Teig rühren. Wenn dieser Arbeitsvorgang nicht rasch durchgeführt wird, wird der Teig beim Backen zäh, anstatt knusprig.

2. Die Holunderblütendolden in den Teig tauchen und in Öl (oder Kokosfett) bei 180 Grad ausbacken.

Wildkräuter gibt es neben unserem Hof und Garten in Hülle und Fülle. Ganz nach Jahreszeit und Witterung pflücke ich, was die Natur bietet, um es in der Küche zu verwenden.

Wildkräutersuppe

2 Handvoll gemischte Kräuter *(Gänseblümchen, Schafgarbenblätter, Brennnesselblätter, Spitz- oder Breitwegerich, Vogelmiere, Kerbel, Pastinakenblätter und 2–3 frische Triebe der Gundelrebe)* |
1 Zwiebel | 2 Esslöffel Butter | 2 Esslöffel Mehl | Salz | einige ganze Bärlauchblätter |
1 Esslöffel feingehackte Bärlauchblätter | Vollkornschnitten *(für 4 Personen)*

Bärlauch ist ein ganz vielseitig verwendbares Kraut, das fast so populär geworden ist wie Spargel. Vielleicht liegt es daran, weil es den Bärlauch nur im Frühling zu einer ganz bestimmten Zeit gibt, wie den Spargel. Zwischen März und Mai können die Blätter geerntet werden, und zwar bis kurz vor der Blüte.

Beim Pflücken müssen Sie allerdings vorsichtig sein, denn der Bärlauch ähnelt den Maiglöckchen. Häufig wird geraten, während der Ernte an den Fingern zu riechen, denn der Knoblauchgeruch der Blätter ist typisch für den Bärlauch. Doch haftet der Geruch einmal an den Fingern, bleibt er einige Zeit erhalten. Besser orientiert man sich an den Blättern, denn Bärlauchblätter sitzen einzeln am Stängel, während beim Maiglöckchen immer zwei Blätter an einem Stiel wachsen.
Im Volksmund hat der Bärlauch übrigens viele Namen, unter anderem »Hexenzwiebel«, »Wilder Knofel« und »Zigeunerlauch«.

1. Die fein geschnittenen Wildpflanzen in einem Liter kaltem Wasser aufsetzen und kurz aufkochen lassen. Die klein geschnittene Zwiebel lässt man in Butter glasig anlaufen, staubt mit Mehl und gießt mit dem Kräutersud auf.

2. Die ganzen Bärlauchblätter blanchieren und zur Kräutersuppe geben. Mit Salz abschmecken. Die Vollkornschnitten würfeln und in der Pfanne ohne Butter rösten. Zusammen mit fein gehacktem Bärlauch zur Suppe geben.

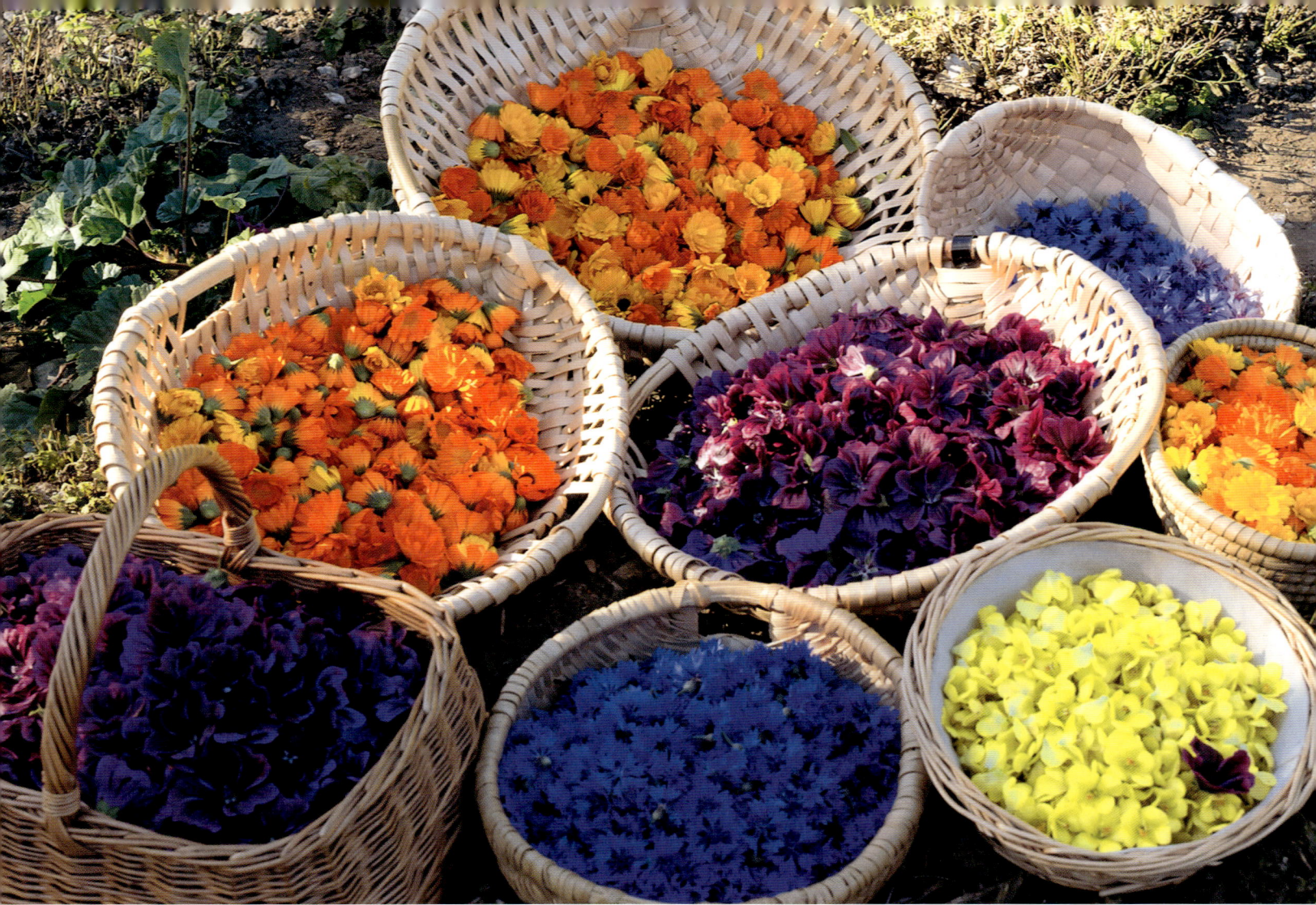

Vom Säen und Ernten

Bei allem, was im Garten getan werden muss, stehen bei Rosmarie die Pflanzen im Vordergrund. Wenn sich die Pflanzen im Garten wohlfühlen, gedeihen sie gut und bringen einen hohen Ertrag. Dabei wirtschaftet Rosmarie ausschließlich naturnah, ohne synthetische Dünger und Pflanzenschutzmittel. Wichtig für die späteren Produkte ist zudem, dass keine Maschinen zum Einsatz kommen. Aussäen, pflanzen, ernten, konservieren, abpacken – alles wird liebevoll von Hand gemacht. Natürlich haben Maschinen in der Landwirtschaft ihre Berechtigung, aber für den Kräutergarten sind sie Rosmarie einfach zu fremdartig und unpersönlich, obwohl sie eine so große Fläche zu bewirtschaften hat. Ihre Tees und alle anderen Produkte sind von Anfang an durch und durch naturbelassen und wertvoll. Jedes Blatt und jede Blüte geht durch ihre oder die Hände ihrer Helferinnen. Sie gehen voller Wertschätzung und Achtung mit dem kostbaren Gut um. Nichts wird verknickt oder achtlos weggeworfen. Weniger ansehnliches Blattwerk oder Blüten werden lediglich extra sortiert und später für die Räuchermischungen verwendet.

Was Pflanzen brauchen

Im Grunde genommen sind die meisten Kräuter sehr dankbare Gewächse, die auch unter nicht so optimalen Bedingungen wachsen. Dennoch sind für ein gutes Wachstum ein guter Boden, Wasser und Nährstoffe wichtige Voraussetzungen. Werden die Pflanzen gar nicht gedüngt, verkümmern sie nach einer Weile, bekommen kleine Blätter und sind anfälliger gegen Krankheiten. Wie die Menschen haben die verschiedenen Arten außerdem unterschiedliche Bedürfnisse; bei der Zitronenmelisse ist zum Beispiel etwas mehr Dünger erforderlich als bei der Apfelminze. Mit den Anbaujahren bekommt man da sehr viel Erfahrung und weiß, welche Pflanzen mehr Wasser und Nährstoffe benötigen als andere.

Kompost und abgelagerter Mist sind die besten natürlichen Dünger, die es gibt. Sie enthalten alle wichtigen Nährstoffe, die sie nach und nach an die Pflanzen abgeben, sodass es nicht zu einer Überdüngung der Pflanzen kommen kann. Auf dem Kranabetterschen Hof liefern vier Esel und einige Kühe den Mist, der zunächst für mehrere Monate gelagert wird damit sich die sehr scharfen Substanzen abbauen. Der abgelagerte Mist wird zu Vegetationsbeginn ausgebracht; er enthält dann ausreichend Kalium, neben anderen wichtigen Nährstoffen, wie etwa Stickstoff. Außerdem verbessert Mist die Wasserhaltefähigkeit leichter Sandböden und den Lufthaushalt schwerer Lehmböden.

Außer der Versorgung mit Nährstoffen muss immer ausreichend Wasser zur Verfügung stehen. Allerdings rät Rosmarie von übermäßigem Wässern ab. Wird täglich gegossen, bleiben die Pflanzenwurzeln nur dicht unter der Oberfläche, wo sie ständig mit Wasser versorgt werden. Bei großen Trockenzeiten wird das den Pflanzen zum Verhängnis, denn ihre Wurzeln können nicht mehr aus der Tiefe Wasser nach oben transportieren. Außerdem haben sie keinen richtigen Halt im Boden und werden bei einem Sturm schnell ausgerissen. Deshalb sollten die Kräuter nicht zu sehr verwöhnt werden. Bei langen sommerlichen Trockenheiten gleicht es immer wieder einem Wunder, dass die Pflanzen nach den ersten Regenschauern völlig erholt und frisch wie im Frühling sich dem Himmel entgegenrecken.

»Es liegt mir sehr am Herzen, dass keine Maschine die Arbeit im Garten übernimmt. Das ist einfach persönlicher, und es zeigt für mich die besondere Wertschätzung der einzelnen Pflanze.«

Gartenarbeiten im Jahreslauf

Im Frühjahr, wenn sich der Boden erwärmt und alles wieder zu grünen beginnt, gibt es viel im Garten zu tun. Die Erde muss aufgehackt und gelockert werden, organischer Dünger kommt auf die Beete. Und jetzt ist die Zeit für die Aussaat der einjährigen Kräuter. Basilikum, einjähriges Bohnenkraut, Borretsch, Dill, Kerbel und Majoran blühen und fruchten in einem Jahr. Bei Rosmarie kommen diese Kräuter auf die im vorherigen Jahr geernteten Ringelblumenbeete. Die Ringelblume wächst ebenfalls meist einjährig, wird geerntet und im Herbst ausgerupft. Sie ist nicht nur eine gute Heilpflanze und für Tees und kosmetische Produkte geeignet, sie bereitet zudem für die nachfolgenden Pflanzen ein sehr schönes und lockeres Saatbett.

Wenn sich die Kräuter im Frühjahr gut entwickelt haben beziehungsweise nach dem zweiten Jäten packt Rosmarie um alle Pflanzen Stroh. Dadurch trocknet die Erde nicht so stark aus und die Unkräuter werden unterdrückt. Außerdem sieht der Garten um diese Zeit immer besonders schön aus. Ein Besucher meinte beim Anblick des Gartens sogar einmal: »Zu deinem Garten könnte man jetzt wirklich ›Sie‹ sagen!«

Zweijährig ist dagegen die Petersilie, die im Herbst gesät wird und dann im darauffolgenden Jahr blüht und fruchtet. Bei den mehrjährigen Kräutern muss bei einer intensiven Beerntung etwa alle zwei bis drei Jahre umgesetzt oder ganz neu gepflanzt werden, denn dann sind die Kräuter meist ausgelaugt und bringen keinen guten Ertrag mehr. Diese Arbeit wird in milden Gegenden im Herbst gemacht; zu dieser Zeit ist genügend Feuchtigkeit vorhanden und der Boden noch erwärmt. Die Kräuter wurzeln dann an ihrem neuen Platz besser an. Rosmarie setzt jedoch im Frühjahr bei wärmeren Temperaturen.

Mehrjährige Kräuter lassen sich meist leicht über Stecklinge und Ausläufer vermehren. Bei der Pfefferminze, die viele Ausläufer hat, geht das sehr gut. Nach der Ernte werden dazu Wurzelstücke abgeschnitten und auf einem gut vorbereiteten, gelockerten Beet eingesetzt.

Im Winter, wenn alle Arbeiten erledigt sind und die empfindlichen und jungen Gewächse einen guten Winterschutz mit Kompost, Laub oder Stroh bekommen haben, kann der Garten schlafen und ruhen. Diese Ruhe ist so ganz und gar unbeschreiblich und friedlich. Wenn sich Eiskristalle auf den zarten Blättern bilden und eine weiße Schicht Raureif alles überzieht, herrscht eine allumfassende Stille. Wer sich davon ergreifen lässt, kommt selbst zum Innehalten.

Zeit der Ernte

Bei allen Arbeiten, die im Kräutergarten anfallen, stehen Rosmarie Helfer zur Seite, die sie unterstützen. Freunde, Nachbarn und Bekannte sind immer da, sobald es etwas zu tun gibt. Fast das ganze Jahr über werden helfende Hände gebraucht, vor allem aber zur Erntezeit.

Im März und April geht es schon los mit der Ernte. Am frühesten sind die Brennnesseln und manche Wildkräuter auf der Alm, dann kommen Himbeer- und Brombeerblätter. So geht es stetig weiter, zumal viele Kräuter nach einer kurzen Regeneration wieder neue Blätter und Blüten liefern. Im Juli und August ist besonders viel zu tun. In diesen beiden Monaten haben die Kräuter nicht nur an Masse zugelegt, sie besitzen jetzt auch einen hohen Gehalt an Inhaltsstoffen (ätherische Öle, Bitter-, Gerb- und Mineralstoffe) und ein wunderbares Aroma.

Wichtig ist vor allem, wann geerntet wird, da nicht zu jeder Tageszeit und bei jedem Wetter der Wirkstoffgehalt gleich hoch ist. Am besten eignen sich die späten Vormittagsstunden an einem sonnigen Tag; zum Nachmittag hin sinkt nämlich der Gehalt an Inhaltsstoffen wieder. Rosmarie erntet nie später als 17 Uhr, denn dann, so sagt sie, »gehen die Kräuter schlafen«. In der Nacht und an regnerischen Tagen ist der Wirkstoffgehalt besonders gering. Nach einer Regenperiode ist es deshalb ratsam, bis zur nächsten Ernte noch etwa zwei Tage zu warten.

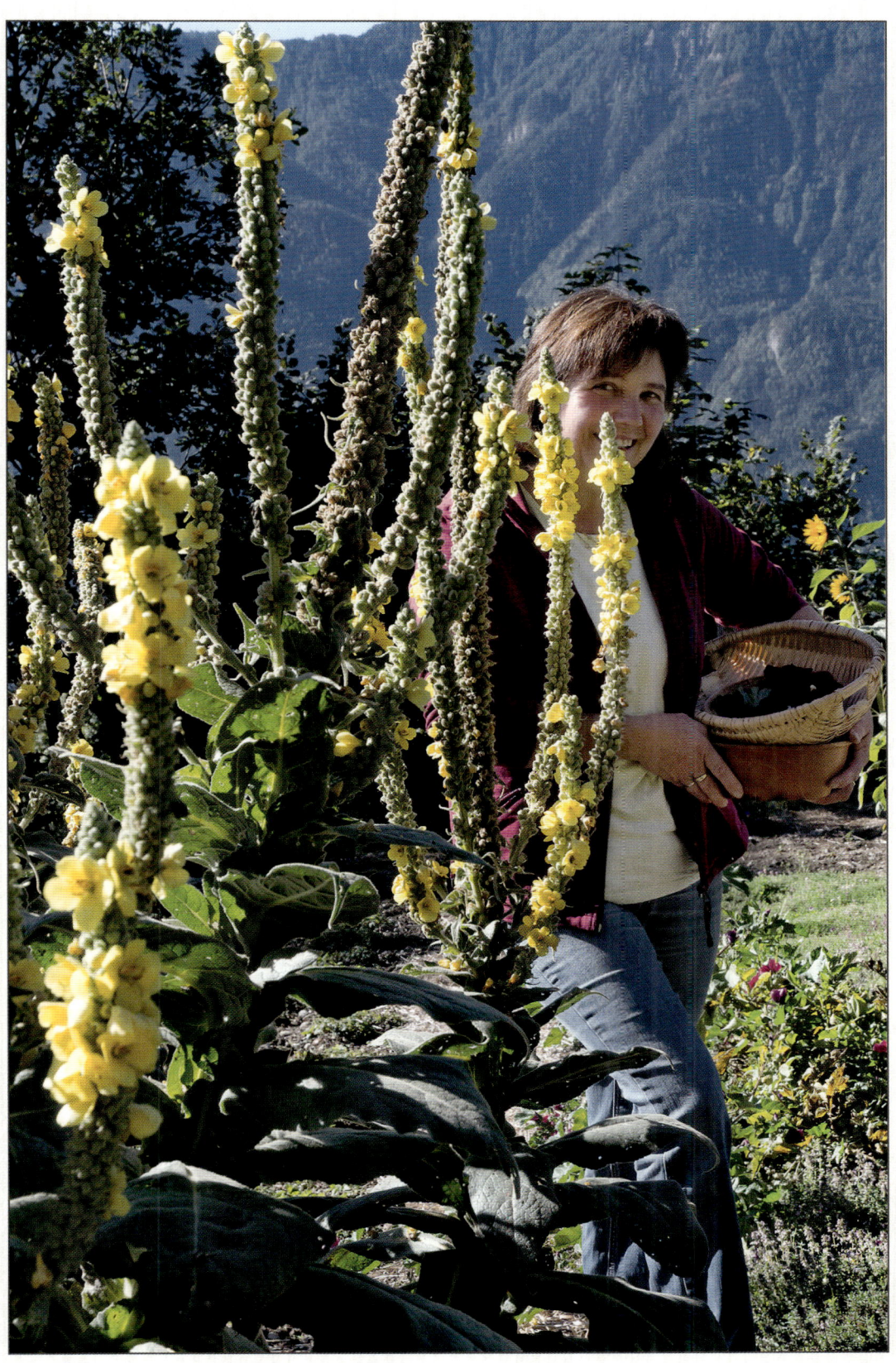

Links: An sonnigen, warmen Tagen erntet Rosmarie die Blüten der Königskerze. Es ist beinahe eine meditative Arbeit, jede einzelne Blüte sorgfältig abzuzupfen. Die Kräuterbäuerin ist für alles, was die Natur ihr schenkt, dankbar.

Für Rosmarie ist es ein großes Anliegen, dass kein Raubbau bei der Ernte betrieben wird, kein radikales Niedermetzeln der Pflanzen. Im Gegenteil: Es werden sorgsam die Blättchen und Blüten abgezupft, immer nur so viel, dass die Pflanze noch genug Kraft hat, um sich zu regenerieren und weiterzuwachsen. Rosmarie und ihre Helferinnen und Helfer wollen die Pflanzen nicht ausbeuten und behandeln sie dementsprechend. Die Kräuter werden liebevoll und schonend von Hand gepflückt, getrocknet und verarbeitet. So bleiben die Inhaltsstoffe vollständig erhalten.

Das Ernten der Kräuter bringt nicht nur uns Menschen Vorteile. Vor allem die mehrjährigen Halbsträucher wie Lavendel, Rosmarin und Bohnenkraut reagieren sehr positiv, indem sie nicht so sparrig wachsen und verholzen, sondern schön buschig bleiben und viele Blätter bilden. Zahlreiche Pflanzen, darunter Pfefferminze, Melisse und Kresse, vertragen außerdem einen kräftigen Rückschnitt und treiben danach wieder frisch und kräftig aus. So verschieden wie die Pflanzen, so unterschiedlich sind auch die Teile, die geerntet werden. Bei der Apfelminze sind es Blätter, beim Bohnenkraut das ganze Kraut und beim Beinwell nur die Wurzel, bei der Kornblume die Blüten. Es kommt immer darauf an, in welchen Teilen der Pflanze die Inhaltsstoffe enthalten sind. Dadurch hat jede Pflanze auch ihren individuellen Erntezeitpunkt: vor der Blüte oder zu Aufgang der Blüte, das ganze Jahr über oder nur zweimal jährlich.

»Das Wesen einer Pflanze sollte geschätzt, geachtet und behütet werden. Kräuter schenken uns ihren Duft, ihr Aroma und ihre Heilwirkung, also im Grunde genommen ihre Seele.«

Rosmaries Erntetipps

Im Frühsommer und Sommer werden die oberirdischen Teile, also Blätter, Blüten und Stängel, geerntet. Sollen die Wurzeln verarbeitet werden, so werden diese im Herbst und Frühjahr ausgegraben. Im Laufe der Jahre hat Rosmarie herausgefunden, was bei der Ernte der verschiedenen Kräuter am besten und sinnvollsten ist, um die meisten Inhaltsstoffe zu bewahren und somit natürlich auch einen guten Geschmack:

▌ Beim Basilikum bricht Rosmarie die ganzen Triebe ab; nicht zu tief, das ist wichtig. So wird auch der buschige Wuchs gefördert.

▌ Beim Bohnenkraut können alle oberirdischen Pflanzenteile ständig geerntet werden. Allerdings entwickelt sich das meiste Aroma während der Blüte.

▌ Auch vom Borretsch kann man während des Sommers immer wieder Blüten und Blätter abzupfen. Vom Kerbel werden dagegen nur die jungen Blätter genommen. Wenn die Blüte erscheint, ist die Kerbelernte vorbei.

▌ Ringelblume und Kornblume treiben immer wieder neue Knospen und Blüten aus, sodass Rosmarie von Juli bis September in regelmäßigen Abständen ernten kann. Zunächst werden nur die Blütenblätter abgezupft, so wie bei der Goldmelisse, später nimmt Rosmarie auch die ganzen Blüten mit dazu. Beides sieht in Teemischungen wegen der kräftigen Farbe sehr schön aus und ist schon beim Anschauen ein Stimmungsaufheller. Werden immer einige Pflanzen stehen gelassen und nicht geerntet, säen sich die Pflanzen ganz von alleine aus.

■ Rosmarin kann den ganzen Sommer über geerntet werden. Wenn viel benötigt wird, schneidet man einzelne Zweige ab, wird nur wenig gebraucht, reichen einzelne Blättchen. Wichtig ist jedoch, dass der Strauch im Herbst in Form geschnitten wird, denn sonst bekommt er eine etwas unschöne Wuchsform.

■ Schafgarbe erntet Rosmarie, wenn sie in voller Blüte steht, zwischen Juni und September, und zwar in voller Mittagshitze. Nur dann ist der Gehalt an ätherischen Ölen am höchsten.

■ Bei manchen Pflanzen werden vor allem für die Verarbeitung in der Küche – aber auch für Teemischungen oder für andere Produkte – nur die jungen Blätter verwendet, weil diese besonders zart sind. Bei Brennnesseln ist das der Fall, ebenso bei Birkenblättern.

Verborgene Kräfte

Dass Blüten, Blätter und Triebe von Kräutern, Sträuchern und Bäumen geerntet werden, ist klar. Doch auch die Wurzeln mancher Pflanzen, zum Beispiel Engelwurz, Beinwell, Baldrian und Kalmuswurzel, sind nützlich und können verwertet werden. Die Zeit der Ernte ist allerdings nicht im Sommer, wenn alles grünt und blüht, sondern vornehmlich im September und Oktober, außerdem im April. Dann bereitet sich die Pflanze nämlich auf die Überwinterung vor; die Lebenssäfte werden in die Wurzeln verlagert und sozusagen dort aufbewahrt, damit die Pflanze im Frühjahr wieder Kraft hat, um sich von Neuem zu entfalten.

Zum Ernten ist es ratsam, sich einen späten Vormittag auszusuchen, da um diese Zeit die höchste Konzentration an Inhaltsstoffen in den Wurzeln zu finden ist. Nach einem regnerischen Tag warten Sie am besten auf trockenes Wetter, denn wenn die Wurzeln mit viel feuchter Erde behaftet sind, gestaltet sich die Reinigung sehr schwierig. Für »Mondgärtner« sei gesagt, dass die Zeit des absteigenden Mondes den besten Ernteerfolg verspricht.

Von außen nicht zu sehen, durchziehen Wurzeln wie ein dichtes Geflecht den Boden, ja die ganze Erde. Das hat schon früh die Menschen fasziniert und beeindruckt, und so spielen auch in jeder Kultur die Wurzeln des Menschen eine große Rolle, das, was uns ausmacht, wo wir herkommen und hinwollen. Es kommt also nicht von ungefähr, dass wir heute noch getrocknete Wurzeln (zum Beispiel Engelwurz oder Angelika) dem Räucherwerk beim Räuchern von Häusern und Ställen beimischen.

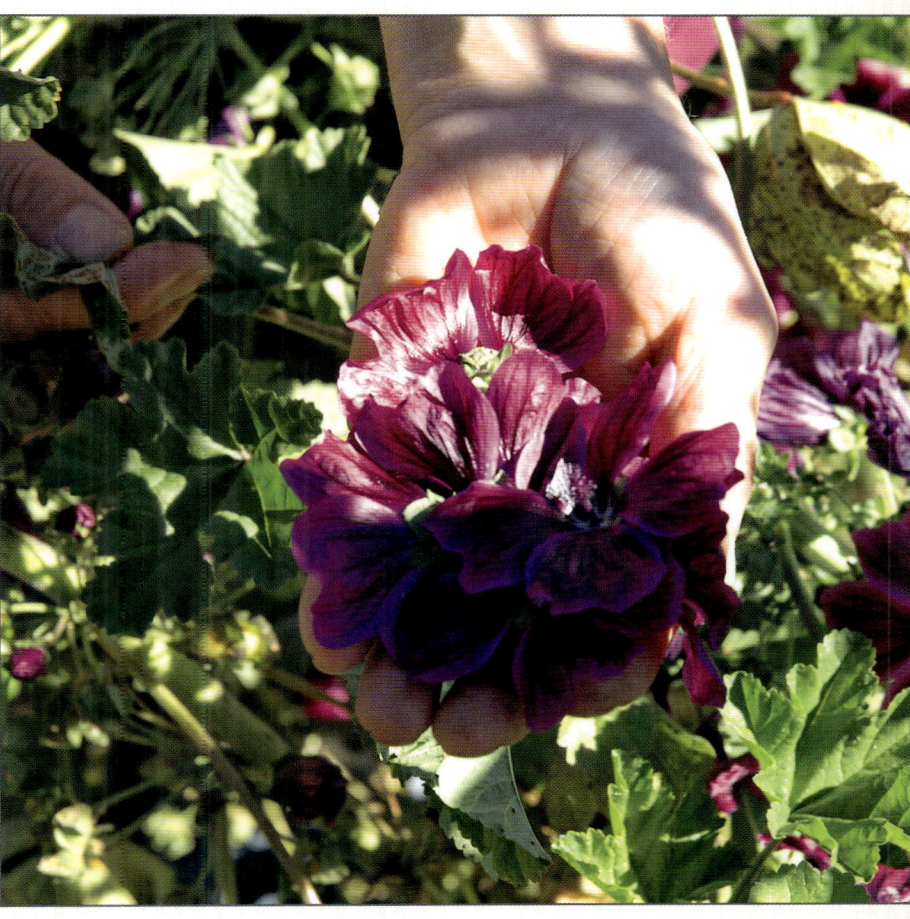

Oben: Die Malve zählt zu Rosmaries Lieblingspflanzen. Ihre Blüten sind wunderschön und bereichern die Teemischungen mit ihrer Farbe und ihrem Geschmack.

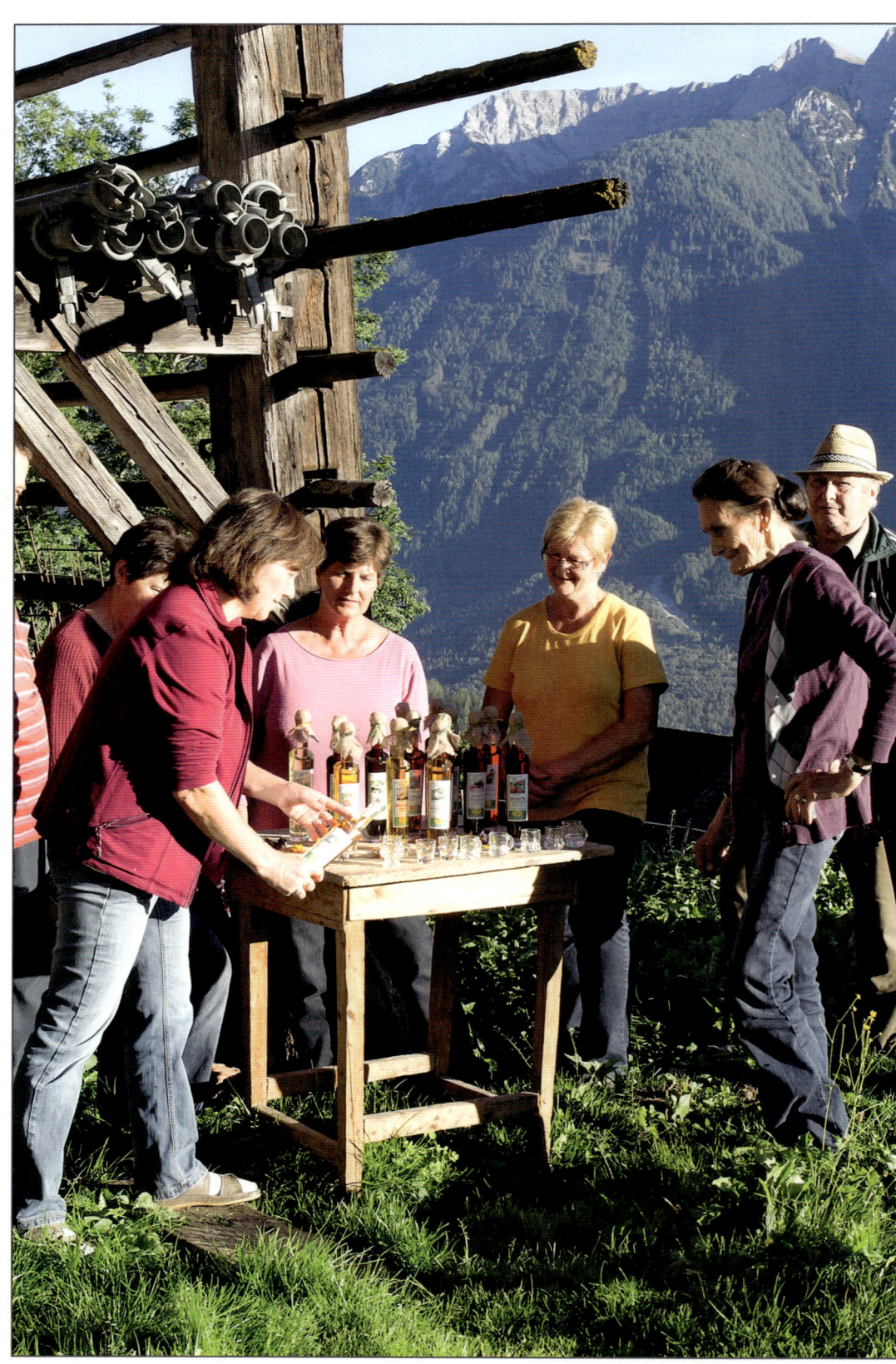

Rechts: Auf ein harmonisches Miteinander legt Rosmarie viel Wert. Die selbst gemachten Produkte werden gemeinsam probiert, und dann ist auch Zeit für ein fröhliches Beisammensein.

Das Miteinander pflegen

Ohne die Helferinnen und Helfer Rosi, Magret, Hilde und Sigfried, Tilli, Imelda, Herta und Friedl, Sofie, Schneida-Muta (Hermine), Renate und Reinhold würde Rosmarie die Arbeit nicht schaffen. Sie sind immer zur Stelle, wenn es etwas zu tun gibt. Es ist ein wunderbares Miteinander, wenn im Kräutergarten gearbeitet wird, und es trägt dazu bei, dass die späteren Kräuterprodukte so gut schmecken und wirken; davon ist Rosmarie fest überzeugt.

Neben einem leckeren Mittagessen gibt es für alle Helfenden zwischendurch noch eine Jause mit Speck, Topfenaufstrich, frischer Butter und Buttermilch, mit Kräuterbutter und selbst gebackenem Brot. Im Sommer erfrischt selbst gemachter Joghurt mit Marmelade und Zitronenverbene oder Ananassalbei.

»Zum Topfenaufstrich nehme ich meinen Frischkäse, würze mit Salz und Knoblauch und gehe dann in meinen Küchenkräutergarten, um ganz verschiedene Kräuter je nach Saison zu holen. Sie werden nur grob zerkleinert und untergemischt. Eigentlich habe ich dazu kein festes Rezept, weil es einfach lustig und sehr interessant ist, welcher tolle Geschmack dabei herauskommt. Aber es schmeckt immer.«

Frischkäserolle

10 l frische nicht pasteurisierte Milch | 125 ml Sauermilch zum Impfen | 2 Tropfen Lab
(im Fachhandel erhältlich) | Salz | Pfeffer | Knoblauch | frische Kräuter

1. Die am besten noch kuhwarme Milch mit Sauermilch impfen. Zwei bis drei Stunden stehen lassen. Mit zwei Tropfen Lab versetzen, und nochmals 12–14 Stunden stehen lassen. In einem Tuch abschöpfen, etwa zwölf Stunden abtropfen lassen, dann drei bis vier Stunden pressen.

2. Den Frischkäse abkneten, mit Salz, etwas Knoblauch und Pfeffer würzen, auf eine Alufolie streichen. Mit frischen Kräutern oder Kräuterblüten belegen, und in Alufolie eingerollt noch eine Weile kalt stellen.

Selbst gemachter Joghurt

1 l frische nicht pasteurisierte Milch | 3–4 Esslöffel Joghurt

1. Die Milch auf 80–85 Grad erhitzen, dann langsam auf 45 Grad herunterkühlen lassen. Den Joghurt unterheben.

2. An einem warmen Ort etwa drei bis vier Stunden stehen lassen, anschließend im Kühlschrank aufbewahren.

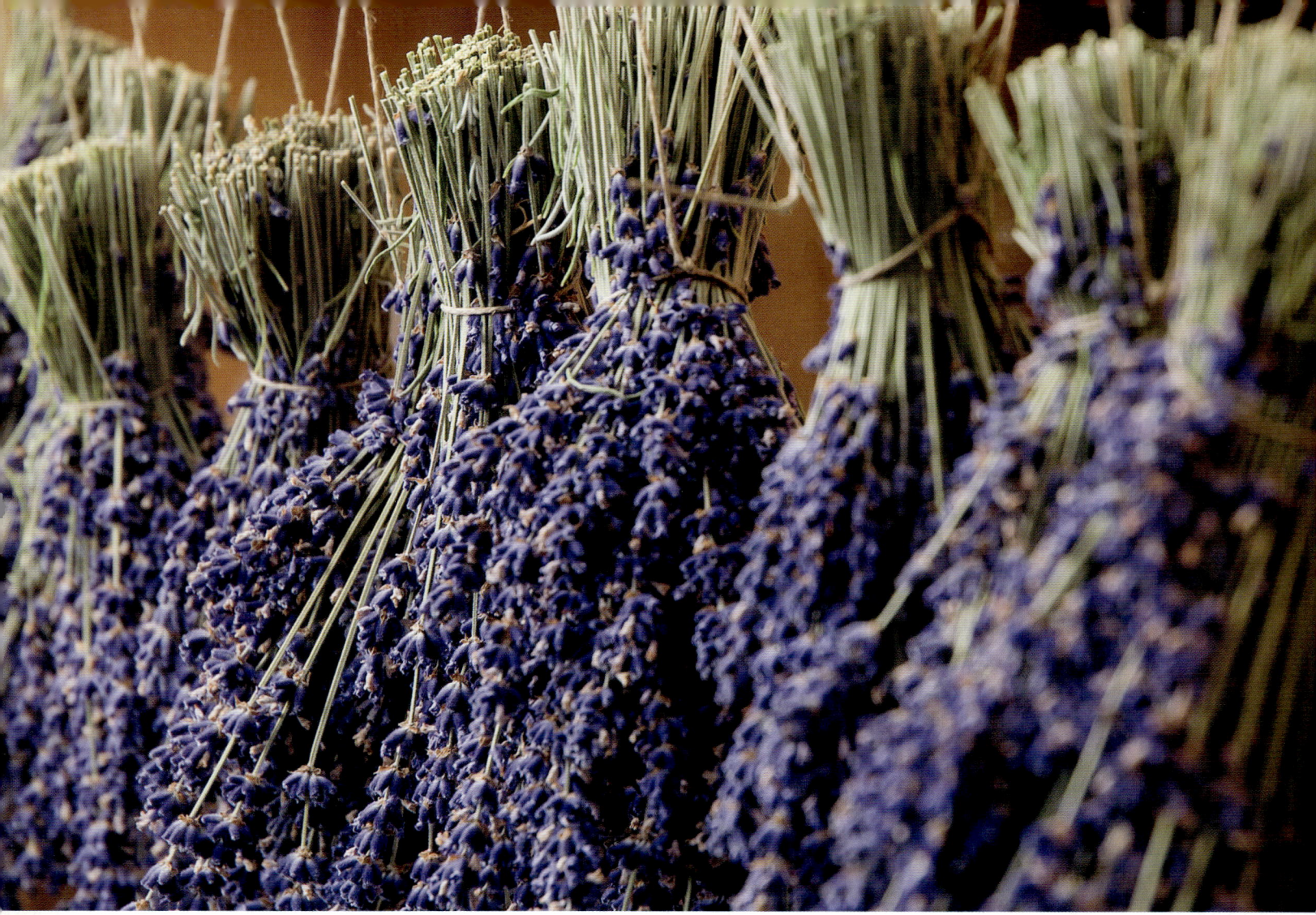

Kräuter verarbeiten

Blätter, Blüten, Triebe, Wurzeln – nach der Ernte beginnen die Haltbarmachung und Verarbeitung der Kräuter. Für die meisten Produkte, wie Tee, Salze, Würzmischungen, Duftsäckchen und vieles mehr, eignet sich am besten die Trocknung. Dabei muss genau auf die richtige Temperatur und auf die Lagerung geachtet werden, damit kein noch so kleiner Stängel schimmelt, fault oder schwarz wird und weggeschmissen werden muss.

Alles Erntegut wird bereits im Garten in flachen Kartons gesammelt und dann vorübergehend an einen geschützten Platz gestellt, bevor es auf den Trockenboden kommt. Das ist vor allem in den Haupterntezeiten im Juli und August entscheidend, wenn nicht gleichzeitig geerntet und getrocknet werden kann. Schon bei dieser Zwischenlagerung ist es wichtig, dass die Pflanzenteile nicht in der prallen Sonne bei hohen Temperaturen liegen. Ansonsten würden sich die ätherischen Öle und alle anderen Inhaltsstoffe verflüchtigen.

Bei Rosmarie werden die Blättchen und Blüten nun von den Stängeln abgezupft und nach erster und zweiter Qualität sortiert. Dabei werden alle Schmutzpartikel abgeschüttelt oder abgelesen, denn waschen sollte man Kräuter nicht. Alles, was etwas löchrig ist oder beschädigte Stellen aufweist, wird als zweite Qualität kompostiert, denn so wird es wieder dem normalen Lebenskreislauf zugeführt und hat auch seinen Nutzen. Die Stängel werden entweder ebenfalls kompostiert oder kommen in eine der zahlreichen Räuchermischungen.

Für den Hausgebrauch können langstielige Kräuter zu kleinen Sträußchen locker zusammengebunden werden. Dann hängt man sie verkehrt herum an einem trockenen und luftigen Platz auf. Werden nur einzelne Blätter und Blüten getrocknet, so gelingt das gut in luftigen Holzkisten oder Kartons. Legen Sie das Trockengut nicht übereinander, sondern nur nebeneinander, damit nichts schimmelt. Wer häufig Kräuter trocknet, sollte über die Anschaffung eines Dörrapparats nachdenken. Auch im Backofen kann getrocknet werden. Dabei muss die Ofentüre etwas aufstehen, damit die Feuchtigkeit entweichen kann. Beim Dörrapparat lässt sich die Temperatur sehr genau regulieren.

Als Rosmarie mit dem Kräuteranbau begonnen hat, hat sie zunächst alles in der Bauernstube am Kachelofen getrocknet. Überall standen flache Kisten und Steigen, aus denen heraus ein herrlicher Kräuterduft aufstieg. Später wurde dann der komplette Dachboden ausgebaut und mit einem Trockenraum und riesigen Trockendarren ausgestattet. Sauberkeit und Ordnung ist das höchste Gebot, wenn mit Lebensmitteln umgegangen wird, vor allem natürlich, wenn sie verkauft werden sollen. Und so ist auch bei Rosmarie alles makellos rein.

Richtig trocknen und lagern

Entscheidende Faktoren für ein gutes Trocknungsresultat sind die Temperatur und die Zeit. Zarte kleine Erdbeerblättchen sind schon nach zwei Tagen trocken, Basilikum dagegen ist bei gleichen Bedingungen noch

»Ich achte sehr darauf, dass die Seelchen der Kräuter nicht beleidigt werden. Ich glaube, auch deshalb ist der Tee so gut und aromatisch.«

nicht einmal nach zwei Wochen ganz trocken. Das liegt am Wassergehalt in den Pflanzenteilen. Um herauszufinden, ob der Trockenvorgang abgeschlossen ist, macht Rosmarie den Rascheltest. Dazu werden die Blüten oder Blätter zwischen den Finger leicht bewegt und vorsichtig gedrückt. Raschelt es dabei und bricht leicht, ist alles in Ordnung.

Einige Blätter, zum Beispiel Basilikumblätter, dürfen während des Trocknens nicht gequetscht werden, denn sonst gibt es schwarze Stellen, und das Kraut ist wertlos für eine weitere Verarbeitung. Beim Spitzwegerich ist das ähnlich, auch dieses Beikraut wird schnell schwarz und muss dann weggeschmissen werden.

Damit alles gleichmäßig trocknet und nichts schimmelt, muss das Trockengut auf den Kräuterdarren ganz locker nebeneinanderliegen, nichts darf übereinandergeschichtet werden. Die beste Temperatur liegt im Allgemeinen zwischen 30 und 35 Grad, aber natürlich gibt es keine Regel ohne Ausnahme. Die dicken und wollig behaarten Blüten der Königskerze können etwa 5 Grad höhere Temperaturen vertragen.

Die Blüten der Königskerze müssen schnell trocknen und dürfen dann auf keinen Fall im Feuchten stehen, denn sonst schimmeln sie. Wer mit dem Trocknen von Kräutern anfängt, sollte es zunächst mit Pfefferminze oder Zitronenverbene versuchen. Die Blätter trocknen schnell und lassen sich dann gut aufbewahren. Gelingen die ersten Trockenversuche, können Sie sich auch an die Königskerze wagen.

Zur Aufbewahrung kommen die Blätter und Blüten nach Arten getrennt in Papiersäcke, die wiederum in verschließbaren Metallcontainern stehen. So kann das Trockengut keine Feuchtigkeit ziehen und verderben. Rosmarie weiß, dass die Kräuter auch nach dem Ernten noch weiterleben. Sie ziehen Feuchtigkeit und vergrößern ihr Volumen oder zerbrechen bei der kleinsten Berührung. Deshalb sollte man in jedem Zustand achtsam mit den Kräutern umgehen. Nur dann schenken sie uns ihr wunderbares Aroma ganz.

Im neben dem Trockenraum befindlichen Abpackraum sieht es beinahe aus wie auf einem indischen Markt. Die Blütenfarben von Ringelblume, Kornblume und Borretsch leuchten in Gelb und Orange und Blau und erfreuen allein beim Anblick.

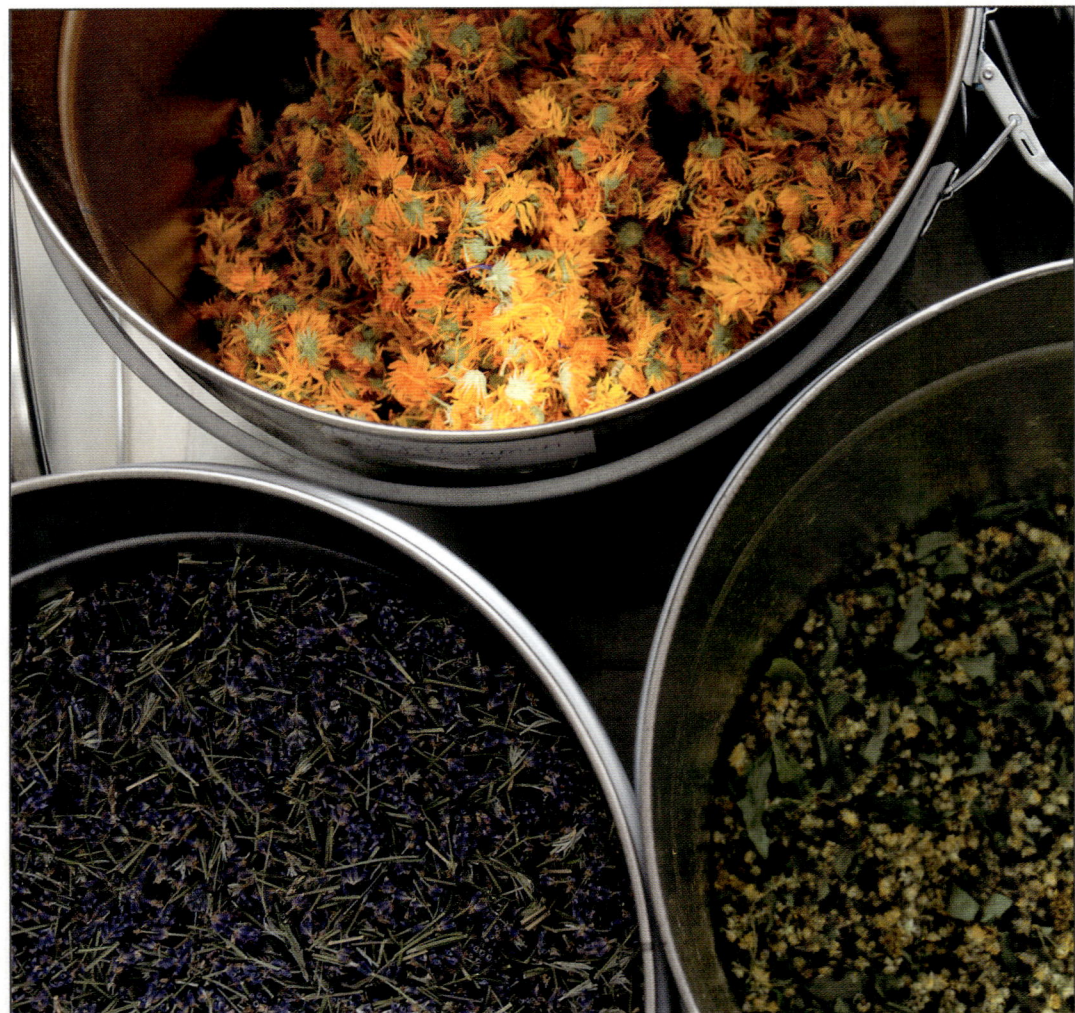

Rechts: Die getrockneten Kräuter werden in speziellen Behältnissen einzeln aufbewahrt. Sie werden gut verschlossen, damit keine Schädlinge das kostbare Gut verderben können. Lavendel, Ringelblume und Goldrutenkraut geben ein buntes Blütenbild ab.

Andere Konservierungsmethoden

Zum Haltbarmachen von Kräutern gibt es neben dem Trocknen auch noch andere Möglichkeiten. Manche Kräuter verlieren durch den Trockenvorgang – und sei er noch so schonend – ihre Aromastoffe und schmecken dann fad. Da ist es besser, sie werden zum Beispiel in Essig oder Öl eingelegt, wie beim Rosmarin. Die frischen oder getrockneten Zweige kommen lediglich in ein gut verschließbares Gefäß und werden mit Essig oder Öl übergossen, bis sie ganz bedeckt sind. Lässt man sie für etwa vier Wochen in der Flüssigkeit, lösen sich die Inhalts- und Aromastoffe aus der Pflanze und gehen in das Öl oder den Essig über.

Küchenkräuter wie Basilikum, Schnittlauch und Petersilie, aber auch Minze und Zitronenmelisse können eingefroren werden. Besonders schön sieht es aus, wenn kleine Borretsch- und Stiefmütterchenblüten in Eiswürfelbehältern mit Wasser übergossen und eingefroren werden. Das sind leckere und erfrischende Attraktionen für sommerliche Getränke. Frische Kräuter können Sie im Kühlschrank auch zwei bis drei Tage in einem geschlossenen Gefäß oder einem Plastikbeutel aufbewahren.

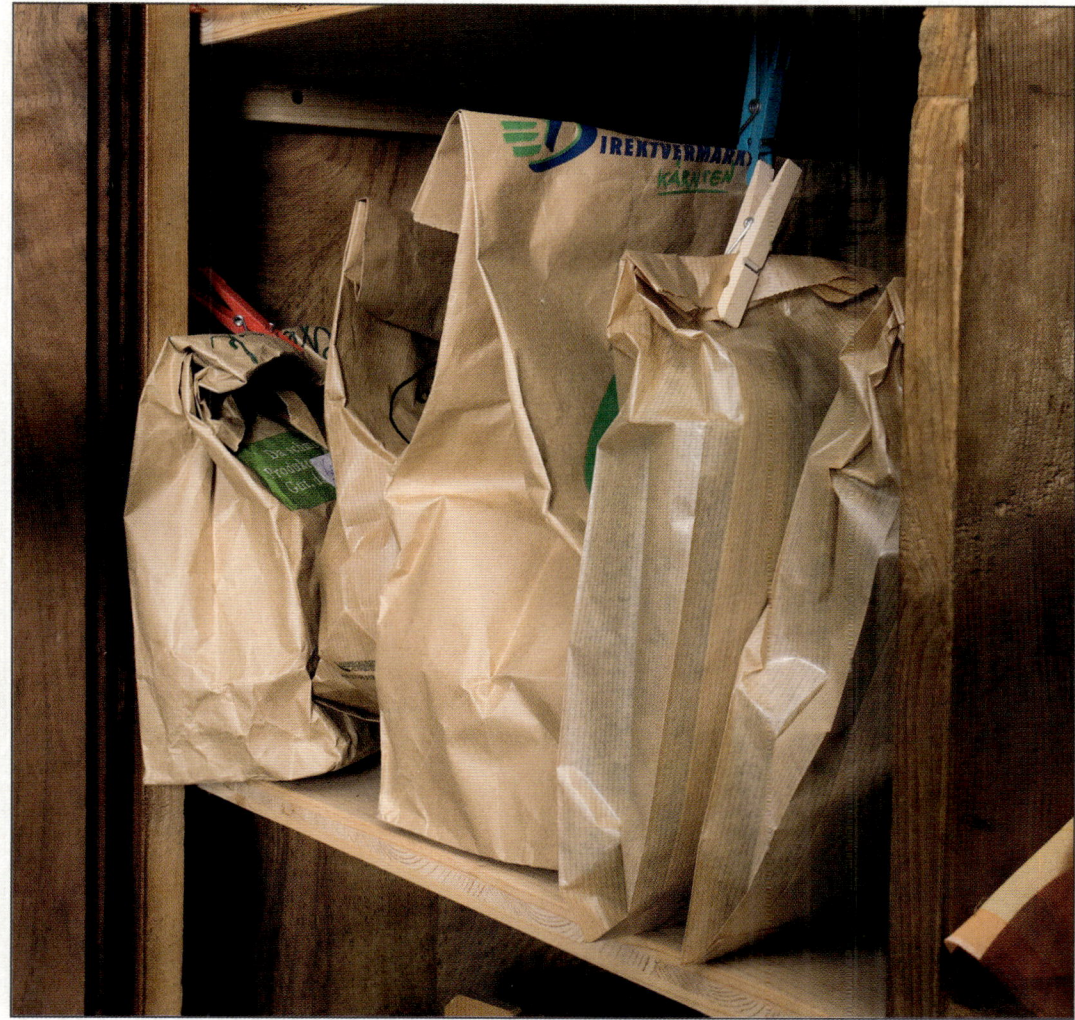

Links: In kleinere Papiertüten verpackt, werden Blüten und Blätter für einige Stunden in die Tiefkühltruhe gelegt. So wird allen Schädlingen und Schaderregern der Garaus gemacht.

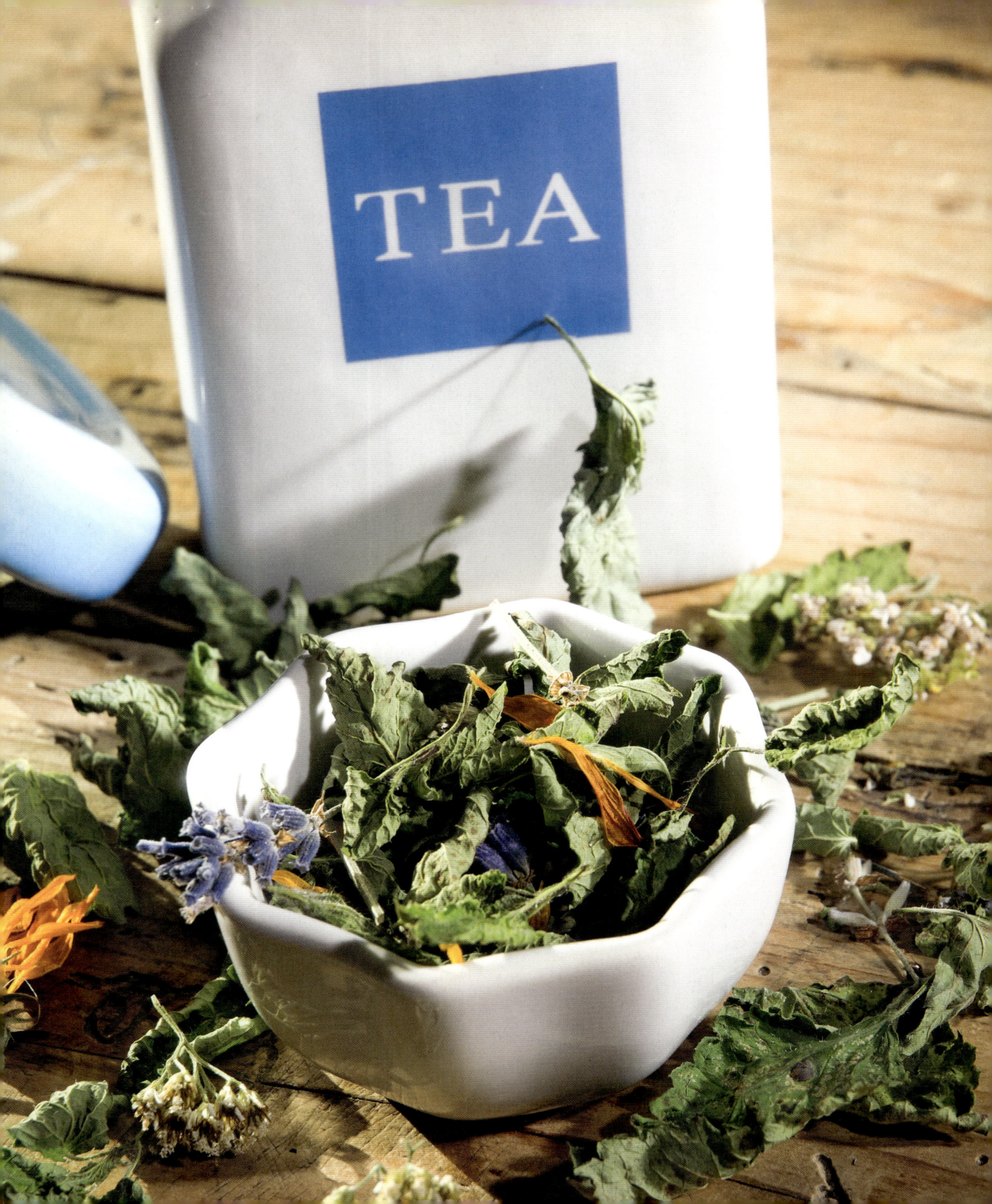

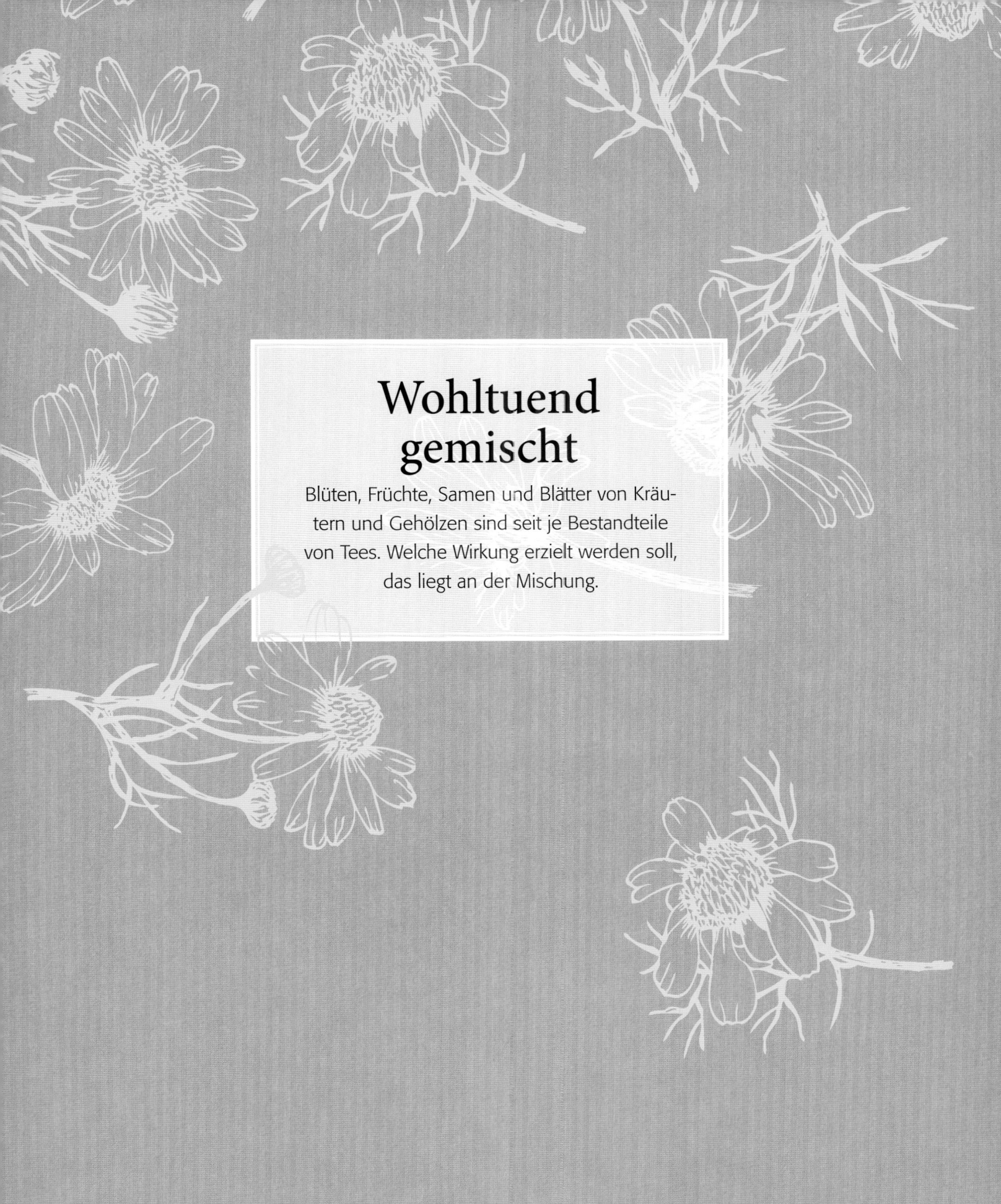

Wohltuend gemischt

Blüten, Früchte, Samen und Blätter von Kräutern und Gehölzen sind seit je Bestandteile von Tees. Welche Wirkung erzielt werden soll, das liegt an der Mischung.

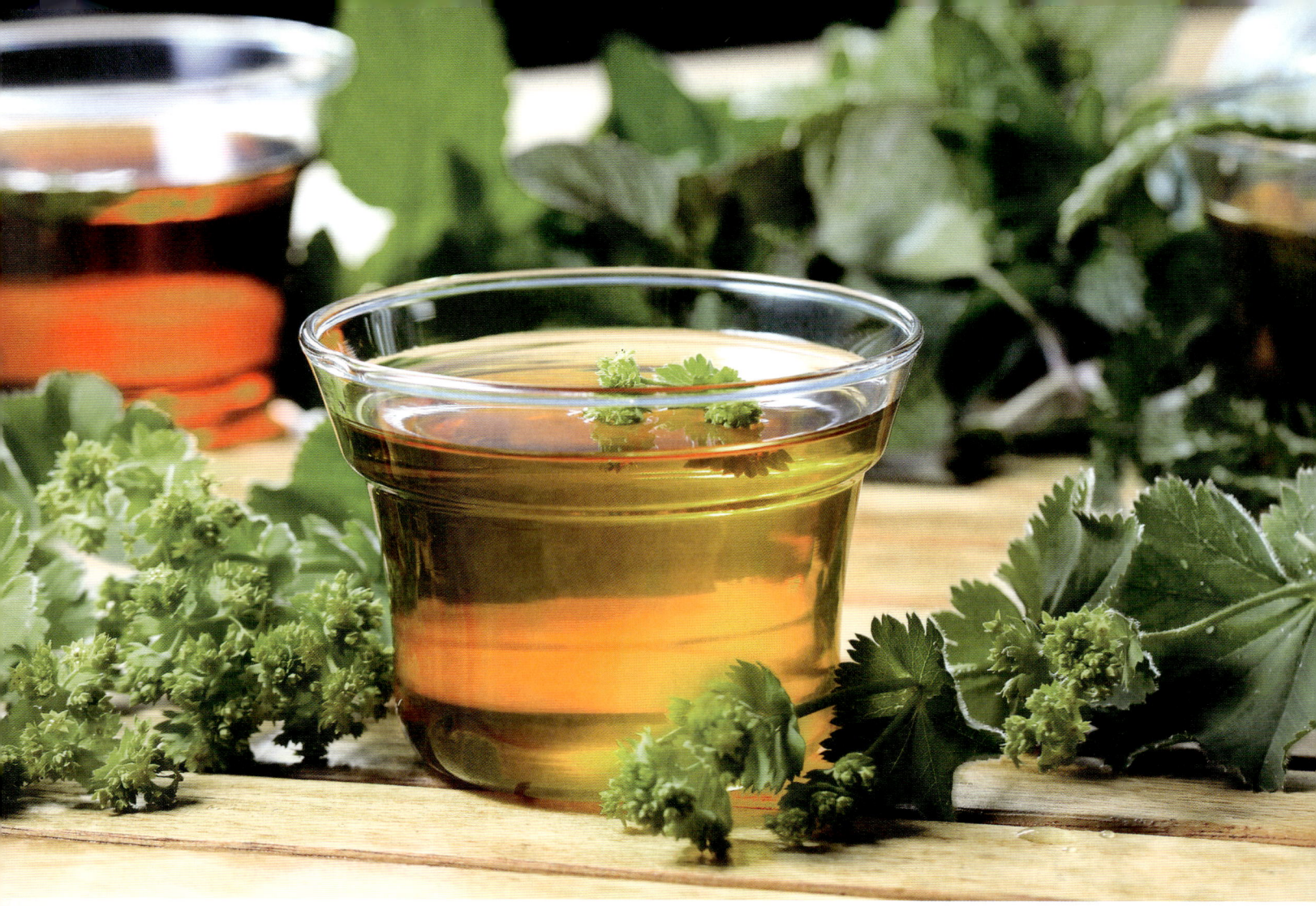

Rosmaries Schatzkästchen

Im Garten, rund ums Haus, auf der Wiese und am Wegesrand wachsen die Pflanzen, die für die Zubereitung von Tees benötigt werden. Die meisten Zutaten kommen aus dem Kräutergarten, in dem die benötigten Kräuter wachsen. Dazu kommen noch Brennnesseln, Löwenzahn, Schafgarbe, Königskerze und Birkenblätter, die auf den Wiesen und am Waldrand rund ums Haus gedeihen. Eine große Rabatte mit Bodendeckerrosen der Sorte »Heidetraum« liefert von Juni bis August Rosenblätter.

Unermüdlich wird beinahe das ganze Jahr über geerntet und getrocknet und die duftenden Kräuter dann je nach Verwendung zusammengemischt. All die verschiedenen Blätter und Blüten haben ihre ganz besondere Bedeutung und Wirkung in einer Teemischung. Letztendlich ist es die harmonische Zusammenstellung, die den guten Geschmack ausmacht. Rosmarie hat sich Anregungen von Hebammen und Homöopathen geholt, aber auch selbst viel experimentiert, bis die besten Mischungen entstanden sind.

»Auf Wanderungen und Spaziergängen bemerke ich immer wieder, dass die Pflanzen uns finden und nicht umgekehrt. Wir werden auf die Pflanzen aufmerksam, die wir gerade brauchen. Wie oft habe ich die Alpen-Goldrute bewundert mit ihren leuchtend gelben Blüten. Ich wollte sie unbedingt in meinem Kräutergarten heimisch machen. Erst später habe ich den Zusammenhang zwischen der Zuneigung zu dieser Pflanze und meinen immer wiederkehrenden Harnwegsinfekten erkannt, denn die Goldrute hilft bei Blasen- und Nierenleiden. Ebenso ist es mir mit den Hustenkräutern ergangen. Bei Führungen durch den Garten habe ich zuerst immer ganz selbstverständlich auf die Malve, die Königskerze und den Thymian gezeigt und davon besonders viel angebaut. Bis eine Lungenerkrankung bei mir entdeckt und auch geheilt werden konnte.

Heute kultiviere ich natürlich immer noch Hustenkräuter, die in verschiedenen Tees zur Linderung von Husten beitragen, doch ich zeige nicht mehr als Erstes auf diese Pflanzen, wenn ich meinen Garten präsentiere.«

»Ich bevorzuge keine Pflanze, denn jede hat ihre ganz besonderen Inhaltsstoffe, ihre Bedeutung und ihren Platz in den Teemischungen. Es käme beinahe schon einer Beleidigung gleich, würde ich einem Kraut den Vorrang geben.«

Ganz nach den Bedürfnissen ändern sich auch die Vorlieben für bestimmte Kräuter. Und wer auf seinen Körper hört und seine Seele achtet, wird sich meistens die Kräuter aussuchen, die gerade richtig und wichtig sind. In trüben und traurigen Zeiten schmeckt vielleicht ein Tee aus Johanniskraut besonders gut, während wir in hektischen Zeiten eher zu Hopfen und Lavendel greifen. Wenn ein Kraut gar nicht schmeckt, dann brauchen wir es auch nicht, ganz egal, ob es in einer bestimmten Situation empfohlen wird.

Allerdings gibt es einige Pflanzen, die als fester Bestandteil einer Teemischung angesehen werden können und die sich in Rosmaries Teemischungen fast immer finden. Himbeer-, Erdbeer- und Brombeerblätter zählen dazu, ebenso Bitterkräuter, die jedoch nicht jedermanns Sache sind.

ROSMARIES BESONDERER TIPP
Die Signatur der Pflanze

Jedes Kraut, jedes Gehölz, jede Blüte und jedes Blatt ist faszinierend und einzigartig und strahlt eine ganz spezielle Kraft aus. Bereits im Altertum kam die Signaturenlehre auf, die davon ausgeht, dass alles Irdische zu den Menschen spricht und eine ganz besondere Bedeutung hat, auch das Aussehen und bestimmte Merkmale von Pflanzen. Schon Paracelsus (1493–1541) war davon überzeugt, dass Pflanzen durch ihre äußere Erscheinung darauf hinweisen, welche Wirkung sie haben. Die Entdeckung heilkräftiger Pflanzen und die Entstehung der Signaturenlehre stehen deshalb in einem engen Zusammenhang. Die Tupfen auf den Blättern des Lungenkrauts, die den Lungenbläschen so ähnlich sind, weisen auf ihren positiven Einfluss bei Atemwegsbeschwerden hin, die nierenförmige Gestalt von Bohnen auf ihre Wirkung bei Nierenerkrankungen.

Nicht alle Annahmen sind wissenschaftlich bestätigt worden, doch bei verschiedenen Pflanzen lässt sich ein Zusammenhang zwischen Aussehen und Wirkung nicht bezweifeln. Deshalb ist die Signaturenlehre bis heute nicht in Vergessenheit geraten.

»Wenn der Mensch keine Bitterkräuter zu sich nimmt, wird er bitter.« Zu den »bitteren Gesellen« zählen Wermut, Beifuß und Enzian, die allerdings sehr herb schmecken. Damit dem Bitteren trotzdem Rechnung getragen wird, verwendet Rosmarie die Schafgarbe, die auch als Bitterkraut angesehen wird, aber in einer Teemischung viel besser schmeckt. In Gute-Laune-Tees und allen anderen Harmonie-Mischungen ist Schafgarbe enthalten, um schlechte Stimmungen abzuwehren.

Rosmarie nimmt sich oft etwas Schafgarbe mit ins Haus, um sie dort in ein offenes Kästchen zu legen. Immer wieder hat sie die Eigenschaft der Pflanze, Streitigkeiten und Zwietracht zu vertreiben, festgestellt, und wenn ein unliebsamer Gast kommt, dann nimmt sie ungesehen etwas Schafgarbe in die Hand – das hilft! Auch eine Freundin hat diese Erfahrung gemacht, ohne jedoch zu wissen, dass die Schafgarbe einiges zur Linderung eines Streites beigetragen hat. Ganz zufällig hatte sie die Schafgarbe in den Flur gelegt, als ein erboster Nachbar ihr einen Besuch abstattete. Die Freundin nahm automatisch die Schafgarbe in die Hand und spürte plötzlich bei aller Aufregung Ruhe in sich strömen, die ihr die Kraft gab. Dass die Schafgarbe von alters her mit Mystischem und Okkultem in Verbindung gebracht wird, scheint wohl nicht ganz unbegründet zu sein.

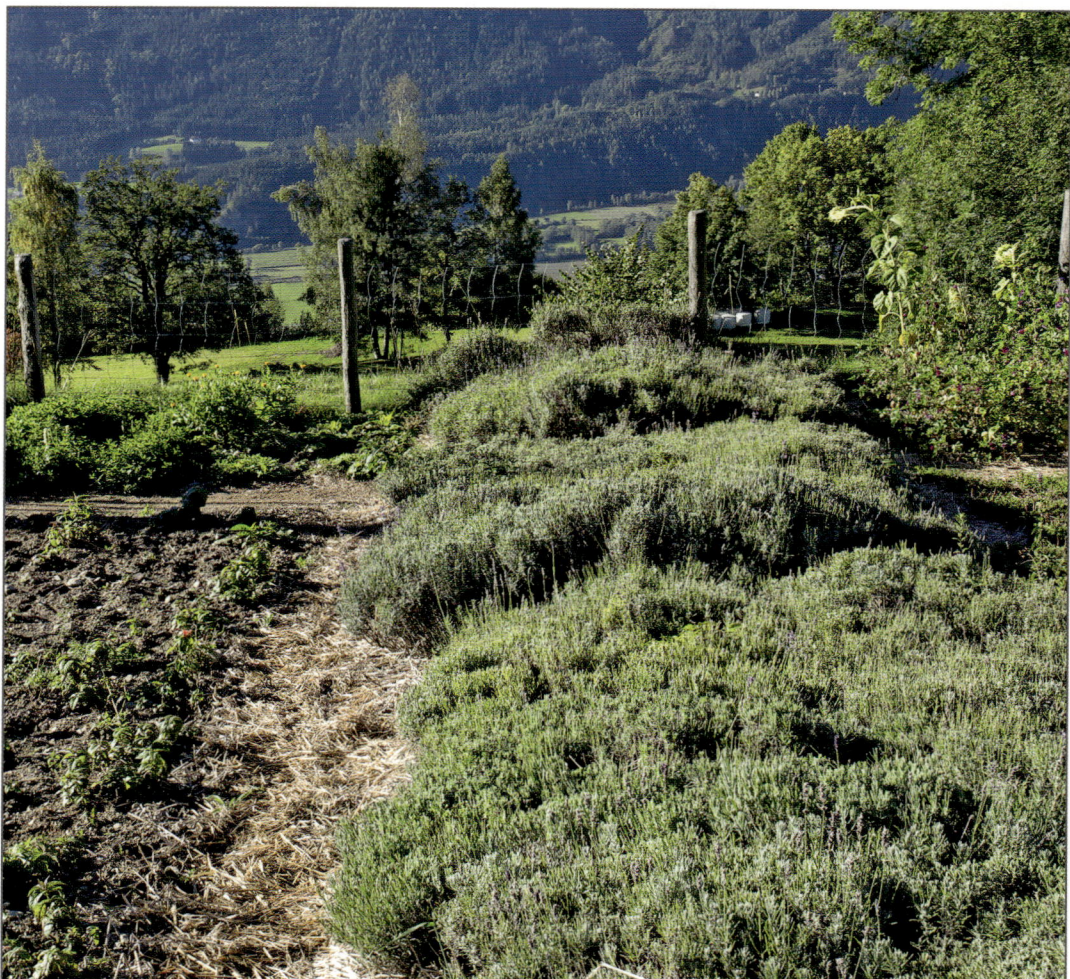

Rechts: In Rosmaries Kräutergarten wächst viel Lavendel, der in den verschiedenen Teemischungen zum Einsatz kommt. Die große Lavendelrabatte schafft einen schönen Gartenabschluss.

Rosmaries Topmodels

Gerade bei der Verwendung von Kräutern in Tees oder anderen Zubereitungen sollten wir unbedingt auf unsere inneren Bedürfnisse hören. Erfreuen uns Farbe und Duft einer Pflanze schon beim ersten Eindruck, dann wird sie uns meistens auch im Tee gut schmecken. Nicht umsonst spricht gerade der Lavendel so viele Menschen an. In einer hektischen, von Unruhe geprägten Zeit verhelfen die im Lavendel enthaltenen ätherischen Öle zum Innehalten.

»Auch wenn ich keine meiner Kräuter bevorzugen möchte, so habe ich doch insgeheim ein paar Favoriten. Die Malve zählt dazu und der Frauenmantel und einige andere wichtige Teekräuter.«

Ihre Lieblingsteekräuter nennt Rosmarie gerne »Topmodels«. Die meisten von ihnen sind Grundbestandteil im Tee, weil sie ganzheitlich wirken, die Sinne und die Seele ansprechen und verwöhnen. »Die Apfelminze – die wuchernde Feine – hat mit ihren samtigen Blättern und feinen Inhaltstoffen ein sehr »wohliges« Auftreten.« Rosmarie freut sich immer über die ersten kleinen Blättchen und mischt sie in Süßspeisen, wie Pudding oder Fruchtsalat, oder sie verfeinert damit eine Bowle.«

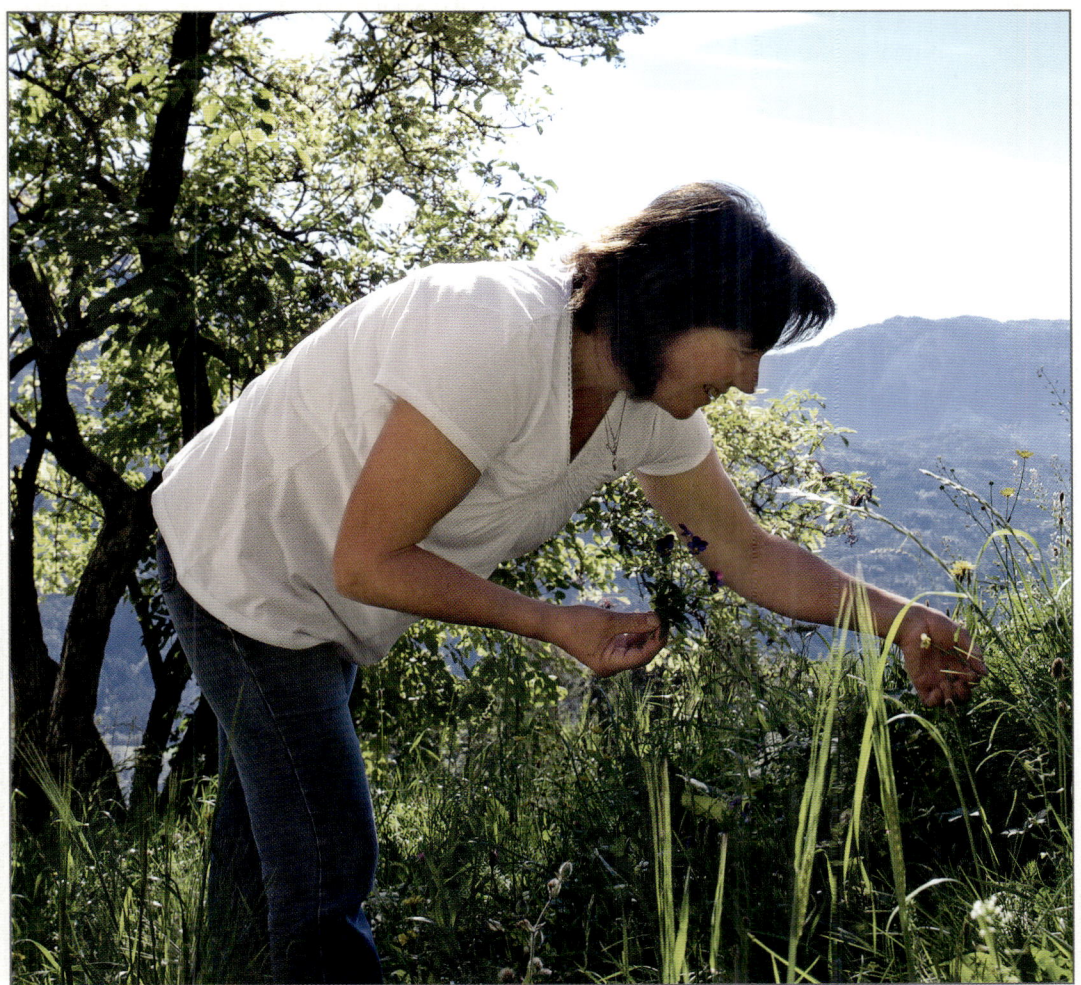

Links: Bei sonnigem Wetter geht Rosmarie auf die Alm und pflückt Wildkräuter, die sie für ihre verschiedenen Produkte benötigt. Wie viele wild wachsende Pflanzen sie sammeln und verwerten kann, ist ganz vom Wetter abhängig.

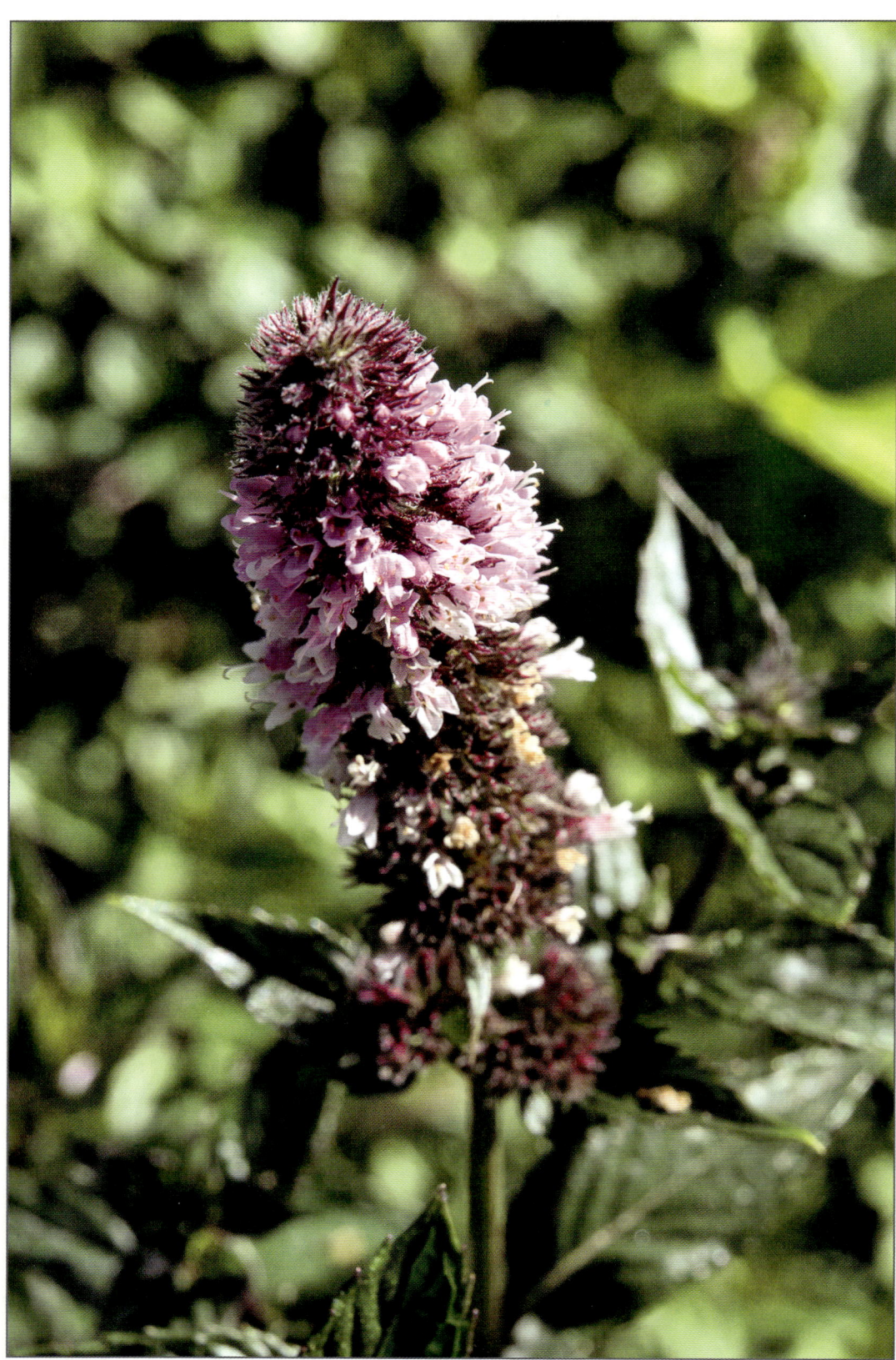

Rechts: Die kleinen Lippen-
blüten der Pfefferminze
erscheinen im Sommer
und sitzen an Ähren dicht
nebeneinander. In Tee-
mischungen ist die Pfefferminze oft vertreten.

Mit dem Universalkraut Pfefferminze lassen sich so manche hilfreichen Dinge kreieren, zum Beispiel ein Autofahrerkissen, gefüllt mit Dinkelspelzen und Pfefferminze. Das ist ein richtiger Muntermacher während der Fahrt und verhindert Müdigkeit. Ich mag die Pfefferminze besonders als Räucherung, weil sie Luft schafft und, gemischt mit Thymian, die Grippe ausspielt.«

»Zitronenmelisse – die wertvolle, duftende Schlafmütze – ist ein wahres Lebenselixier. Sie ist eine Helferin in allen Räumen im Haus. Ein herzhaftes Kraut, das man an seinen herzförmigen Blättern erkennen kann. Ob frisch oder getrocknet, verfeinert Zitronenmelisse Süßspeisen, Fischgerichte und liebliche Tees. Ein Kräuterkissen mit Zitronenmelisse ist besonders gut geeignet bei Schlafstörungen, denn es wirkt sehr beruhigend. Wenn ich schlecht gelaunt und missmutig bin, ist ein Räucherwerk mit Melisse ein richtiger Stimmungsaufheller.«

»Holunder – der mystische heilkräftige Strauch – wächst rund um unser Bauernhaus. Man sagt ja, es wächst einem rund ums Haus, was man so braucht, und beim Holunder ist das auf jeden Fall so.« Im Frühsommer, wenn der herrliche Duft der Blütendolden in der Luft liegt, holt sich Rosmarie den Holunder ins Haus und macht daraus Sirup, Holundersekt oder Holunderkücherln. Zum Trocknen werden die Dolden umgekehrt in einen Karton gelegt und später im Winter für Teemischungen verwendet. Holundertee schmeckt nämlich nicht nur gut, sondern ist zudem ein hervorragender »Grippevorbeuger«. Aus den reifen gekochten Beeren, die im September geerntet werden, wird eine Hollersulze nach Großmutters Art zubereitet. Sie schmeckt auf dem Butterbrot oder als Süßungsmittel in einem Kräutertee. Ein bis zwei Teelöffel genügen, um in den Tee ein herrliches Aroma zu zaubern. Gleichzeitig sind auch die Beeren gut gegen Grippe.«

»Ums Haus herum wächst, was die Bewohner brauchen. Früher war das ganz oft der Holunder, dessen Inhaltsstoffe als eine Art Hausapotheke gegen fast alle Leiden eingesetzt werden können.«

Salbei – der gesunde Held – ist ein »reinigender« Partner im Garten und Haus. Und in der Küche sollte er ein ständiger Begleiter sein, weil er so wertvoll für viele Speisen und Tees ist. In früheren Zeiten sind sogar Krankenhäuser damit ausgeräuchert worden, so desinfizierend ist seine Wirkung.

Kräuter bekennen Farbe

Ringelblume – die Sonnige – ist einfach unschlagbar. »Wenn in meinem Garten die Ringelblume am Anfang der Blüte steht, möchte ich mich am liebsten vor jeder einzelnen Blüte verneigen. Ich habe dann wirklich das Gefühl, ich stünde vor vielen, vielen kleinen Sonnen. Das machen wohl das kräftige Orange und das sonnige Gelb aus; beides Farben, die der Seele guttun.« Die Ringelblume ist eine echte Perle und eine Universalpflanze noch dazu, die den gesamten Organismus auf Schwung bringt und uns somit fit hält.«

Goldmelisse – das rote Gold – kennt man andernorts als Indianernessel oder Monarde. Ihre Blüten sind wie kleine Feuerwerke so fröhlich leuchtend. Die ersten Blütenblätter werden vorsichtig mit drei Fingern abgezupft, ohne das Köpfchen abzureißen. Nach einigen Tagen blühen sie wieder auf und lächeln prachtvoll leuchtend im Garten. Aus den frischen Blüten kann man einen köstlichen Sirup herstellen, und die getrockneten Blätter sind im Tee als Schmuckblüten wunderschön.

Meine Lieblings-Teekräuter

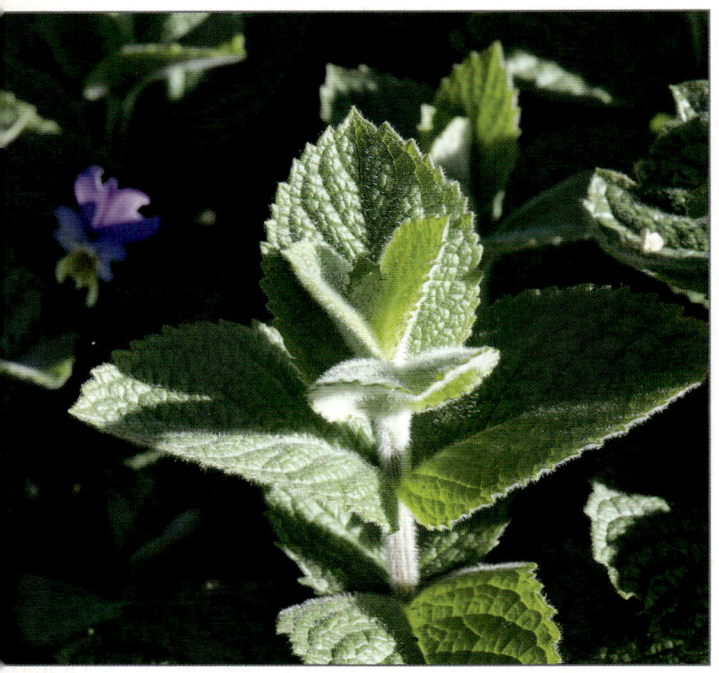

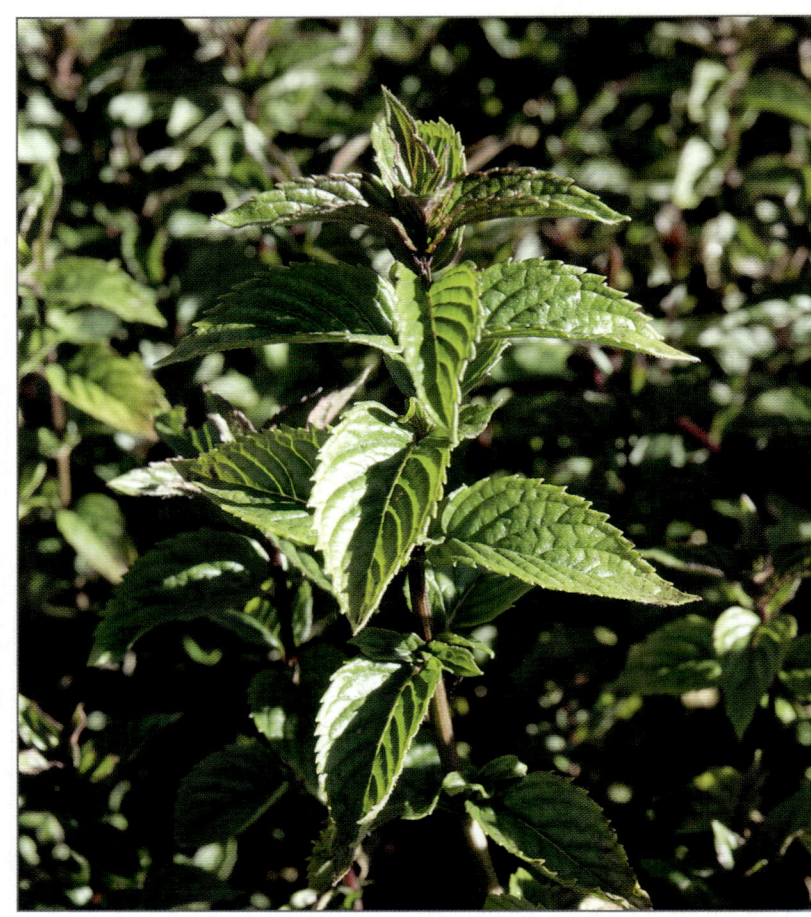

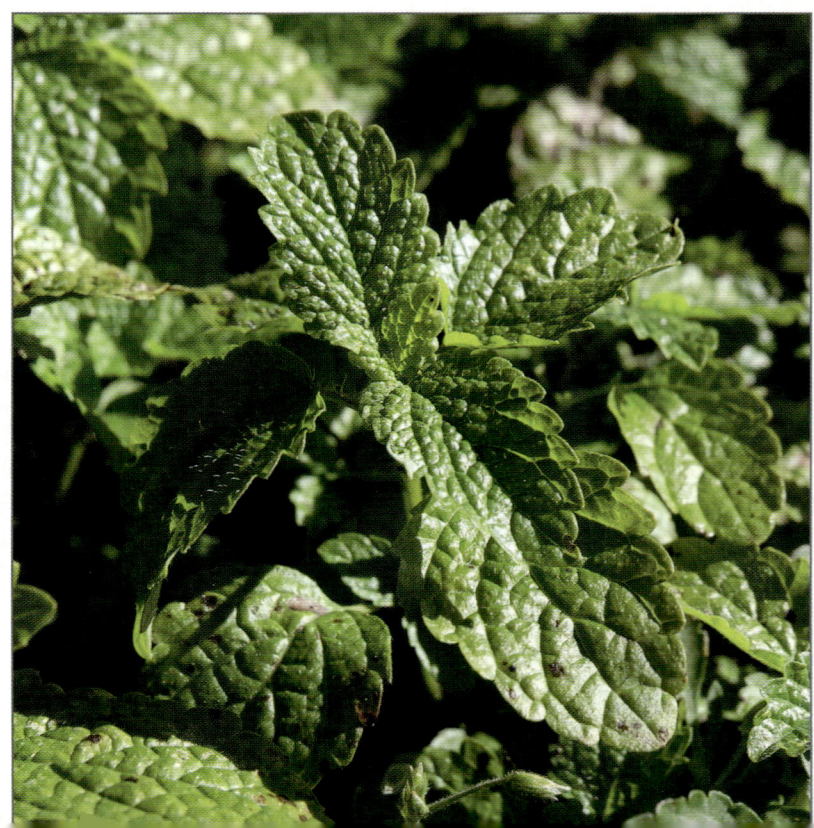

Links oben: Die vielseitig einsetzbaren Blätter der Apfelminze schätzt Rosmarie sehr. Wegen ihres niedrigen Mentholgehaltes eignen sie sich auch für Kinder-Teemischungen.

Rechts oben: Die Pfefferminze bringt Schwung in die verschiedenen Teemischungen. Sie wirkt kühlend, belebend und erfrischend.

Rechts: Es genügen schon wenige Blättchen der Zitronenmelisse, um den typischen Geschmack zu erreichen. Sie schmeckt in Tees genauso wie zu Süßspeisen und in Getränken.

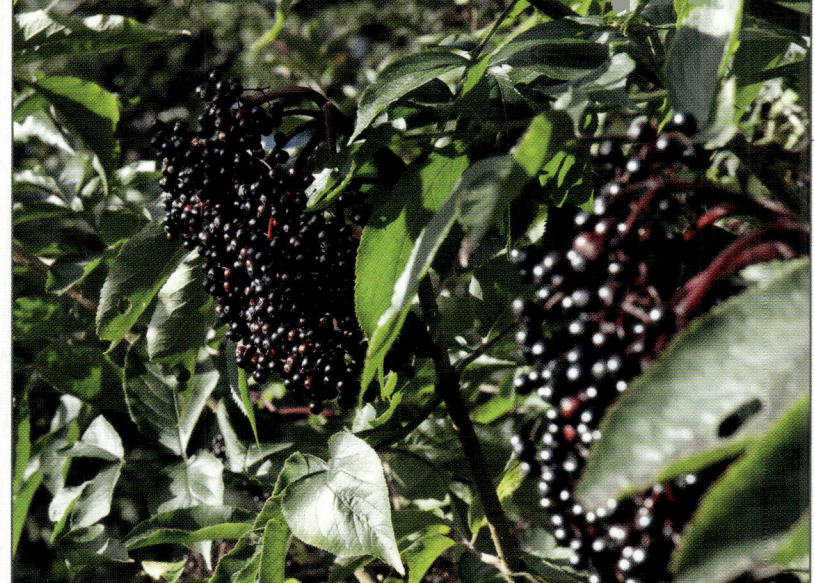

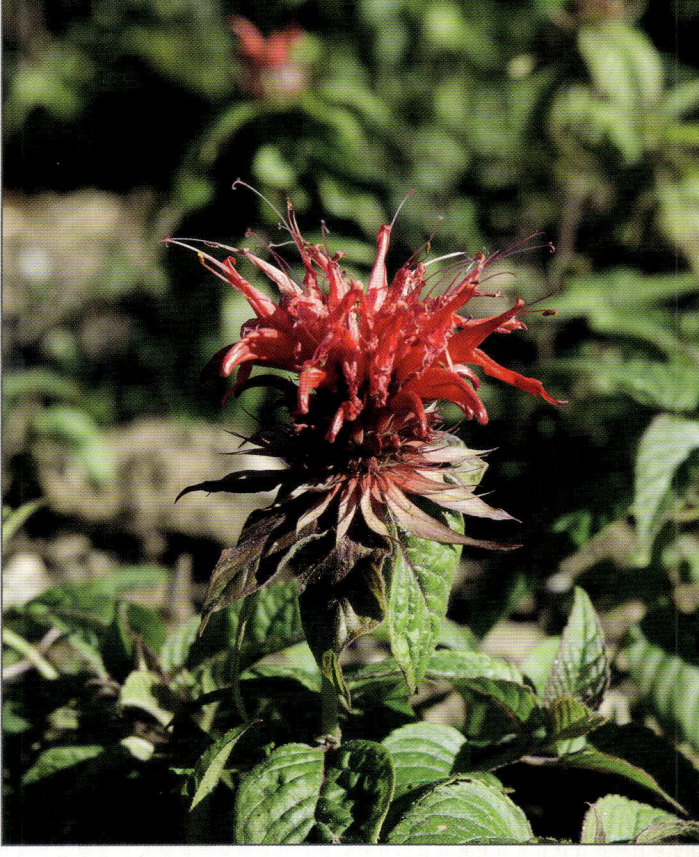

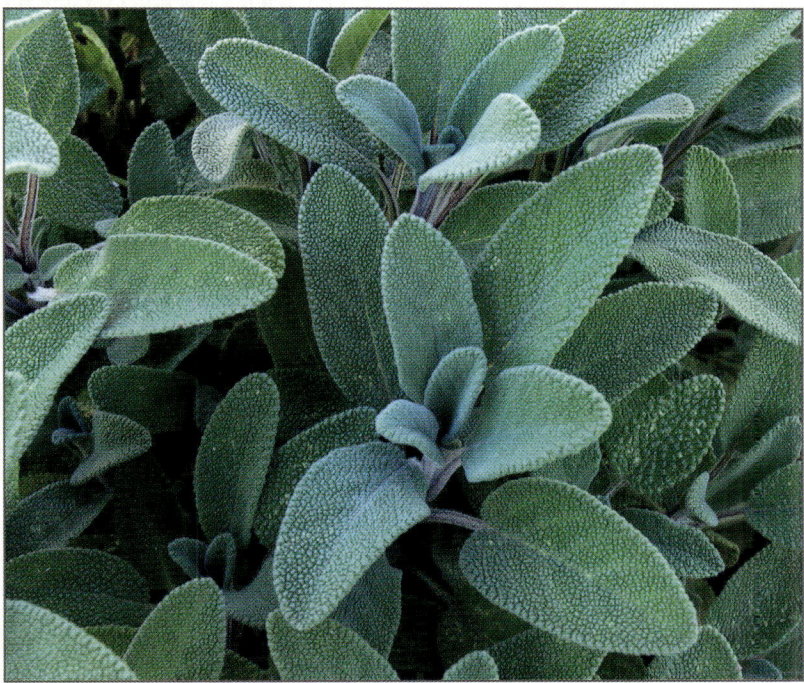

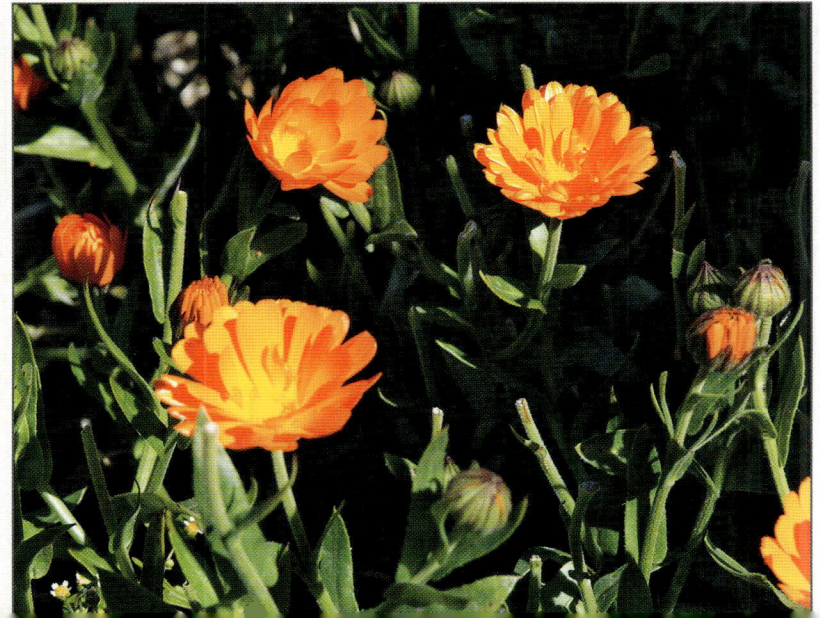

Links oben: Bei Erkältung und zum Aufwärmen gibt es nichts Besseres als einen Punsch aus Holunderbeerensaft. Aber Vorsicht: Die Beeren färben stark.

Links Mitte: Eigentlich ist der Salbei ein typisch mediterranes Küchenkraut, doch sein Repertoire beschränkt sich nicht allein auf die Küche. Auch als Heilpflanze ist er nützlich.

Links unten: Sie ist ganz ohne Zweifel das Allroundtalent im Garten: Die Ringelblume sorgt für sonniggelbe und orange Farbtupfer, ihre Wirkstoffe bereichern Tees und Kosmetika.

Rechts oben: Die Goldmelisse oder Indianernessel verleiht dem Tee eine Note und färbt ihn leicht rot. Besonders bei Husten wirkt Goldmelisse.

Kräuter zum Wohlfühlen

Um selbst einen Tee zusammenstellen zu können, muss man die Inhaltsstoffe der Pflanzen kennen, die eigenen Bedürfnisse berücksichtigen und wissen, wozu der Tee dienen soll. Von Kräutertees erhoffen sich die meisten Menschen lindernde Eigenschaften bei vielerlei Krankheiten; sie trinken einen Tee nur dann, wenn's irgendwo zwickt oder kratzt. Dabei wirken Kräutertees in erster Linie unterstützend für den gesamten Organismus. Sie beruhigen oder aktivieren, fördern den Schlaf oder machen munter am Morgen, und sie sollen natürlich auch gut schmecken. Beim Teetrinken geben wir dem Körper ein Signal: »Hallo, ich meine es gut mit dir, ich möchte dich unterstützen.«

Obwohl jedes Kraut seine eigenen, ganz spezifischen Inhaltsstoffe hat und gezielt in den verschiedenen Teemischungen eingesetzt werden kann, so gibt es auch Blüten und Blätter, die sich in jedem Tee gut machen. Neben den schon erwähnten Himbeer-, Brombeer- und Erdbeerblättern und der Schafgarbe ist die Ringelblume so eine universelle Pflanze, die dem ganzen Organismus guttut. Darüber hinaus sind die Blütenblätter oder die ganzen Blüten eine optische Bereicherung für die Teemischung. Allein beim Betrachten der kräftig gelben und orangenfarbenen Blüten hebt sich die Stimmung. Das gilt in ähnlicher Weise für die Kornblume, die als Schmuckblüte ein kräftiges Blau in den Tee bringt.

Die Goldmelisse kommt ebenfalls gut in jeder Mischung an. Zudem bringen Minzen in belebende Mischungen eine wunderbare Frische; Zitronenmelisse und Zitronenverbene sorgen für eine fruchtig-zitronige Note. Auch Rosenblätter passen fast in jeden Tee.

Für Frühjahrstees zum Entschlacken eignen sich vor allem Brennnessel, Löwenzahn und Birke. Die Blätter und Triebe werden im Frühjahr und Frühsommer gepflückt; ab Juli werden sie hart und sind dann nicht mehr bekömmlich. Mit Pfefferminze und Goldmelisse schmecken diese Tees herrlich frisch.

Gegen alles ist ein Kraut gewachsen

Sicher sind Kräutertees keine Allheilmittel. Aber sie können bei mancherlei Beschwerden Linderung verschaffen und den Heilungsprozess fördern. Es gibt für

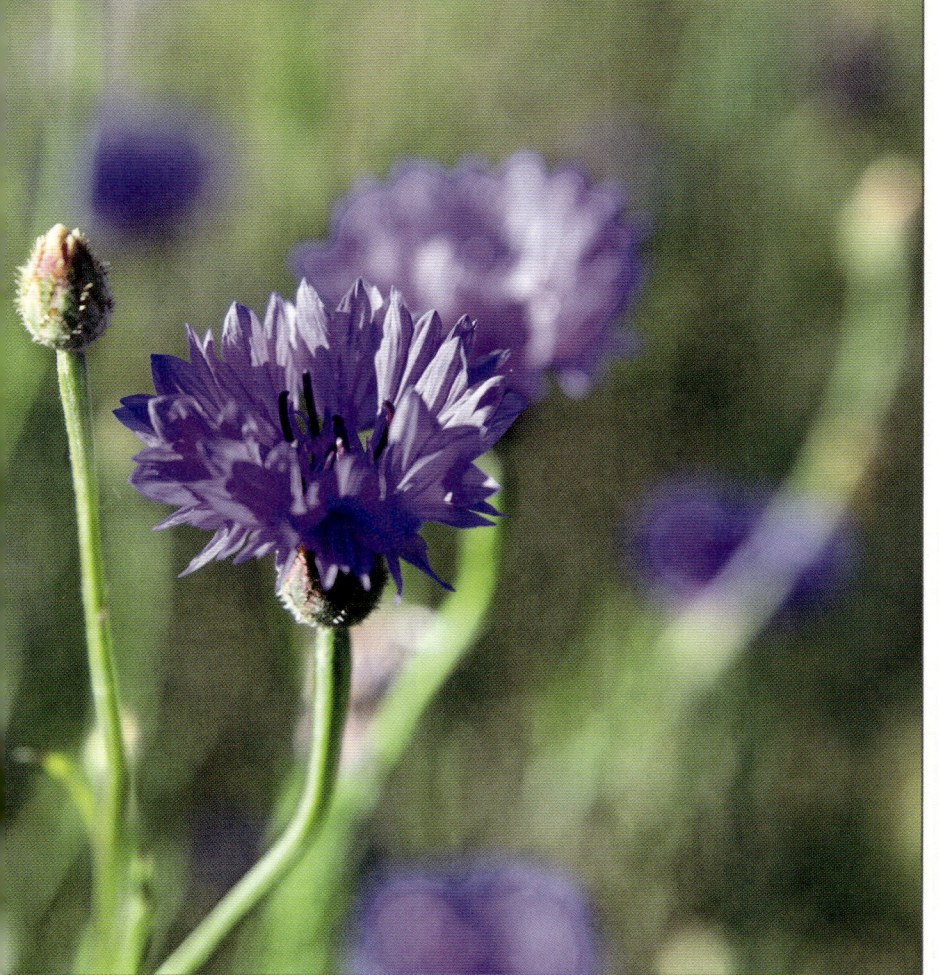

Unten: Es heißt, die Göttin Flora habe den griechischen Jüngling Cyanus in eine Kornblume verwandelt, als sie ihn in einem Maisfeld tot auffand. Ihr Blau ist einzigartig im Pflanzenreich.

bestimmte Beschwerden auch typische Teepflanzen. Bei Magen-Darm-Beschwerden sind zum Beispiel Anis, Fenchel und Kümmel empfehlenswert. Das sind zwar keine typischen Gartenpflanzen, aber fast jeder hat die Samen als Gewürze vorrätig. Sie wirken allesamt krampflösend und verdauungsfördernd.

Bei Husten, Schnupfen, Heiserkeit helfen vor allem Malve, Eibisch, Thymian und Salbei, bei Harnwegsinfekten können Brennnessel, Goldrute und Sellerie zur Besserung beitragen.

Fencheltee

2 Teelöffel Fenchelsamen | 250 ml kochendes Wasser | Honig oder Ahornsirup zum Süßen

Die Fenchelsamen im Mörser zerstoßen und mit dem kochenden Wasser übergießen. Einige Minuten abkühlen lassen. Nach Belieben süßen und in kleinen Schlucken noch warm trinken.

Unten: Kamillenblüten sind Bestandteil vieler Teemischungen. Die Blüten werden im Mai und Juni gepflückt, wenn sich die weißen Zungenblüten etwas nach unten gesenkt haben.

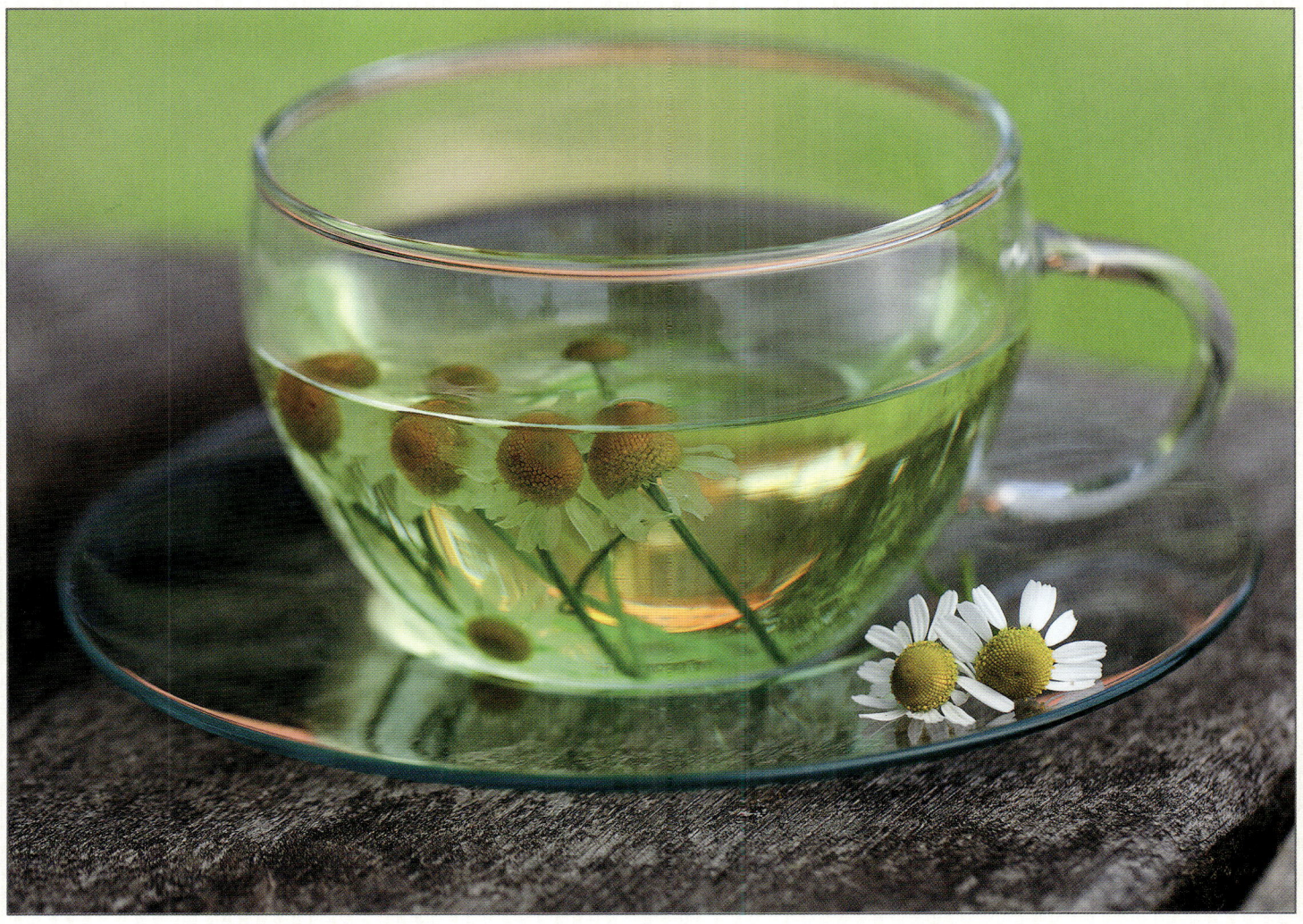

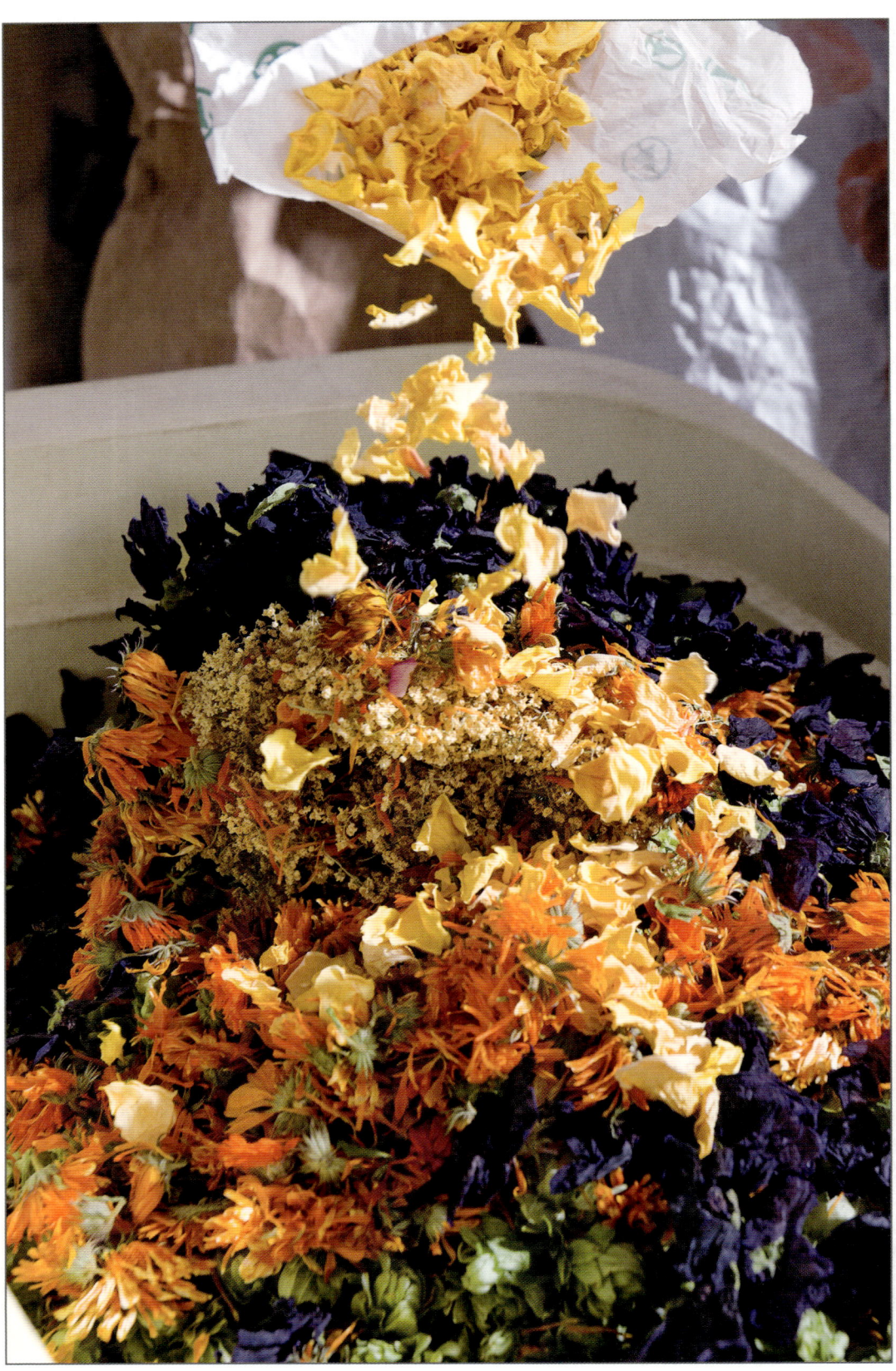

Rechts: Die getrockneten Blätter und Blüten werden von Rosmarie und ihren Helfern in großen Bottichen gemischt und dann in Tüten abgepackt.

Und dann sind da noch die beruhigenden, harmonisierenden und nervenstärkenden Kräuter, die so viel Gutes tun. Lavendel, Hopfen, Johanniskraut, Eisenkraut und viele andere sind Seelentröster, Stimmungsaufheller oder gut, wenn's mit dem Einschlafen nicht so recht klappt.

Selbst gemischt und zubereitet

Allein der Anbau verschiedener Lieblingskräuter im Garten oder auf dem Balkon bringt sehr viel Freude. Wer dazu keine Zeit oder keinen Platz hat, kann sich getrocknete Kräuter auch kaufen. Der Tee muss in erster Linie gut schmecken, denn was schmeckt, das bekommt auch. Damit jedoch ein bekömmlicher und wirkungsvoller Tee daraus wird, ist es wichtig, das richtige Mischungsverhältnis herauszufinden. Wird besonders viel von einem Kraut verwendet, können sich die anderen Kräuter und Aromen nicht gut entfalten. Oft kommt es auf das ganz spezifische Mischungsverhältnis an, damit sich die Kräuter in ihrer Wirkung ergänzen können. Bevor größere Teemengen zusammengemischt werden, probiert man am besten bei einer einzigen Tasse selbst aus, ob das Verhältnis der Kräuter zueinander passt und der Tee schmeckt.

Bei Rosmaries Teemischungen werden die Mengenangaben in Teilen gemacht, also zum Beispiel ein Teil Ringelblume, zwei Teile Zitronenmelisse, drei Teile Apfelminze. Probieren Sie zunächst, ob der Tee Ihnen schmeckt. Dazu nehmen Sie 5 g Ringelblume, 10 g Zitronenmelisse und 15 g Apfelminze entsprechend der angegebenen Teile. Ist der Tee bekömmlich und gut, dann können Sie die Teile entsprechend erhöhen auf 100 oder 200 g und größere Mengen auf Vorrat zusammenmischen. In schönen Dosen verwahrt ist so ein Tee auch ein nettes Geschenk.

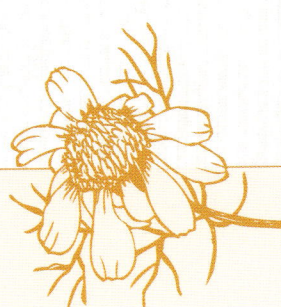

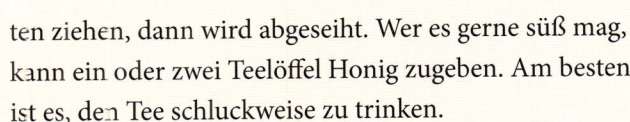

ROSMARIES BESONDERER TIPP

Wie ein guter Kräutertee gekocht wird

Für eine Tasse Tee empfehle ich, die getrockneten Kräuter zwischen drei Finger (Daumen, Zeigefinger, Mittelfinger) zu nehmen. Das ist die richtige Menge für eine Tasse – vor allem bei den Bergkräutern, die so voller Inhaltsstoffe sind. Bei einer zu hohen Dosierung schmeckt der Tee nicht mehr. Die Kräuter sollen dabei weder geknickt noch zerbröselt oder gar zerrieben werden, obwohl das immer wieder empfohlen wird. Die Inhaltsstoffe können sich besser entfalten und werden eher hergegeben, wenn die Blätter und Blüten ganz bleiben.

Die Kräuter gibt man in eine Tasse und übergießt sie mit 250 ml kochendem Wasser. Das Ganze muss 5–10 Minuten ziehen, dann wird abgeseiht. Wer es gerne süß mag, kann ein oder zwei Teelöffel Honig zugeben. Am besten ist es, den Tee schluckweise zu trinken.

Wer sich einen Tee selbst zusammenmischen möchte, kann sich aus der Tabelle im Anhang verschiedene Kräuter auswählen. Achten Sie dabei aber unbedingt auf ein ausgewogenes Verhältnis.

Mischen Sie die Pflanzenteile vorsichtig durch. Wenn Ihnen der Tee gut schmeckt und Sie größere Mengen aufbewahren wollen, verwenden Sie am besten ein Stoff- oder Papiersackerl oder ein dunkles Glas mit Korkdeckel.

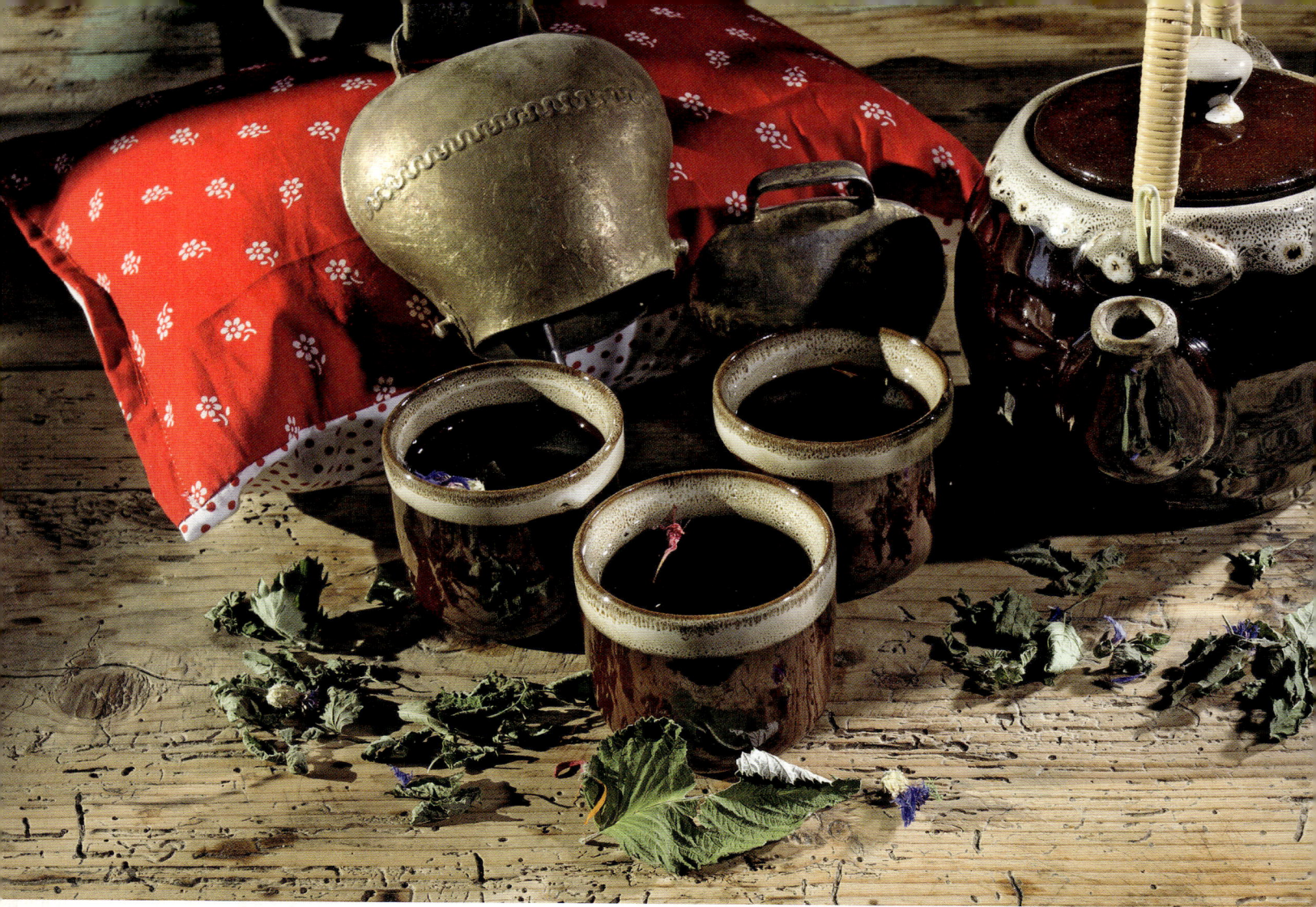

Für Körper und Seele

Schon allein die sorgfältige Auswahl der Mischung und die Zubereitung des Tees haben eine besondere Wirkung: Für einige Minuten kehrt Ruhe in den Alltag ein, wir widmen uns einer Sache ganz, wohl wissend, dass der Genuss nicht mehr lange auf sich warten lässt. Und das ist nicht nur so, wenn schwarzer oder grüner Tee zubereitet wird, bei Kräutertees können wir denselben Effekt erzielen.

Wenn der Tee beruhigend, entspannend und harmonisierend sein soll, zum Beispiel vor dem Schlafengehen, ist es wichtig, Kräuter mit entsprechenden Inhaltsstoffen auszusuchen. Lavendel, Hopfen und Eisenkraut sind hier sehr wirkungsvoll. Ein reiner Lavendeltee ist allerdings viel zu intensiv und schmeckt gar nicht gut. Deshalb werden die Blüten zum Beispiel mit Ringelblumen, Schafgarbe, Zitronenmelisse und Apfelminze gemischt; zudem kann Johanniskraut dazugegeben werden. Johanniskraut, Lavendel und Hopfen sind alte Heilpflanzen, deren Wirkung sich auch wissenschaftlich bestätigt hat.

Die Beruhigenden

Im Garten hat Rosmarie das Echte Johanniskraut *(Hypericum perforatum)* angepflanzt, das die meisten Wirkstoffe enthält. Beim Lavendel ist es ähnlich: Der Echte Lavendel *(Lavandula angustifolia)* ist besonders reich an ätherischen Ölen und für den Kräutergarten genau richtig. Interessant ist außerdem der Hopfen, den die meisten Menschen nur wegen seiner Verwendung im Bier kennen. Viele kennen auch seine beruhigende Wirkung, aber dass der Kletterer eine unkomplizierte Gartenpflanze ist, wissen nur wenige. Bei Rosmarie hat der Hopfen seinen Platz am Gartenzaun, den er malerisch überwuchert. Er passt perfekt an diesen Platz, denn hier können im September die Hopfenzapfen praktisch und rückenschonend geerntet werden.

Wenn es in den nun folgenden Rezepten nicht anders vermerkt ist, wird immer das getrocknete Kraut, also Blätter und Blüten, für den Tee verwendet.

Anti-Stress- und Gute-Laune-Kräutertee

4 Teile Zitronenmelissenblüten | 2 Teile Schafgarbe | 2 Teile Lavendelblüten |
1 Teil Ringelblumenblüten | 1 Teil Johanniskrautblüten | 250 ml kochendes Wasser |
Honig zum Süßen

»Vielleicht wundern Sie sich, dass dieser Tee zwei Namen hat, doch es kommt immer darauf an, wer diesen Tee trinken soll. Aber es stimmt: Er wirkt gegen Stress und macht gute Laune.«

1. Mit drei Fingern die gut gemischten Kräuter für eine Tasse Tee entnehmen. In eine Tasse geben, mit dem kochenden Wasser übergießen und 5–10 Minuten ziehen lassen. Dann abseihen.

2. Wenn der Tee süß sein soll, können 1–2 Teelöffel Honig dazugegeben werden. Noch warm schluckweise trinken.

Wellness-Kräutertee

3 Teile Apfelminzenblätter | 2 Teile Zitronenmelissenblätter | 1 Teil Algier-Malven-Blüten |
1 Teil Ringelblumenblüten | 1 Teil Goldmelissenblüten | 250 ml kochendes Wasser |
Honig zum Süßen

1. Mit drei Fingern die gut gemischten Kräuter für eine Tasse Tee entnehmen. In eine Tasse geben, mit dem kochenden Wasser übergießen und 5–10 Minuten ziehen lassen. Dann abseihen.

2. Wenn der Tee süß sein soll, können 1–2 Teelöffel Honig dazugegeben werden. Noch warm schluckweise trinken.

Als besondere Harmoniekräuter können Johanniskraut und Hopfen angesehen werden. Die Signatur von Johanniskraut entspricht einer Sonnenpflanze, und das spiegelt sich auch im Duft wider. Die Sonnwendpflanze, deren Wirkstoffgehalt wie bei vielen anderen heilkräftigen Pflanzen um die Sommersonnenwende besonders hoch ist, bringt die Sonne in die dunkelsten Winkel der Seele. Der Name »Johanniskraut« rührt wohl daher, dass die Pflanze um Johanni (24. Juni) beziehungsweise um den Tag der Sommersonnenwende (21. Juni) herum zu blühen beginnt. Die ganze Kraft der längsten Sonneneinstrahlung nehmen die Blüten auf, um sie in der dunklen Winterzeit an uns abzugeben. Beim Zerreiben der Blüten tritt ein roter Saft aus, der vom enthaltenen Hypericin herrührt und umgangssprachlich als »Johannisblut« bezeichnet wird. Auch deshalb wird dem Kraut wohl eine Verbindung zu Johannes dem Täufer nachgesagt.

»Die leuchtend gelben Blüten vom Johanniskraut gleichen kleinen Sonnen. Wer könnte an der besonderen Wirkung dieses Krautes noch zweifeln? Es bringt Licht und Freude schon beim Anblick.«

Die Blüten können in harmonisierenden Teemischungen verwendet werden, frisch dienen sie zur Herstellung von Johanniskrautöl (siehe S. 147), das bei mancherlei Beschwerden eingesetzt werden kann.

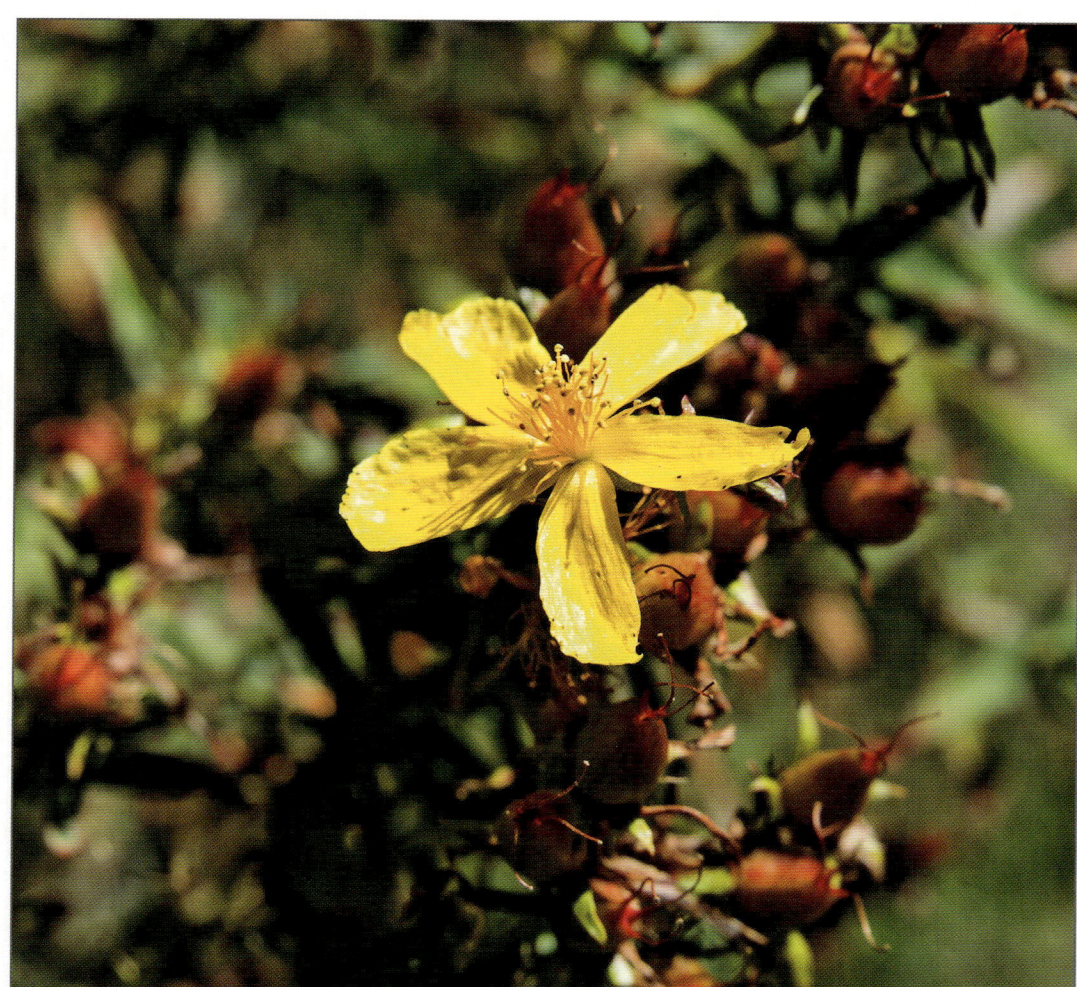

Rechts: Johanniskraut ist Bestandteil vieler Harmonie-Teemischungen. Seine Inhaltsstoffe sollen stimmungsaufhellend wirken. Die Blüten werden um den Johannitag gepflückt.

Schon seit dem 8. Jahrhundert kommt Hopfen in den gemäßigten Zonen Europas vor, und im 11. Jahrhundert interessierte sich Hildegard von Bingen für die Kletterpflanze. Sie beschrieb schon bald die beruhigende Wirkung von Hopfen und entdeckte, dass die enthaltenen Bitterstoffe gut dazu geeignet waren, um Getränke zu konservieren. Von seiner Signatur her, den haarigen Stängeln und Blättern, wird Hopfen allerdings als Haarwuchsmittel eingestuft, genau wie die Brennnessel.

»Ganz besonders mag ich den Duft, der aus einem Sack frisch geernteter Hopfenzapfen emporsteigt. Es ist, als würden gleichsam Heiterkeit und Leichtigkeit daraus entspringen.« Rosmarie liebt die Pflanze auch deshalb, weil sie so einfach und problemlos wächst, ohne sich aufzudrängen, ohne etwas zu fordern. Die Hopfenzapfen erntet sie im Herbst. Weil sie recht groß sind und nicht schimmeln dürfen, werden sie im Trockenraum bei etwa 45 Grad getrocknet.

Hopfen ist übrigens zudem eine gute Räucherpflanze. Nach dem Trocknen der Zapfen fällt ein gelbes Pulver, das Hopfenmehl, heraus. Beim Verkohlen sorgt es für Entspannung und kann abends einen ruhigen Schlaf fördern. Hopfen kann alleine geräuchert werden, aber auch in einer Mischung mit anderen beruhigenden Pflanzen.

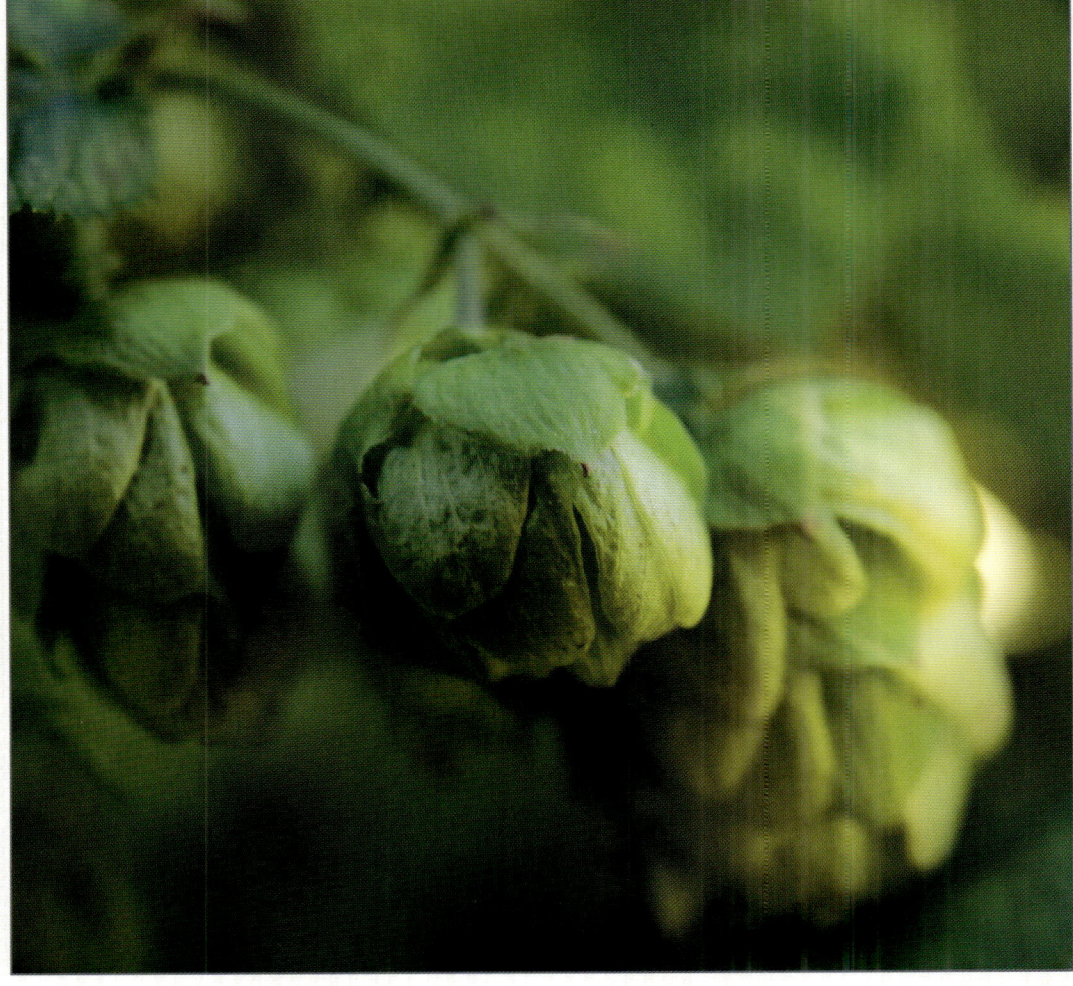

Links: Hopfen wächst wild in der Natur, doch er kann auch gut im Garten angepflanzt werden und ist hier gar nicht so anspruchsvoll. Er wird in beruhigenden und schlaffördernden Tees eingesetzt.

Guten-Abend-Kräutertee

2 Teile Zitronenmelissenblätter | 3 Teile Apfelminzenblätter | 1 Teil Schafgarbe |
1 Teil Lavendelblüten | 1 Teil Kornblumenblüten | 250 ml kochendes Wasser |
Honig zum Süßen

Zusammen mit den Lavendelblüten sind alle verwendeten Kräuter überwiegend beruhigend. Das gilt auch für die Apfelminze. Es gibt zwar viele belebende Minzarten, die Apfelminze hat aber einen sehr ausgleichenden und harmonisierenden Charakter. Die Zitronenmelisse ist herzstärkend und die Schafgarbe wirkt ausleitend. Das ist gerade bei einem Abendtee gut, denn über Nacht werden die Schadstoffe im Körper gesammelt und am Morgen ausgeleitet.

1. Mit drei Fingern die gut gemischten Kräuter für eine Tasse Tee entnehmen. In eine Tasse geben, mit dem kochenden Wasser übergießen und 5–10 Minuten ziehen lassen. Dann abseihen.

2. Wenn der Tee süß sein soll, können 1–2 Teelöffel Honig dazugegeben werden. Noch warm schluckweise trinken.

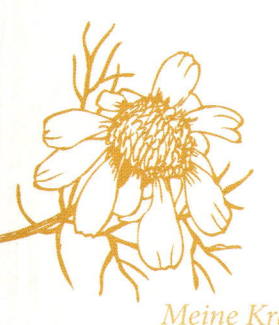

Meine Kräutertees sind so wirkungsvoll, weil die Kräuter in über 1 000 Meter Höhe wachsen. Hier sind sie der Sonne näher und produzieren sehr viele Wirkstoffe.

Sommer-Sonne-Seelenschwünge

2 Teile Marokkanische Minzenblätter | 2 Teile Zitronenmelissenblätter | 2 Teile Holunderblüten | 1 Teil Goldmelissenblüten | 1 Teil Kornblumenblüten | 250 ml kochendes Wasser |
Honig zum Süßen

1. Mit drei Fingern die gut gemischten Kräuter für eine Tasse Tee entnehmen.

2. In eine Tasse geben, mit dem kochenden Wasser übergießen und 5–10 Minuten ziehen lassen. Dann abseihen.

3. Wenn der Tee süß sein soll, können 1–2 Teelöffel Honig dazugegeben werden. Noch warm schluckweise trinken.

Winter-Sonne-Seelenschwünge

2 Teile Apfelminzenblätter | 2 Teile Zitronenmelissenblätter | 1 Teil Johanniskraut |
1 Teil Hopfenzapfen | 1 Teil Blütenblätter der Sonnenblume | 1 Teil Malvenblüten |
250 ml kochendes Wasser | Honig zum Süßen

1. Mit drei Fingern die gut gemischten Kräuter für eine Tasse Tee entnehmen. In eine Tasse geben, mit dem kochenden Wasser übergießen und 5–10 Minuten ziehen lassen. Dann abseihen.

2. Wenn der Tee süß sein soll, können 1–2 Teelöffel Honig dazugegeben werden. Noch warm schluckweise trinken.

Für einen wärmenden Effekt Hopfen. Rosenblütenblätter verleihen dem Tee einen blumigen, leicht süßlichen Geschmack.

Herbstzauber

1 Teil Brombeerblätter | 1 Teil Himbeerblätter | 1 Teil Apfelminzenblätter | 1 Teil Hopfenzapfen | 1 Teil Malvenblüten | 1 Teil Goldmelissenblätter | 1 Teil Blütenblätter der Sonnenblume | 250 ml kochendes Wasser | Honig zum Süßen

1. Mit drei Fingern die gut gemischten Kräuter für eine Tasse Tee entnehmen. In eine Tasse geben, mit dem kochenden Wasser übergießen und 5–10 Minuten ziehen lassen. Dann abseihen.

2. Wenn der Tee süß sein soll, können 1–2 Teelöffel Honig dazugegeben werden. Noch warm schluckweise trinken.

Schneeflocke-Winterkräutertee

3 Teile Apfelminzenblätter | 1 Teil Zitronenmelissenblätter | 1 Teil Brombeerblätter | 1 Teil Lindenblüten | 1 Teil Holunderblüten | 1 Teil Goldmelissenblüten | 1 Teil Ringelblumenblüten | 1 Teil Malvenblüten | 20 weiße Rosenblütenblätter | 250 ml kochendes Wasser | Honig zum Süßen

Himbeerblättertee ist eigentlich ein altes Hausmittel zur Geburtsvorbereitung, denn die Inhaltsstoffe der Blätter sollen den Muttermund lockern und die Gebärmutter entspannen. Wissenschaftlich bewiesen ist das nicht, aber viele Hebammen haben diese Wirkung beobachtet. Die Blätter sollen in einem entspannenden Tee sparsam dosiert werden und können dann auch bei Regelschmerzen entkrampfend wirken.

1. Mit drei Fingern die gut gemischten Kräuter für eine Tasse Tee entnehmen. In eine Tasse geben, mit dem kochenden Wasser übergießen und 5–10 Minuten ziehen lassen. Dann abseihen.

2. Wenn der Tee süß sein soll, können 1–2 Teelöffel Honig dazugegeben werden. Noch warm schluckweise trinken.

Belebende und aufmunternde Tees

Am Morgen, bei der Arbeit oder wenn die Kraft zwischendurch nachlässt, sind belebende Tees genau richtig. Pfefferminze ist bekannt dafür, aber auch Brennnessel und Zitronenmelisse gehören zu den anregenden Teekräutern. Bei der Zitronenmelisse und auch allen anderen Kräutern sollten Sie zunächst den Geschmack ausprobieren und dann entsprechend dosieren.

Wenn Brennnesseln im Tee enthalten sind, hat er immer eine reinigende Wirkung. Genau das Richtige im Frühling, um wieder in Gang zu kommen.

Guten-Morgen-Kräutertee

3 Teile Pfefferminzblätter | 2 Teile Zitronenmelissenblätter | 1 Teil Salbeiblätter |
1 Teil Goldmelissenblüten | 1 Teil Ringelblumenblüten | 1 Teil Kamillenblüten |
250 ml kochendes Wasser | Honig zum Süßen

Der Guten-Morgen-Kräutertee ist ein belebender Frühstückstee, der durch die Ringelblumenblüten zur Vitalisierung und Unterstützung des gesamten Organismus beiträgt und allein schon wegen der leuchtenden Gelb- und Orangetöne aufmunternd wirkt. Daneben unterstützt die Goldmelisse die Bronchien, und die Kamille wirkt entzündungshemmend. Zu einem Frühstückstee wird das Ganze vor allem durch die belebende Pfefferminze und den fruchtigen Geschmack der Zitronenmelisse.

1. Mit drei Fingern die gut gemischten Kräuter für eine Tasse Tee entnehmen. In eine Tasse geben, mit dem kochenden Wasser übergießen und 5–10 Minuten ziehen lassen. Dann abseihen.

2. Wenn der Tee süß sein soll, können 1–2 Teelöffel Honig dazugegeben werden. Noch warm schluckweise trinken.

Frühlingserwachen

1 Teil Zitronenmelissenblätter | 1 Teil Pfefferminzblätter | 1 Teil Brennnesselblätter |
1 Teil Gänseblümchenblüten | 1 Teil Violablüten | 250 ml kochendes Wasser |
Honig zum Süßen

1. Mit drei Fingern die gut gemischten Kräuter für eine Tasse Tee entnehmen.

2. In eine Tasse geben, mit dem kochenden Wasser übergießen und 5–10 Minuten ziehen lassen. Dann abseihen.

3. Wenn der Tee süß sein soll, können 1–2 Teelöffel Honig dazugegeben werden. Noch warm schluckweise trinken.

Gipfelstürmer-Wandertee

4 Teile Pfefferminzblätter | 2 Teile Zitronenthymian | 1 Teil Eisenkraut | 1 Teil Quendel | 1 Teil Goldmelissen- und Malvenblüten sowie Blütenblätter der Sonnenblume | 250 ml kochendes Wasser | Honig zum Süßen

Pfefferminze und Zitronenthymian erfrischen auf besondere Weise, Eisenkraut ist ein Energiekraut und mit den Blütenblättern der Sonnenblume geht es beim Wandern geradewegs der Sonne entgegen.

1. Mit drei Fingern die gut gemischten Kräuter für eine Tasse Tee entnehmen.

2. In eine Tasse geben, mit dem kochenden Wasser übergießen und 5–10 Minuten ziehen lassen. Dann abseihen.

3. Wenn der Tee süß sein soll, können 1–2 Teelöffel Honig dazugegeben werden. Noch warm schluckweise trinken.

Pfefferminze und Zitronenthymian erfrischen auf besondere Weise. Und Eisenkraut liefert die nötige Energie für den Tag.

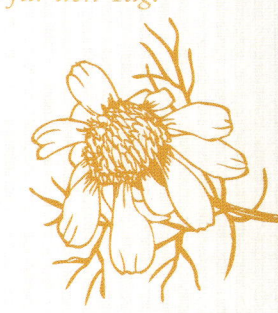

Bergkräutertee

2 Teile Pfefferminzblätter | 2 Teile Zitronenmelissenblätter | 2 Teile Zitronenthymian | 1 Teil Zitronenverbene | 2 Teile Holunderblüten | 1 Teil Ringelblumen-, Kornblumen- und Goldmelissenblüten | einige Rosenblütenblätter | 250 ml kochendes Wasser | Honig zum Süßen

»Das ist mein absoluter Lieblingstee, weil er so frisch und belebend ist. Alles, was ich dazu brauche, wächst im Garten und rund ums Haus. Mein Favorit bei den Rosen ist die Sorte 'Heidetraum'. Das ist eine kleine Bodendeckerrose, die üppig und lange blüht. Eine ganze Rabatte davon gibt es an unserem Haus. Die Blütenblätter bringen einen leicht süßlichen Geschmack in den Tee. Die im Bergkräutertee enthaltenen Holunderblüten bringen ebenso ein süßes, ganz typisches Aroma. Die Wirkstoffe sind sehr gut zur Vorbeugung gegen Infekte.«

1. Mit drei Fingern die gut gemischten Kräuter für eine Tasse Tee entnehmen.

2. In eine Tasse geben, mit dem kochenden Wasser übergießen und 5–10 Minuten ziehen lassen. Dann abseihen.

3. Wenn der Tee süß sein soll, können 1–2 Teelöffel Honig dazugegeben werden. Noch warm schluckweise trinken.

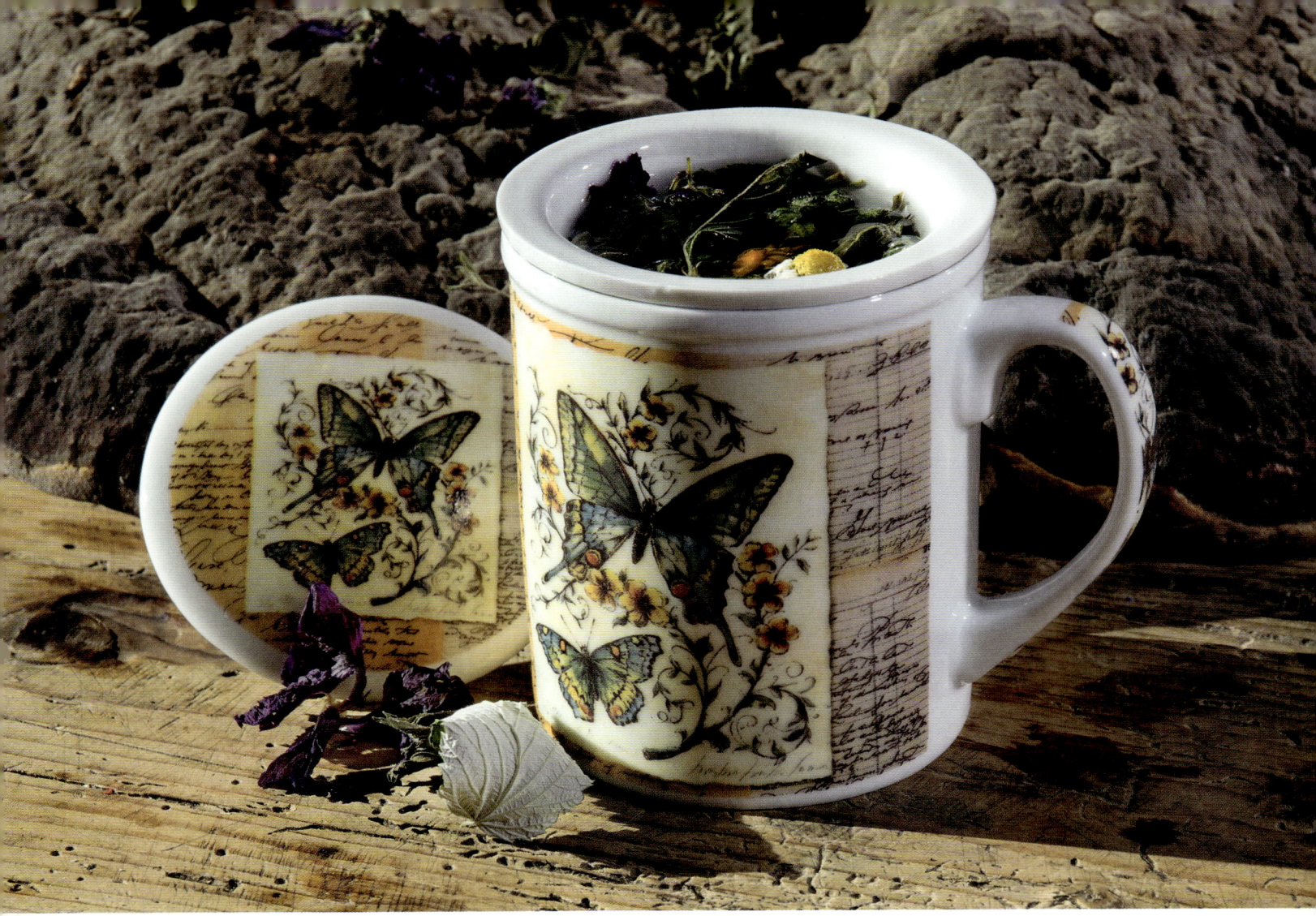

Wenn's zwickt und drückt

Neben den beruhigenden Wirkstoffen, die in verschiedenen Pflanzen enthalten sind, gibt es eine ganze Reihe Kräuter, die bei Husten, Schnupfen und Heiserkeit Linderung verschaffen, bei Bauchschmerzen und Übelkeit helfen oder reinigend und entschlackend wirken und einen positiven Effekt auf die Harnwege haben. Die Kamille beispielsweise ist das Hausmittel Nummer eins bei Magenbeschwerden. Doch sie kann noch viel mehr und ist von Bauchweh bis Halsschmerzen als Teekraut gut einsetzbar. Auch der Salbei hat mehrere Einsatzgebiete, doch ist er in Rosmaries Kräuterteemischungen vor allem dort enthalten, wo etwas gegen Husten und allgemeine Erkältung getan werden soll. Unbestritten ist die gute und reinigende Wirkung von Brennnessel, Birke und Goldrute. Ein Tee mit den Blättern, Trieben und Blüten dieser Pflanzen ist entschlackend und spült Schadstoffe aus.

Wenn Kräutertees bei Krankheiten eingesetzt werden, um Linderung zu verschaffen und die Genesung zu unterstützen, dann ist die richtige Dosierung besonders wichtig. Niemals sollte zu viel von einem Kraut genommen werden, vor allem, wenn Kinder den Tee trinken sollen. Dazu gibt es eine weitere schöne Geschichte, die Rosmarie gern erzählt: »Oft höre ich von Frauen, die bei Erkältung und Unwohlsein meine Kräutertees trinken, dass Kinder den Tee nicht mögen. Das war auch so bei einem kleinen Mädchen, das häufig an Husten litt. Gerne hätte ihre Mutter dem Kind einen Kräutertee zubereitet, aber es war nichts zu machen. Doch dann hat die Frau meinen Rat befolgt, und ihre Tochter durfte sich den Tee selbst herstellen. Mit den kleinen Fingern konnte sie viel weniger getrocknete Kräuter nehmen und in die Tasse geben, und so wurde der Tee genau richtig dosiert. Das warme Getränk hat dem Kind sehr gut geschmeckt, erzählte mir später die Mutter, und Tee ist eigentlich immer gut, vor allem auch bei Bauchschmerzen. Fenchel, Kamille, Kümmel und Thymian sind klassische Magenkräuter, aber auch Koriander hat eine wohltuende Wirkung.

Sonnen-Kräutertee

2 Teile Zitronenmelisse | 1 Teil Himbeerblätter | 1 Teil Erdbeerblätter |
1 Teil Fenchelkraut | 1 Teil Kamilleblüten | 1 Teil Blüten von Kornblume, Ringelblume
und Goldmelisse | 250 ml kochendes Wasser | Honig zum Süßen

Dieser liebliche Tee hilft gut bei nervösem Magen, denn er enthält keine Pfefferminze, die manche Menschen nicht so gut vertragen. Außerdem heben die Inhaltsstoffe der Pfefferminze mitunter die Wirkung von homöopathischen Mitteln auf. Zitronenmelisse, Fenchel und die anderen Kräuter werden auch von Kindern gut vertragen.

1. Mit drei Fingern die gut gemischten Kräuter für eine Tasse Tee entnehmen. In eine Tasse geben, mit dem kochenden Wasser übergießen und 5–10 Minuten ziehen lassen. Dann abseihen.

2. Wenn der Tee süß sein soll, können 1–2 Teelöffel Honig dazugegeben werden. Noch warm schluckweise trinken.

Bauchi-Zwick-Kräutertee

1 Teil Himbeerblätter | 1 Teil Anisminzenblätter | 1 Teil Pfefferminzblätter |
1 Teil Fenchelkraut | 1 Teil Kümmelsamen | 1 Teil Blüten von Kamille und Thymian |
1 Teil Blüten von Malve und Ringelblume | 250 ml kochendes Wasser | Honig zum Süßen

1. Mit drei Fingern die gut gemischten Kräuter für eine Tasse Tee entnehmen. In eine Tasse geben, mit dem kochenden Wasser übergießen und 5–10 Minuten ziehen lassen. Dann abseihen.

2. Wenn der Tee süß sein soll, können 1–2 Teelöffel Honig dazugegeben werden. Noch warm schluckweise trinken.

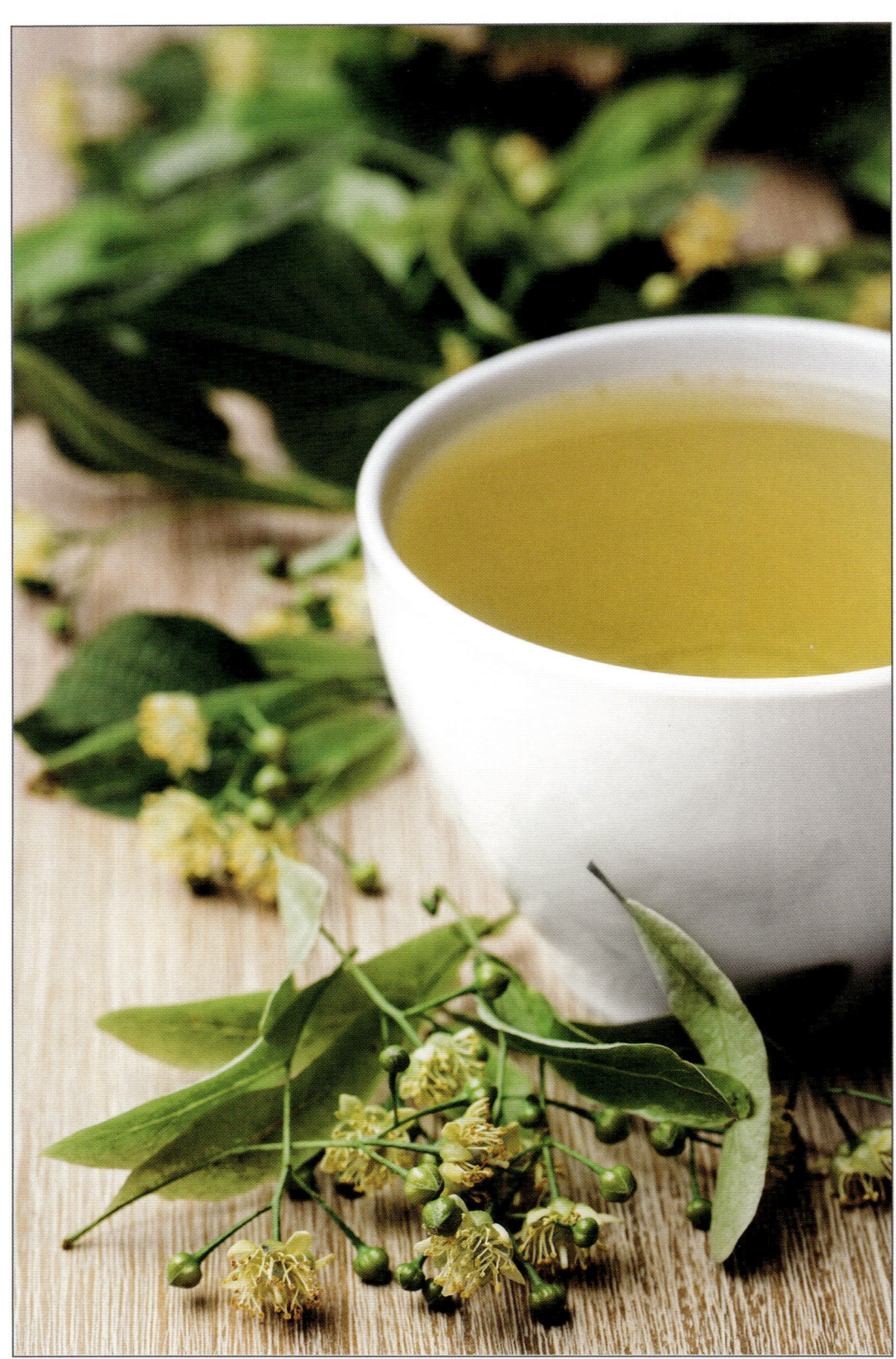

Rechts: Lindenblüten werden im Juni und Juli gesammelt. Ein Tee aus den getrockneten Blüten ist bekannt für seine gute Wirkung bei Erkältungskrankheiten.

Krächza Eins

2 Teile Lindenblüten | 2 Teile Eibischwurzeln | 2 Teile Spitzwegerich | 1 Teil Salbeiblätter |
1 Teil Kamillenblüten | 1 Teil Blüten von Malve, Goldmelisse und Königskerzen |
250 ml kaltes Wasser | Honig zum Süßen

Der Tee mit dem lustigen Namen »Krächza Eins« ist bei trockenem und festsitzendem Husten genau der richtige. Dass zunächst ein kalter Aufguss gemacht werden muss, liegt am Eibisch beziehungsweise den Eibischwurzeln. Nur durch einen kalten Auszug können die Wirkstoffe aus der Wurzel gelöst und später im Tee wirksam werden.

1. Mit drei Fingern die gut gemischten Kräuter für eine Tasse Tee entnehmen. In eine Tasse geben, mit kaltem Wasser übergießen und bis zum nächsten Morgen stehen lassen. Nun den kalten Aufguss erwärmen und einige Minuten ziehen lassen. Dann abseihen.

2. Wenn der Tee süß sein soll, können 1–2 Teelöffel Honig dazugegeben werden. Noch warm schluckweise trinken.

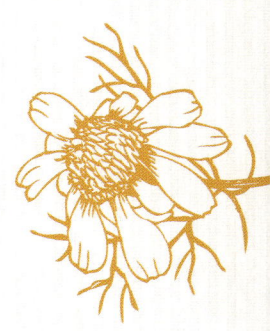

Die Kümmelsamen werden ganz zum Schluss unter die Teemischung gegeben, denn sonst fallen die schweren Samen nach unten und erst in der letzten Tasse ist dann auch Kümmelsamen enthalten.

Krächza Zwei

2 Teile Pfefferminzblätter | 2 Teile Holunderblüten | 2 Teile Salbei | 2 Teile Thymian
und Quendel | Blüten von Malve, Goldmelisse, Ringelblumen und Königskerze |
250 ml kochendes Wasser | Honig zum Süßen

Der »Krächza Zwei« wird zur Vorbeugung getrunken, wenn eine Grippe im Anmarsch ist oder sich gar schon eingestellt hat. Süßen können Sie den köstlichen und hilfreichen Tee mit Honig oder auch mit Hollersülze. Das schmeckt nicht nur gut, sondern stärkt zusätzlich die Abwehrkräfte.

1. Mit drei Fingern die gut gemischten Kräuter für eine Tasse Tee entnehmen. In eine Tasse geben, mit dem kochenden Wasser übergießen und 5–10 Minuten ziehen lassen. Dann abseihen.

2. Wenn der Tee süß sein soll, können 1–2 Teelöffel Honig dazugegeben werden. Noch warm schluckweise trinken.

Stubn-Kräutertee

1 Teil Himbeerblätter | 1 Teil Erdbeerblätter | 1 Teil Pfefferminzblätter |
1 Teil Zitronenmelissenblätter | 1 Teil Blüten von Kornblume, Ringelblume und Goldmelisse |
250 ml kochendes Wasser | Honig zum Süßen

»Der Stubn-Kräutertee ist bei meinen Kunden sehr beliebt und wird oft nachgefragt. Er schmeckt erfrischend durch die Pfefferminze und Zitronenmelisse und ist durch die anderen Zutaten zugleich sehr magenschonend und beruhigend.«

1. Mit drei Fingern die gut gemischten Kräuter für eine Tasse Tee entnehmen. In eine Tasse geben, mit dem kochenden Wasser übergießen und fünf bis zehn Minuten ziehen lassen. Dann abseihen.

2. Wenn der Tee süß sein soll, können 1–2 Teelöffel Honig dazugegeben werden. Noch warm schluckweise trinken.

Unten: Hauptbestandteile im Entschlackungstee »Fit und Vital« sind Brennnesseln und Birkenblätter. Aber auch Ringelblumen gehören hinein.

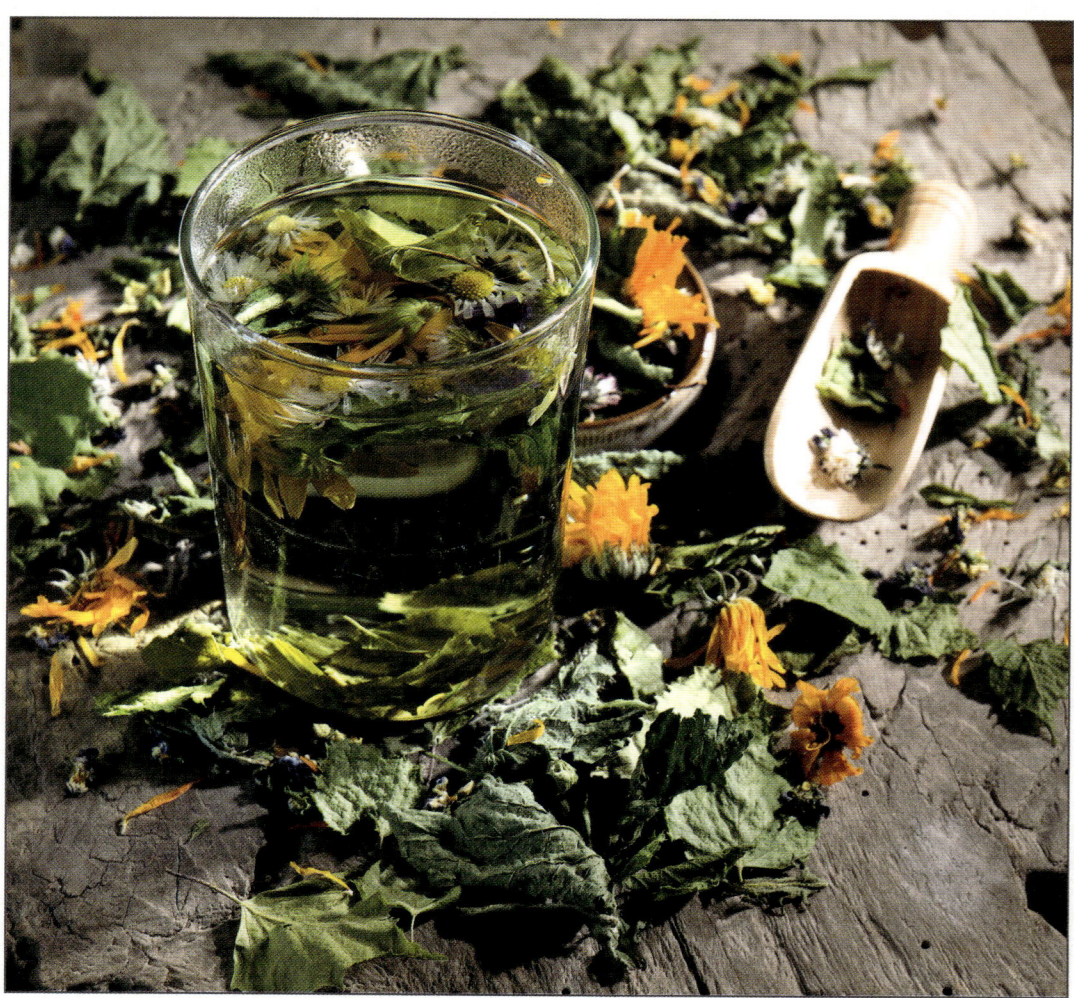

»Fit-und-Vital«-Kräutertee

3 Teile Birkenblätter | 3 Teile Brennnesselblätter | 3 Teile Löwenzahnblätter | 1 Teil Blüten
von Ackerstiefmütterchen, Gänseblümchen und Ringelblume | 250 ml kochendes Wasser |
Honig zum Süßen

**Der Tee kann einige Tage getrunken werden, bis er nicht mehr schmeckt. Dann gibt der Körper
selbst das Signal, das alles wieder in Ordnung ist. Wer diesen Tee mit Birkenblättern trinkt,
darf allerdings keine Nierenprobleme haben.**

1. Mit drei Fingern die gut gemischten Kräuter für eine Tasse Tee entnehmen. In eine Tasse geben,
mit dem kochenden Wasser übergießen und 5–10 Minuten ziehen lassen. Dann abseihen.

2. Wenn der Tee süß sein soll, können 1–2 Teelöffel Honig dazugegeben werden. Noch warm
schluckweise trinken.

Birke, Brennnessel und Löwenzahn wirken in diesem Tee entschlackend. Er ist eine Art Putzmittel für
den Körper, gerade nach Festtagen wie Weihnachten und Ostern und viel üppigem Essen. Das Stiefmütterchen, auch »Viola« oder »Veilchen« genannt, wirkt ebenfalls reinigend – innerlich wie äußerlich, denn das Stiefmütterchen ist die Königin der Haut. Entschlackend und reinigend sind außerdem
Kamille und Ringelblume. Birkenblätter sollten nur im Frühjahr geerntet werden bis zum Juni, denn
sonst sind sie zu hart und schmecken bitter. Das gilt auch für Brennnesseln und Löwenzahn, von
denen man die jungen Triebe nimmt, in denen die höchste Wirkstoffkonzentration enthalten ist.

»Tu-was-für-Dich«-Kräutertee

3 Teile Schwarze Johannisbeerblätter | 2 Teile Brennnesselblätter | 1 Teil Goldrute |
1 Teil Blüten von Ackerstiefmütterchen, Gänseblümchen und Ringelblume |
250 ml kochendes Wasser | Honig zum Süßen

**Im Gegensatz zum »Fit-und-Vital«-Kräutertee ist diese Mischung nierenschonend, gleichzeitig
aber auch entschlackend. Die Schwarze Johannisbeere dient der Blutbildung, und die Goldrute unterstützt Niere und Blase.**

1. Mit drei Fingern die gut gemischten Kräuter für eine Tasse Tee entnehmen. In eine Tasse geben,
mit dem kochenden Wasser übergießen und 5–10 Minuten ziehen lassen. Dann abseihen.

2. Wenn der Tee süß sein soll, können 1–2 Teelöffel Honig dazugegeben werden. Noch warm
schluckweise trinken.

Kräutertees schmecken gut und sind bei allerlei Beschwerden einsetzbar. Speziell für Frauen sind verschiedene Tees geeignet, die zum Beispiel in den Wechseljahren getrunken werden können. Vor allem der Frauenmantel ist in solchen Tees Bestandteil.

Darüber hinaus gibt es Teemischungen für Frauen und Männer, zum Beispiel der »Lust-auf-Liebe«-Tee. Natürlich ist der Tee keine Garantie, dass es dann mit dem Partner oder der Partnerin klappt, aber es ist allemal schön und stimmungsvoll, gemeinsam eine Tasse Tee zu trinken.

»Lust-auf-Liebe«-Kräutertee

2 Teile Pfefferminzblätter | 1 Teil Salbeiblätter | 1 Teil Bohnenkraut | 1 Teil rote Rosenblätter | 250 ml kochendes Wasser | Honig zum Süßen

Die Pfefferminze in dieser Mischung soll das »Pfeffer« der Liebe sein, Bohnenkraut wirkt seit je aphrodisierend, und Salbei dient als Geschmacksträger. Nicht fehlen dürfen bei einem Liebestee natürlich die Rosenblätter, denn die Rose ist die Blume der Liebe.

1. Mit drei Fingern die gut gemischten Kräuter für eine Tasse Tee entnehmen. In eine Tasse geben, mit dem kochenden Wasser übergießen und 5–10 Minuten ziehen lassen. Dann abseihen.

2. Wenn der Tee süß sein soll, können 1–2 Teelöffel Honig dazugegeben werden. Noch warm schluckweise trinken.

Wogentanz-Kräutertee

1 Teil Zitronenmelissenblätter | 2 Teile Frauenmantel | 2 Teile Salbeiblätter | 1 Teil Hopfenzapfen | 1 Teil Lavendelblüten | 250 ml kochendes Wasser | Honig zum Süßen

Besonders für Frauen ab 50 ist der Tee sehr gut geeignet, denn er enthält alles, was Frauen in dieser Zeit benötigen. Frauenmantel ist die Frauenpflanze schlechthin und unterstützt die Frauenorgane. Die Gerbsäuren sollen starke Menstruationsblutungen und Wechseljahresbeschwerden lindern. Die Signatur deutet bereits darauf hin, denn die Blätter gleichen in ihrer Form einer Gebärmutter. Hopfen wirkt beruhigend und ebenso wie Zitronenmelisse und Salbei auch schweißhemmend.

1. Mit drei Fingern die gut gemischten Kräuter für eine Tasse Tee entnehmen. In eine Tasse geben, mit dem kochenden Wasser übergießen und 5–10 Minuten ziehen lassen. Dann abseihen.

2. Wenn der Tee süß sein soll, können 1–2 Teelöffel Honig dazugegeben werden. Noch warm schluckweise trinken.

Mama-Baby-Tee

Je ein Teil Zitronenmelisse, Frauenmantel, Hopfenzapfen, Sa bei, Lavendelblüten,
Brennnesselblätter, Schafgarbeblüten, Ackerschachtelhalm und Himbeerblätter /
¼ l kochendes Wasser / Honig zum Süßen

**Der Tee ist für Schwangere und stillende Mütter besonders gut geeignet. Ackerschachtelhalm
ist mit seiner enthaltenen Kieselsäure besonders gut für Haare und Nägel, die Brennnessel ist
eisenhaltig und die Schafgarbe stärkend.**

1. Mit drei Fingern die gut gemischten Kräuter für eine Tasse entnehmen. In eine Tasse geben, mit
dem kochenden Wasser übergießen und fünf bis zehn Minuten ziehen lassen. Dann abseihen.

2. Wenn der Tee süß sein soll, können 1–2 Teelöffel Honig dazugegeben werden. Noch warm
schluckweise trinken.

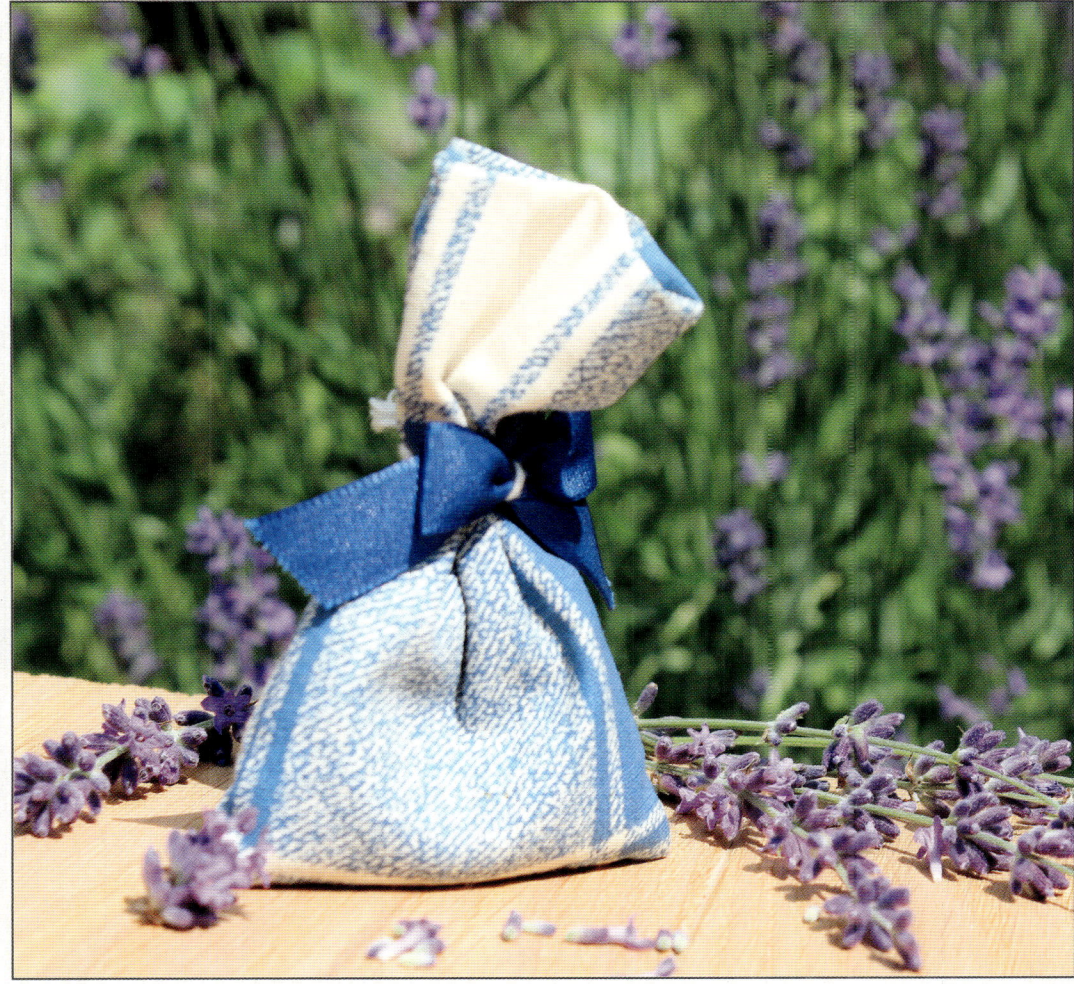

Unten: Liebevoll wird der Tee
nicht nur zusammengestellt
und abgepackt, Rosmarie
bewahrt die getrockneten
Kräuter für den eigenen
Bedarf auch in hübschen
Dosen auf.

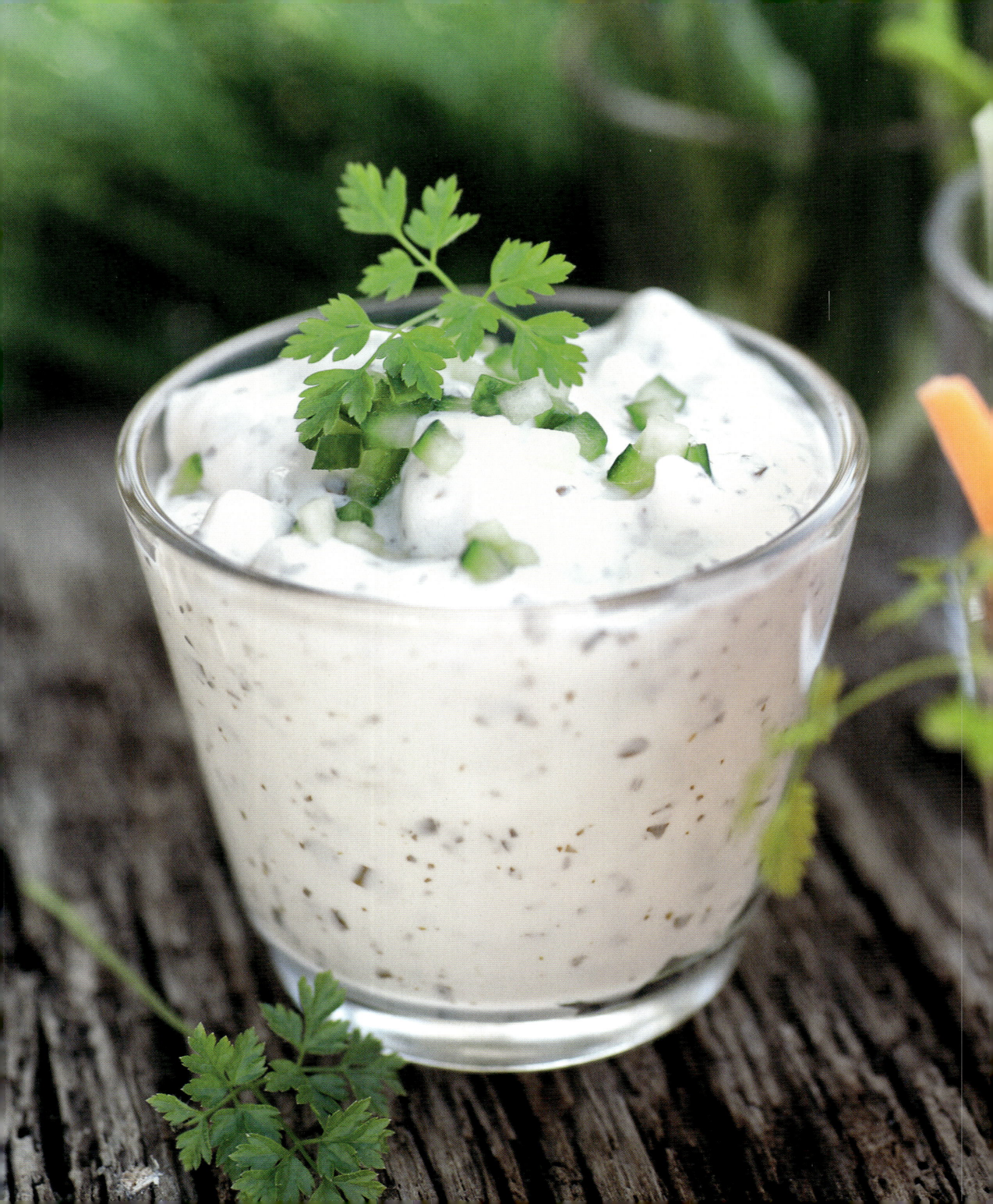

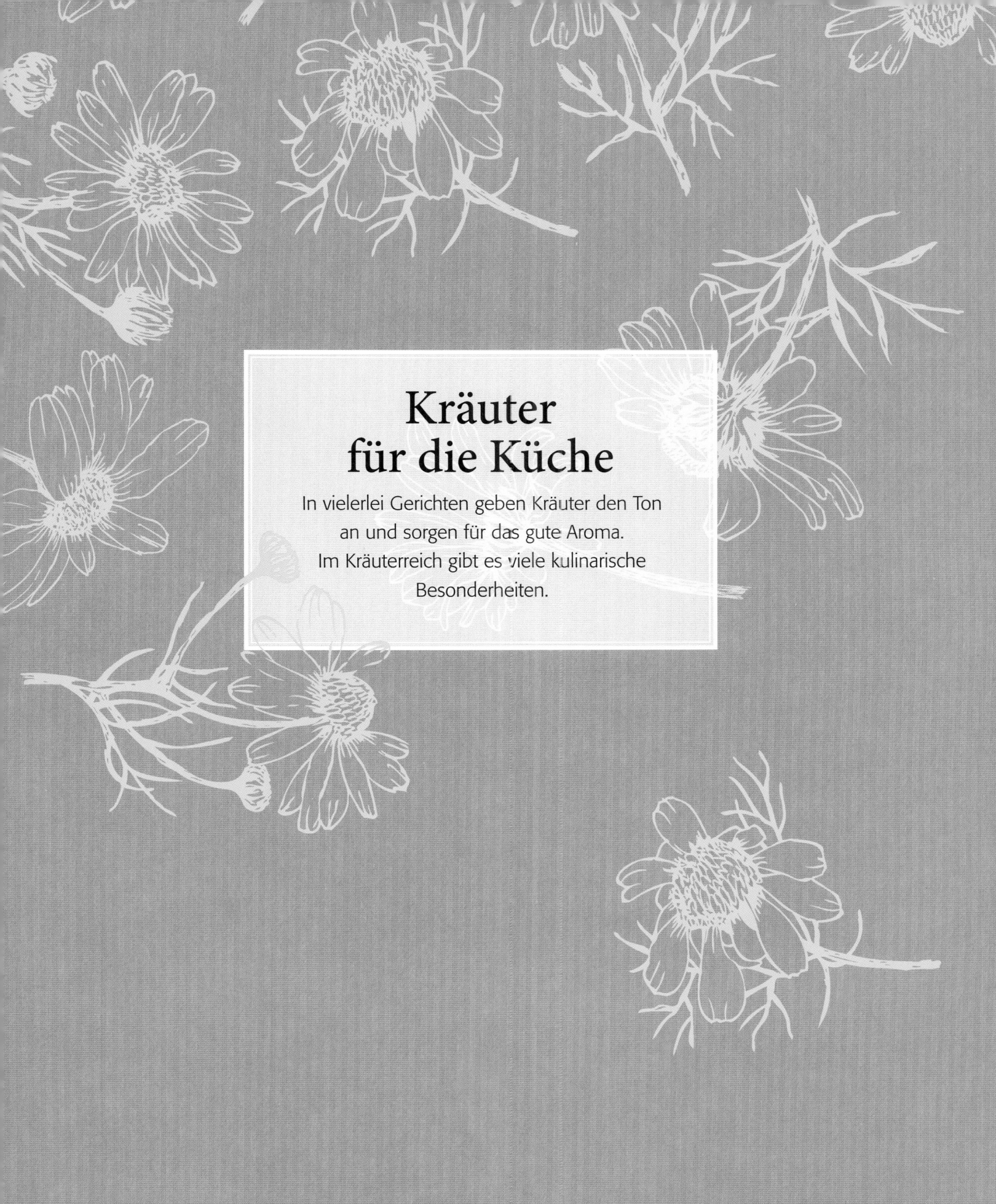

Kräuter
für die Küche

In vielerlei Gerichten geben Kräuter den Ton
an und sorgen für das gute Aroma.
Im Kräuterreich gibt es viele kulinarische
Besonderheiten.

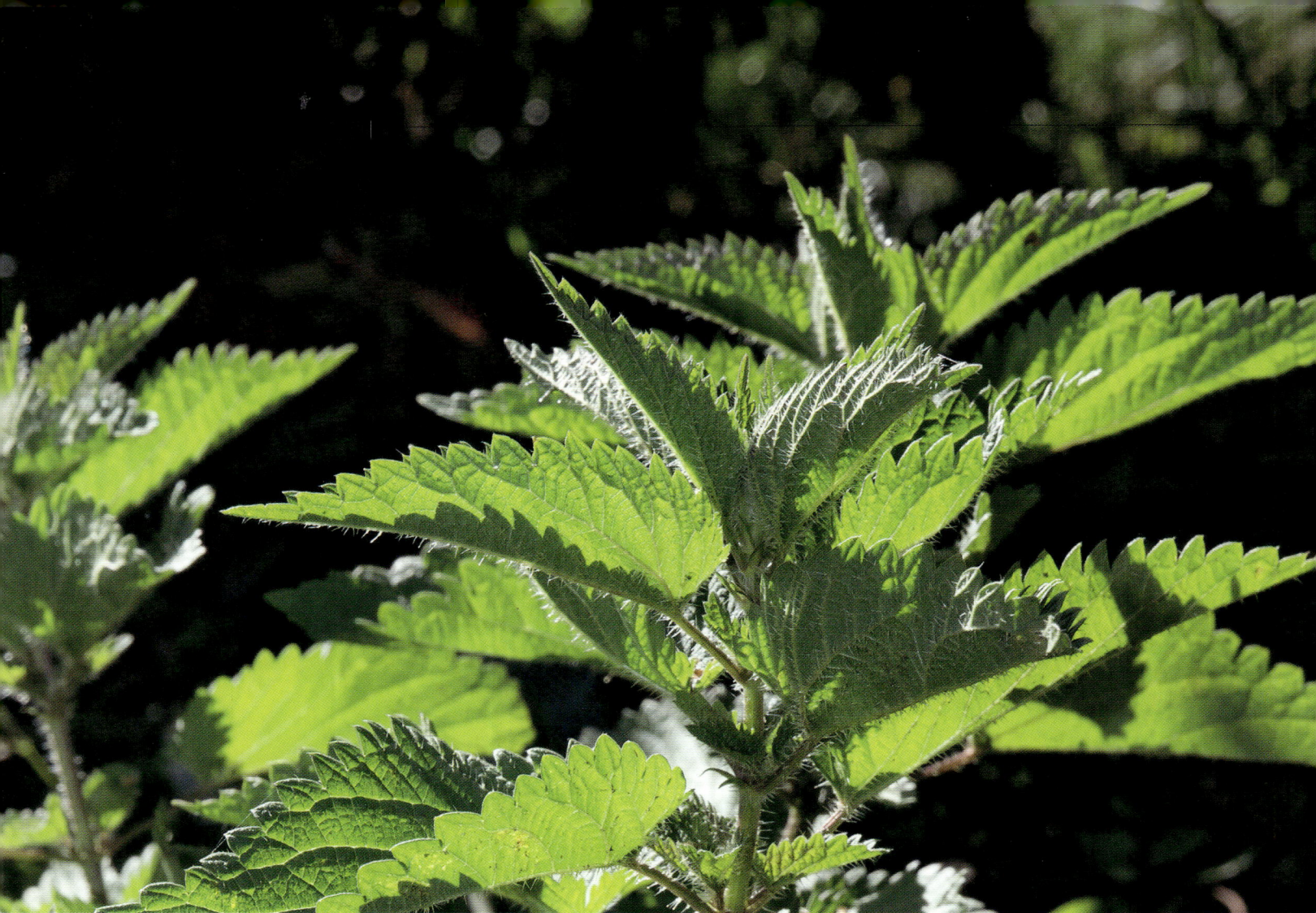

Die köstlichen Wilden

Kräuter sind für die Küche unentbehrlich. Sie sind einerseits Würzmittel, wenn wir an Petersilie, Rosmarin und Schnittlauch denken, andererseits Bestandteil in Salaten, Aufläufen oder in salzigen Kuchen. Meist werden die Blätter der Kräuter gebraucht, oft aber auch die Wurzeln, etwa bei der Wurzelpetersilie oder dem Knollensellerie. Viel mehr noch als bei Teekräutern sind hier die wild wachsenden Pflanzen von Interesse, wie Löwenzahn, Giersch, Melde & Co.

Früher hatten diese Kräuter eine große Bedeutung. Sie wurden als Nahrungsmittel häufig genutzt, um den kargen Speiseplan etwas zu bereichern. Einige Rezepte hat auch Rosmarie von ihrer Groß-mutter übernommen, die noch heute gerne gekocht werden. Darunter ist eine Brennnesselsuppe, die im Frühjahr viele Vitamine und Mineralstoffe liefert, oder die Brennsuppe mit Majoran und anderen Kräutern, die nicht nur gut schmeckt, sondern zudem bei Bauchweh und anderen Beschwerden Abhilfe schafft.

Zum Würzen wurden Kräuter schon in der Urzeit verwendet. Darauf weisen Funde von Archäologen hin. Wahrscheinlich wurden die saisonal zur Verfügung stehenden Pflanzen verwendet, wie zum Beispiel Senfkörner oder wilder Weizen. Erst viel später entdeckten die Menschen die heilkräftige Wirkung der vielen verschiedenen Kräuter. Heute sind vor allem Salz und Pfeffer das Würzmittel schlechthin und aus unserer Küche gar nicht mehr wegzudenken; dabei ist ein hoher Salzgenuss schädlich für den gesamten Organismus. Mit der aromatischen Vielfältigkeit von

»Für mich ist es eine ganz besondere Freude, in den Garten oder hinaus auf die Wiese zu gehen und dort die Kräuter für das Essen zu pflücken und zu sammeln.«

Kräutern können wir unsere Speisen salzarm würzen und etwas für unsere Gesundheit tun. Ganz frisch haben sie so viele Inhaltsstoffe und kosten noch nicht einmal etwas. Wir sollten das reichhaltige Angebot aus der Natur viel mehr nutzen.
Gepflückt und geerntet werden die Kräuter am besten am späten Vormittag, wenn die meisten Inhaltsstoffe enthalten sind.

Wenn Sie noch keine Erfahrung mit Küchenkräutern haben, sollten Sie nach und nach ausprobieren, was Ihnen und Ihrer Familie oder den Freunden gut schmeckt. Dazu muss man aber auch wissen, welche Pflanze zu welchem Lebensmittel passt. Estragon passt nämlich richtig gut zu gebratenem Huhn, Fenchel dagegen viel besser zu Fisch. Basilikum ist bei mediterranen Gerichten wie Tomaten mit Mozzarella genau richtig, und Salbei schmeckt sehr gut zu Schweinefleisch.
Aber natürlich ist auch Experimentieren wichtig. Gerade geschmackliche Gegensätze können reizvoll sein. Minze zu Lammgerichten – das ist eine tolle Kombination. Mit der Dosierung muss man sich allerdings erst »herantasten«.

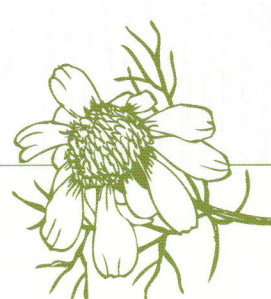

ROSMARIES BESONDERER TIPP
Wie ich meine Küchenkräuter verwende

In der Küche können die Kräuter frisch, getrocknet oder auch tiefgefroren verwendet werden. Außerdem bereichern sie alkoholische Getränke, Öle und Essige und verleihen ihnen eine besondere Geschmacksnote.
Ganz gesund, lecker und einfach ist es beispielsweise, Schnittlauch, Petersilie, Gänseblümchen und Löwenzahnblätter klein zu schneiden und einfach auf das Butterbrot zu geben. Vorher werden die Kräuter nur kurz unter fließendem Wasser gewaschen und trockengetupft. Wenn Sie die Kräuter frisch verwenden, sollten sie immer erst ganz zum Schluss zu den Speisen dazugegeben werden, denn so bleiben die Aromen und Inhaltsstoffe erhalten, die beim Kochvorgang verloren gehen würden.
Wollen Sie die Kräuter trocknen, funktioniert das bei Küchenkräutern genauso wie bei Teekräutern. Ein Teil der geernteten Küchenkräuter sollte auf jeden Fall getrocknet oder eingefroren werden, damit auch im Winter noch genügend Würze zur Verfügung steht.
Das Einfrieren ist eine gute Alternative zum Trocknen, zumal einige Kräuter beim Trocknen an Aroma verlieren. Wichtig ist ein schnelles Einfrieren oder Schockgefrieren, denn dadurch bleiben die Inhaltsstoffe fast genauso wie im frischen Zustand erhalten.

So sind die Pflanzen in der Küche anwendbar

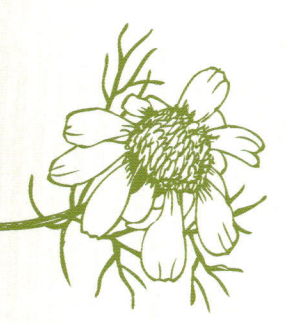

Es gibt so viele verschiedene Kräuter, die in der Küche verwendet werden können. Doch die meisten Menschen kennen hauptsächlich Petersilie und Schnittlauch. Dabei gibt es weitaus mehr zu entdecken.

	Würze	Salat	Suppe und Soße	Blätter	Wurzel	Alkoholisches	Sirup
Ackersenf	●	●	●	●			
Bärlauch	●	●	●	●			
Barbarakraut		●	●	●			
Beifuss	●	●	●	●		●	
Beinwell		●	●	●	●		
Brennnessel		●	●	●		●	
Brunnenkresse		●	●	●			
Dost	●		●	●			
Eselsdistel			●	●	●		
Gänseblümchen		●	●	●			
Geißfuß	●	●	●	●			
Gundelrebe	●	●	●				
Guter Heinrich		●	●	●			
Hagebutten, Heckenrose			●			●	●
Hirtentäschel		●	●	●			
Holunderbeeren			●			●	●
Holunderblüten						●	●
Hopfensprossen		●	●	●			
Hopfenzapfen						●	
Huflattich		●	●	●			

	Würze	Salat	Suppe und Soße	Blätter	Wurzel	Alkoholisches	Sirup
Klette		●	●	●	●		
Löwenzahnblätter		●	●	●			
Löwenzahnblüten						●	●
Melde		●	●	●			
Natterkopf		●	●	●			
Ochsenzunge		●	●	●			
Pastinake	●	●	●	●	●		
Quendel	●	●	●	●			
Sauerampfer		●	●	●			
Schafgarbe	●	●	●	●		●	
Schlehdorn, Früchte						●	●
Schlüsselblume		●	●	●			
Veilchen	●	●				●	●
Vogelmiere		●	●	●			
Waldmeister						●	●
Wegerich		●	●	●		●	
Wiesenbärenklau	●	●	●	●			
Wiesenbocksbart		●	●	●			
Wiesenknöterich	●	●	●				

Beim Kräutersammeln muss man einige botanische Kenntnisse mitbringen, um auch die richtige Pflanze zu pflücken. Wer sich nicht gut auskennt, kann sich auf einer Kräuterführung Tipps und Anregungen holen.

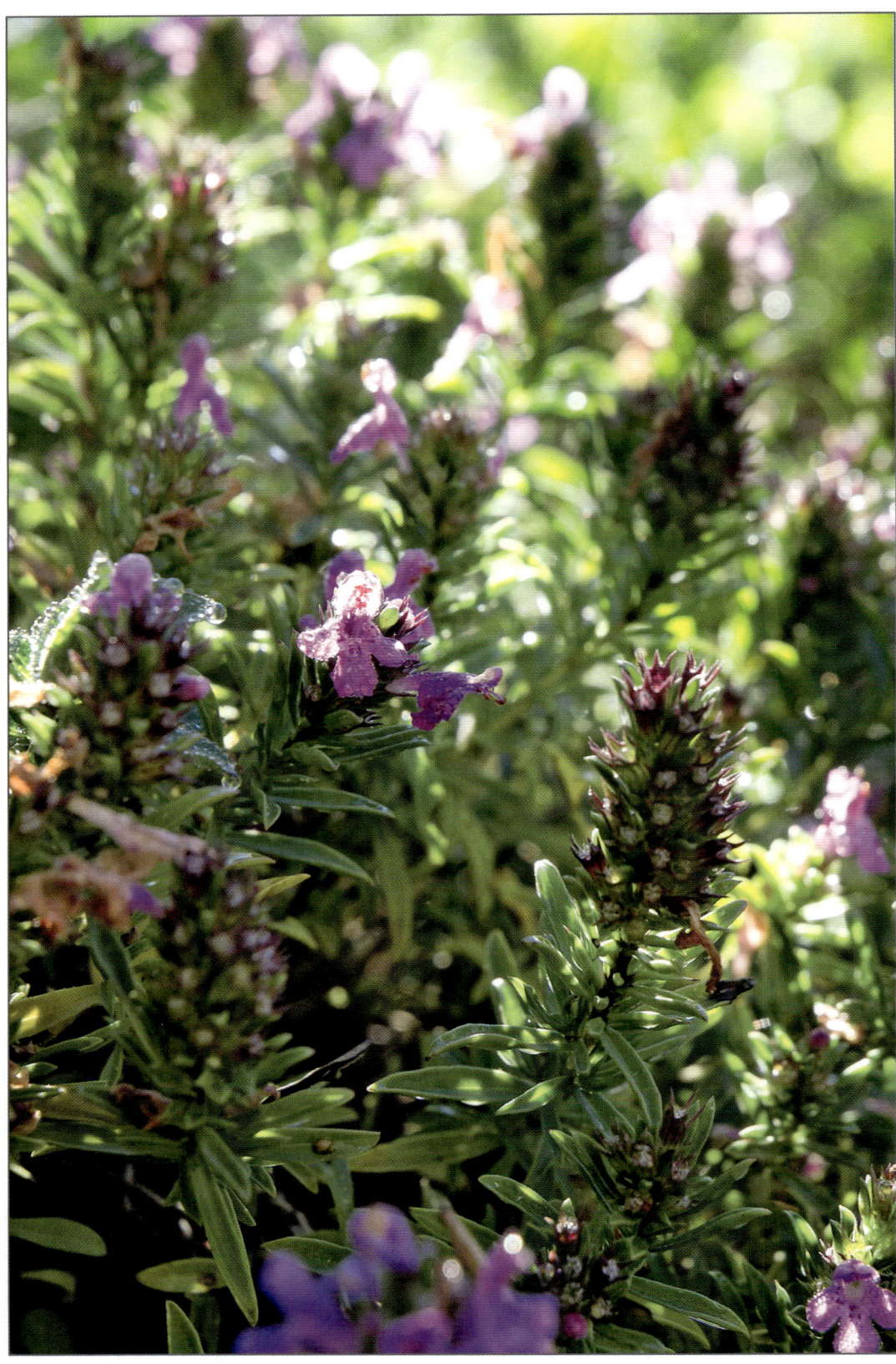

Rechts: Das Bohnenkraut
wird auch »Pfefferkraut«
genannt; der würzige
Geschmack deutet darauf
hin. Als Räucherung ist
Bohnenkraut desinfizierend.

Rosmaries Lieblingsküchenkräuter

Thymian – kleiner starker Schatz im Garten – ist ein niedrig wachsendes Kraut, das bei Rosmarie immer in der Küche zu finden ist. »Wenn ich im Garten bin, gehe ich nicht ohne den Thymian wieder hinein. Er darf immer mit mir mit, wenn ich koche, backe oder Säfte mache. Bei Räucherungen wirkt der Thymian befreiend und atmungsstärkend. Manchmal mische ich etwas Thymian in meine Marillenmarmelade beim Einkochen, das ergibt einen feinen Fruchtaufstrich.«

Liebstöckel – der Aromatische – fehlt bei Rosmarie weder in der Suppe noch im Salat oder in Nudelgerichten. »Im Frühjahr warte ich schon immer darauf, dass der Liebstöckel endlich aus der Erde einige junge Spitzen herausstreckt.« Nicht umsonst heißt das Kraut im Volksmund auch »Maggikraut«, so vielfältig ist sein Aroma. Brotaufstriche aus Quark erhalten durch den Liebstöckel eine besondere Geschmacksnote.

Petersilie – die grüne Vielfalt – sollte immer am rechten Platz sein, wenn das Mittagessen vorbereitet wird. Glücklicherweise zählt dieses vielseitige Kraut zu den Hauptgewürzkräutern in unseren Küchen, denn es ist wirklich ein wahrer Schatz. »Schon beim Anrichten ist die Petersilie eine schöne einladende Dekoration sogar zum Mitessen. Ich verwende außerdem die Wurzel als hochwertiges Gemüse. Sie wird in Aufläufen verwendet oder wie Schwarzwurzeln gekocht. Und wenn ich sie esse, bin ich fest verwurzelt mit Mutter Natur.«

Bohnenkraut – Duft der Liebe – ist bekannt als aphrodisierendes Kraut zu Tees und Speisen und verfeinert Suppen und Bohnengerichte. Seiner vorbeugenden Wirkung gegen Blähungen verdankt es wohl seinen Namen. Es ist gemütsaufhellend und magen- und atmungsstärkend. Vom Bohnenkraut gibt es eine einjährige Art und ein mehrjähriges Kraut, das in Rosmaries Garten wächst.

Basilikum – der Italiener – kommt vor allem bei mediterranen Gerichten zum Einsatz. »Sommer, Sonne, Urlaubszeit fällt mir immer ein, wenn ich mit Basilikum würze. Beim Trocknen muss man sehr darauf achten, dass die Blätter grün bleiben. Dazu sollte man schon beim Pflücken ganz vorsichtig vorgehen und darf die Blätter nicht quetschen. Ein absoluter Hochgenuss ist der Basilikum für mich, wenn er frisch verwendet wird.«

Kapuzinerkresse – die Schöne – ist mit ihrer bunten Blütenpracht unschlagbar. Sie ist bekannt als »Bauernpenizillin« (Antibiotikum). »Wenn ich im Garten jäte oder ernte, nasche ich immer einige Blüten und Blätter. Die Kapuzinerkresse gibt jeder Speise ein würziges und zugleich hübsches Aussehen, und man kann sie richtig auf der Zunge zergehen lassen.«

Wilder Majoran – aromatische Kraftquelle – ist ein bedeutendes Küchenkraut, vor allem passt es wunderbar zu Fleisch-, Wurst-, Kartoffel- und Bohnengerichten. Es kann mitgekocht werden, ohne wichtige Inhaltstoffe zu verlieren. Die enthaltenen Gerb- und Bitterstoffe helfen bei Magen-Darm-Beschwerden genauso wie bei Atemwegserkrankungen.

Meine Lieblings-Küchenkräuter

Rechts: Wilder Majoran wächst an trockenen, sonnigen Plätzen gut. Das ganze Jahr über können frische Triebe für die Küche geerntet werden.

Rechts unten: Der Name ist Programm: Berg-Bohnenkraut kommt traditionell bei Bohnengerichten zum Einsatz, weil es die blähende Wirkung des Gemüses mindert.

Unten: Kapuzinerkresse ist eine wunderschöne Zier- und Nutzpflanze für den Bauerngarten. Ihre Blüten sind auf Salaten und anderen Gerichten und kulinarische Dekoration.

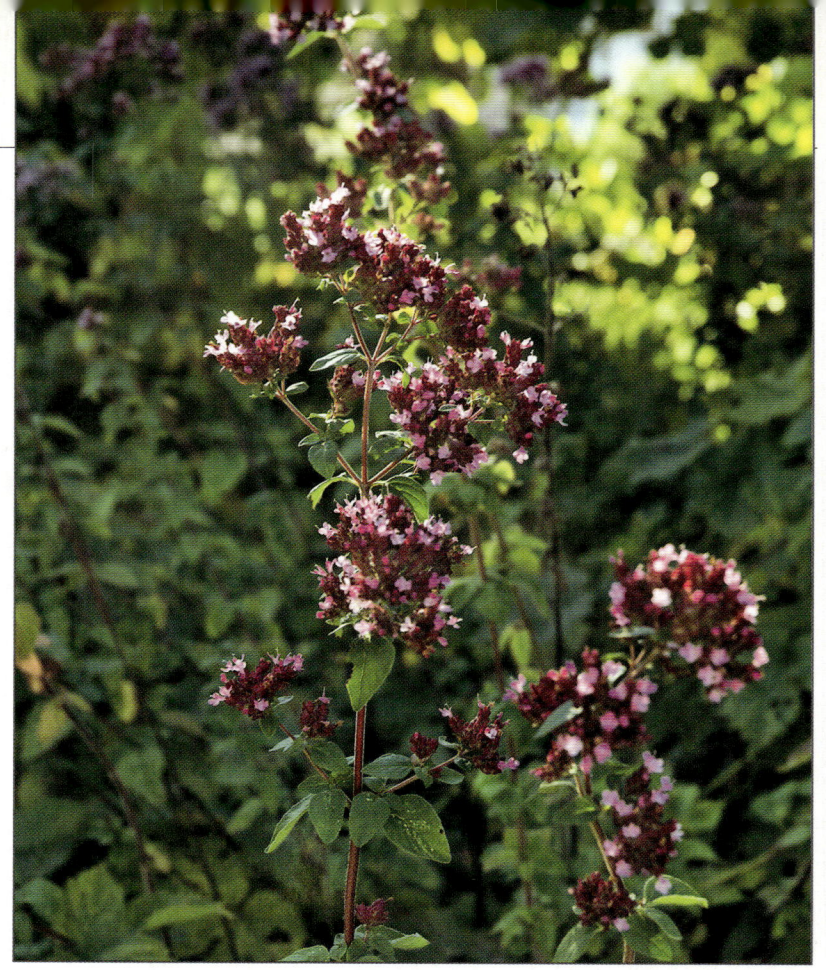

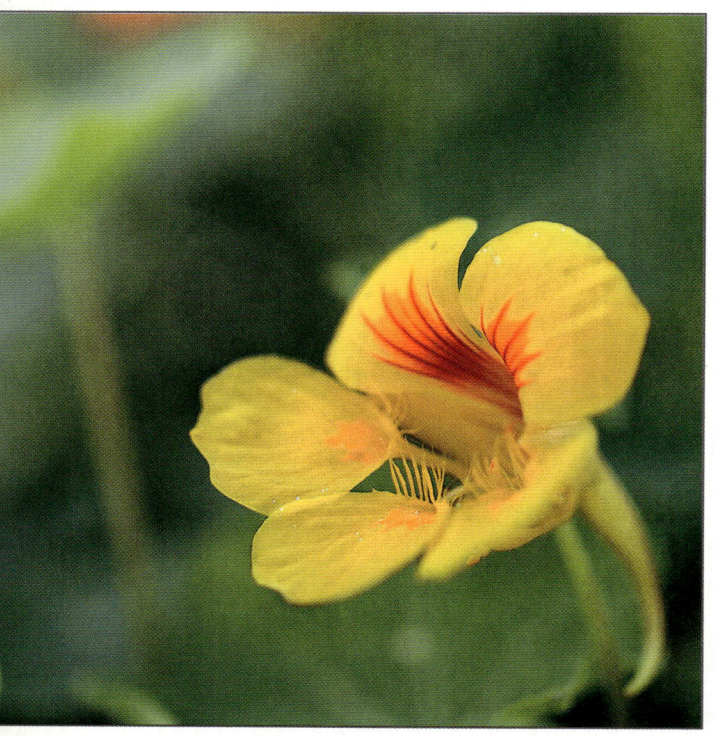

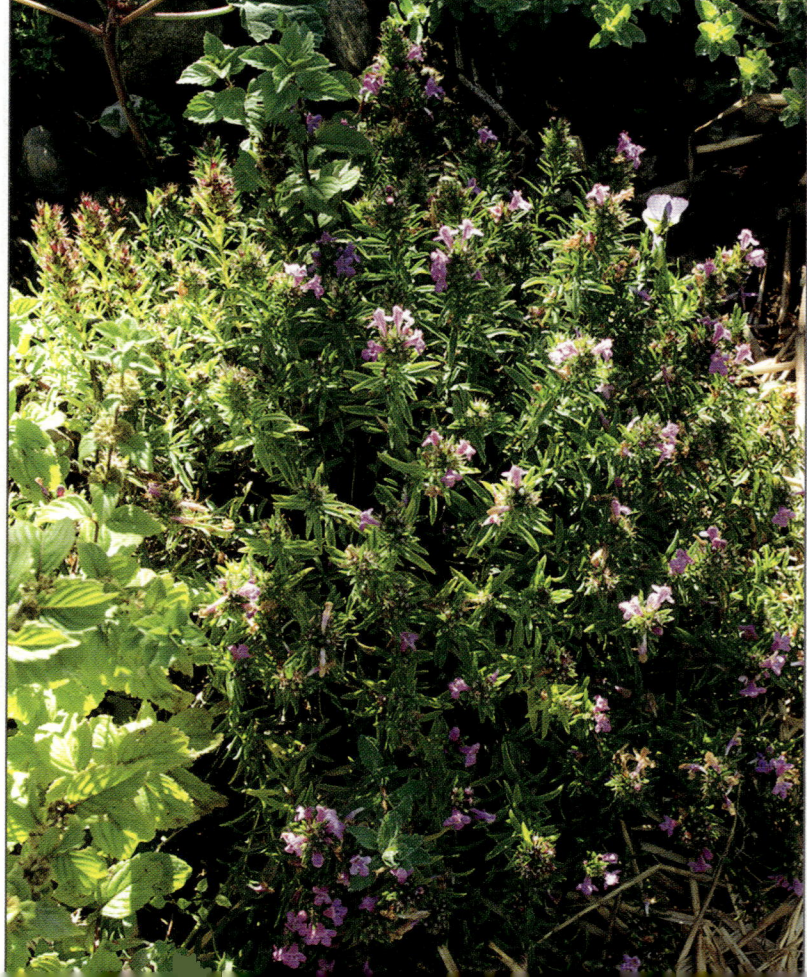

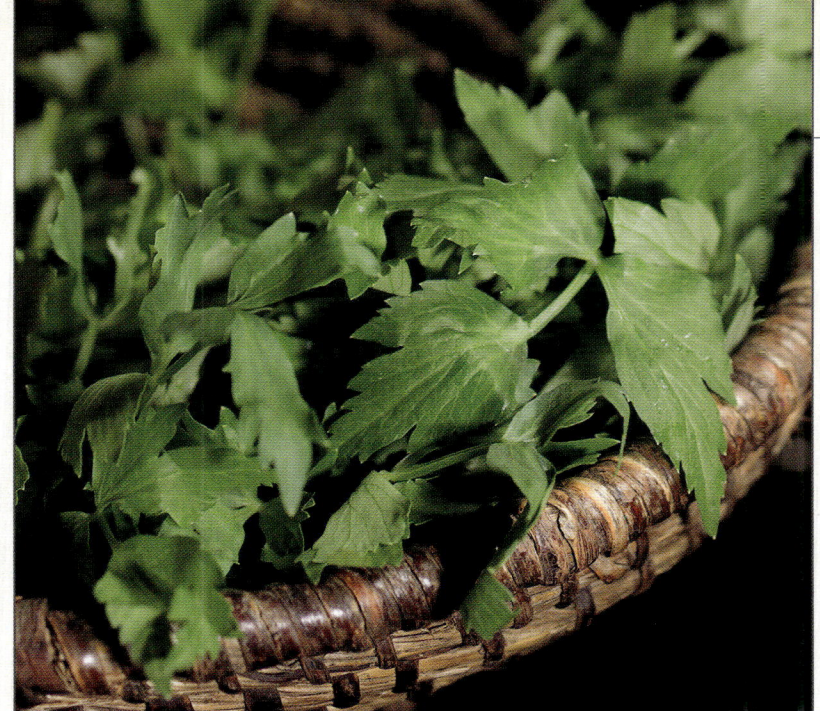

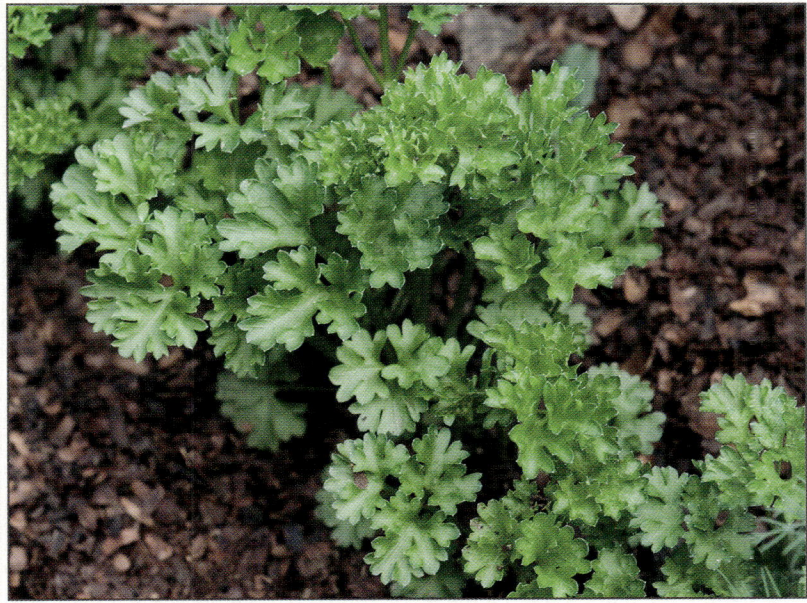

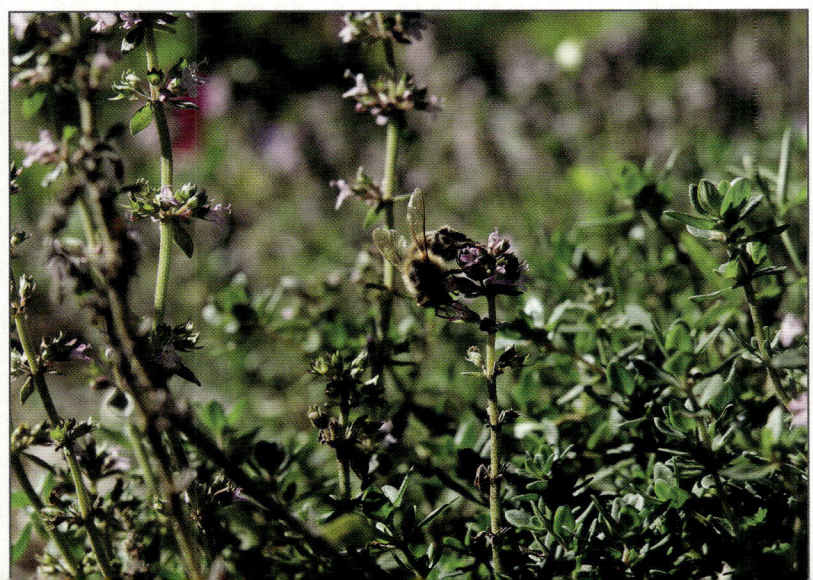

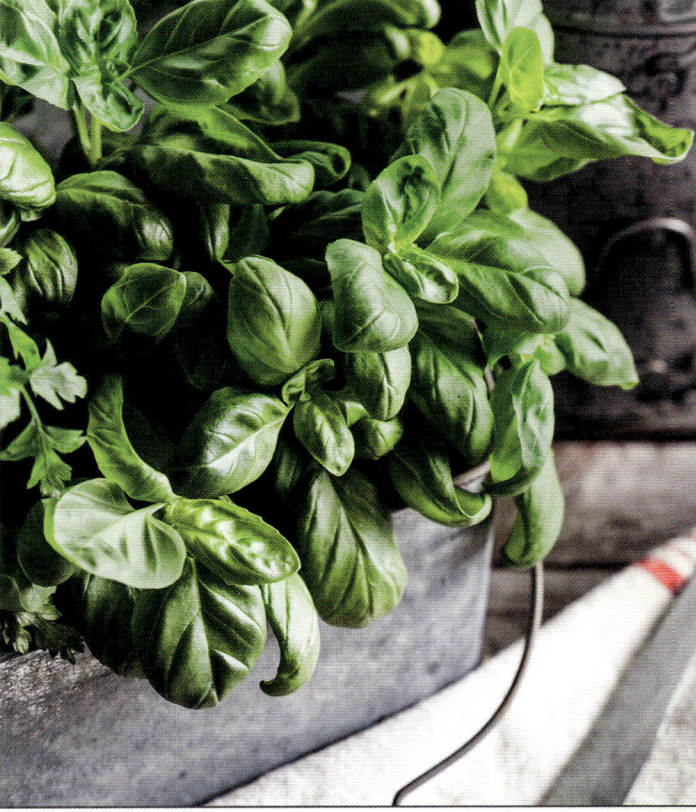

Links oben: Dass der Liebstöckel auch als »Maggikraut« bekannt ist, wundert nicht. Seine Blätter haben ein ganz besonders intensives Maggiaroma und sollten sparsam verwendet werden.

Links Mitte: Aus unserer Küche ist die Petersilie nicht wegzudenken. Sie schmeckt zu Suppen, Soßen, Salaten – einfach zu allem und liefert wertvolle Vitamine.

Links unten: Majoran ist ein Gewürz mit heilender Wirkung. Sein herb-aromatisches Aroma passt ideal zu Gegrilltem, Chili con Carne und Bratkartoffeln.

Rechts oben: Zu Tomaten-Mozzarella-Salat und anderen mediterranen Speisen gehört Basilikum einfach dazu. Das Kraut kann gut im Topf kultiviert werden, wächst aber im Sommer auch im Garten.

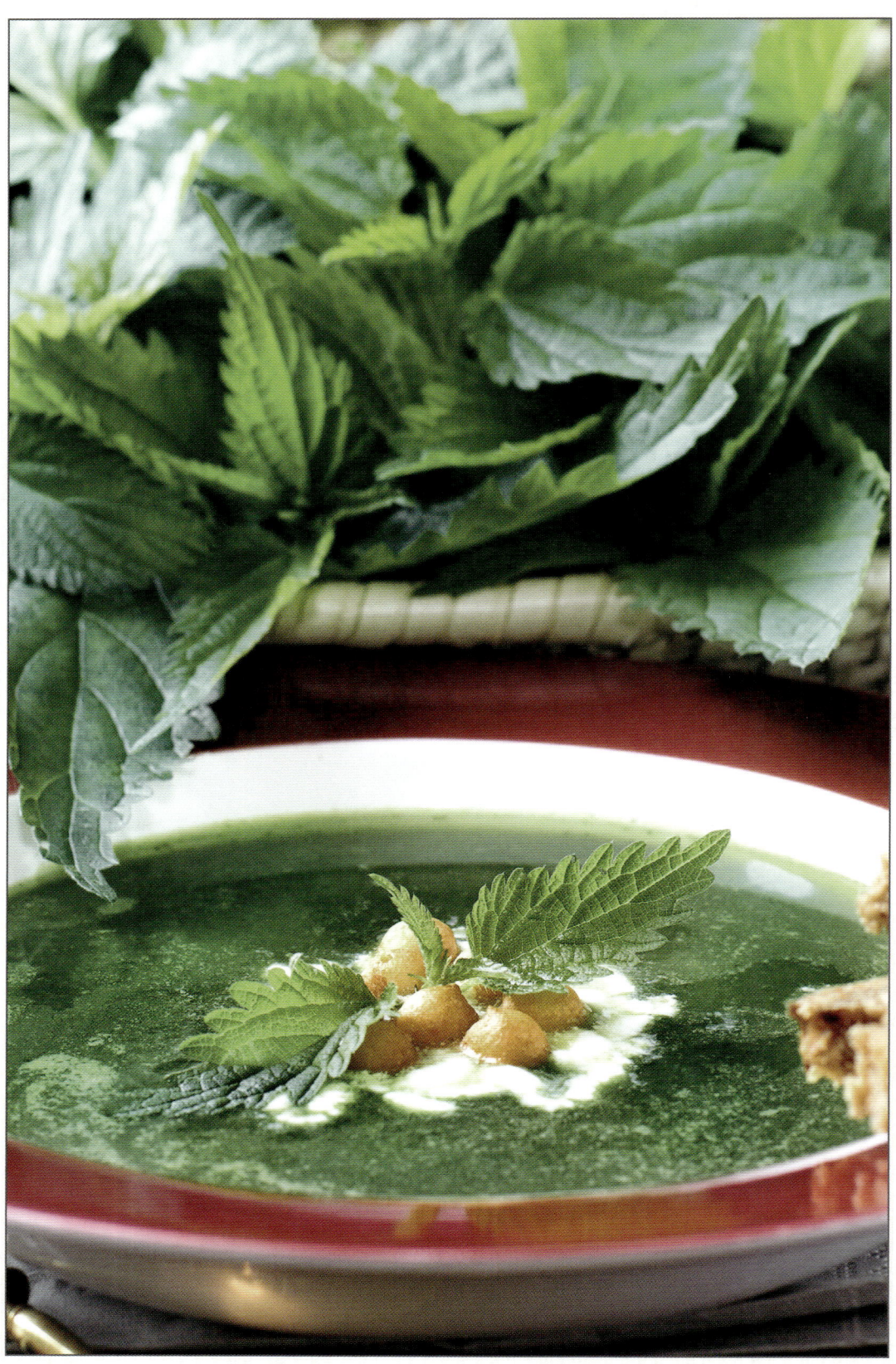

Rechts: Brennnesselsuppe ist eine besondere Spezialität und einfach zuzubereiten. Brennnesseln enthalten Mineralien und Spurenelemente, Eiweiß und Vitamine.

Brennnesselsuppe

4 Handvoll Brennnesseltriebe (einige Brennnesseltriebe zusätzlich zum Garnieren) |
750 ml entfettete Rinderbrühe oder Salzwasser | 2 Esslöffel Butter | 2 Esslöffel Mehl |
1 kleine Zwiebel | 375 ml Milch | etwas Petersilie | 1 Eigelb | Salz und Pfeffer zum Würzen |
saure Sahne *(für 4 Personen)*

Als Suppeneinlage eignen sich würfelig geschnittene, gekochte Kartoffeln oder geröstete Schwarzbrotschnitten. Dieses klassische und leckere Rezept aus Großmutters Küche liefert den Beweis, dass Delikatessen nicht teuer sein müssen.

1. Die gut gewaschenen Brennnesseln mit der heißen Brühe oder dem Salzwasser übergießen, 10 Minuten kochen lassen und abseihen. Den Kochsud aufheben, die Brennnesseln passieren oder im Mixer pürieren. Eine leichte Mehlschwitze aus Butter, Mehl und der Zwiebel herstellen, mit kalter Milch aufgießen und glatt rühren.

2. Den Brennnesselsud hinzufügen und 15 Minuten kochen lassen, dann die pürierten Brennnesseln hineingießen. Nochmals kurz aufkochen und mit Salz und Pfeffer abschmecken.

3. Das Eigelb mit wenig Milch verquirlen, die gehackte Petersilie unterrühren. Die Suppe vom Herd nehmen und damit legieren. Mit einem Teelöffel saurer Sahne und fein gehackten Brennnesseltrieben garnieren.

Brennnesseln werden bei mir nur dann ausgerissen, wenn sie wirklich in Konkurrenz zu anderen Kräutern stehen. Ansonsten lasse ich sie gewähren und pflücke sie für meine Tees und Suppen.

Wildkräutersalat

500 g Wildkräuter, zum Beispiel Brennnessel, Gänseblümchen, Löwenzahn, Sauerampfer |
2 kleine Schalotten | ½ Bund Schnittlauch | 100 ml Buttermilch | 100 g Naturjoghurt |
2 Esslöffel Obstessig | Salz und Pfeffer zum Würzen *(für 4 Personen)*

Ziegenkäse und geröstetes Schwarzbrot schmecken sehr gut dazu.

1. Die Kräuter unter fließendem Wasser waschen, vorsichtig trockentupfen, zerrupfen und in eine Salatschüssel geben. Für die Dekoration einige Blüten zurückhalten.

2. Nun das Dressing herstellen. Dazu die Schalotten abziehen und sehr klein hacken, den Schnittlauch waschen und in kleine Röllchen schneiden. Buttermilch und Joghurt mit einem Schneebesen kräftig verrühren, den Essig zufügen, mit Salz und Pfeffer würzen und Schalotten und Schnittlauch unterheben.

3. Das Dressing über die Wildkräuter gießen und den Salat mit den Gänseblümchen garnieren.

Kräuterbutter

250 g Butter | 2 Esslöffel Bärlauch | 1 Esslöffel junge Pastinakenblätter |
1 Esslöffel Gierschblätter oder ersatzweise Petersilie | Salz

Diese selbst gemachte Kräuterbutter eignet sich zum Verfeinern von Soßen und schmeckt besonders köstlich zu Steaks und Grillkoteletts. Je eine Scheibe davon gibt man auf jede Fleischportion. Die Butter lässt sich auch gut einfrieren. In einen Spritzbeutel eingefüllt, können kleine Häufchen dekorativ gespritzt werden.

1. Die Butter aus dem Kühlschrank nehmen und streichfähig werden lassen. Die Kräuter sehr fein hacken, etwas Salz zugeben und in die Butter einrühren.

2. Die Masse auf einer Alufolie (oder auf nassem Pergamentpapier) zu einer Rolle formen und kühl stellen.

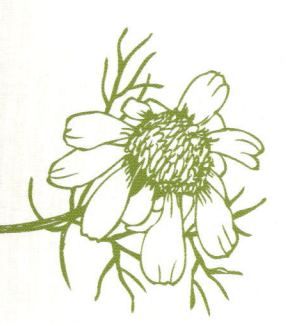

Natürlich gibt es verschiedene Rezepte mit Kräutern. Ich verwende sie aber gerne, sooft es geht. Überall, ob Suppe, Fleisch, Nudeln oder Kartoffeln, kommen einige klein gehackte Kräuter dazu.

Unkrautknödel mit brauner Butter und Käse

500 g Knödelbrot | 2 Esslöffel Mehl | Salz und Pfeffer | 1 mittelgroße Zwiebel |
200 g Butter | 250 ml Milch | 2 Eier | eine Handvoll Wildkräuter, zum Beispiel Giersch,
Schafgarbe, Brennnessel, Vogelmiere und Gartenkräuter wie Liebstöckel und Petersilie |
etwas braune Butter | 100 g Käse *(für 4 Personen)*

Allein der Name dieser Knödel lässt auf etwas ganz Besonderes hoffen. Sie schmecken köstlich als vegetarisches Gericht mit einem Salat dazu oder als Beigabe zu Fleischgerichten.

1. Knödelbrot, Mehl, etwas Salz und Pfeffer in eine Schüssel geben. Die Zwiebel klein schneiden, in der Butter anrösten und dazugeben. Milch mit Eiern verquirlen, die gewaschenen und klein geschnittenen Kräuter untermischen und mit dem Teig vermengen.

2. Den Teig ein wenig ziehen lassen. Knödel formen und in kochendem Wasser etwa 8–10 Minuten ziehen lassen. Mit etwas brauner Butter und geriebenem Käse servieren.

Blüten-Kräuterkuchen

250 g Zucker | 5 Eier | 250 ml Pflanzenöl | 250 g Mehl | ½ Teelöffel Backpulver |
250 ml Mineralwasser | 250 ml süße Sahne | Saft einer Zitrone | ¼ Becher saure Sahne |
200 g frische oder gefrorene Beeren, wie Himbeeren oder Erdbeeren | 1 Tasse Blüten
und süße Kräuter, wie Zitronenverbene, Agastacheblüten, Ananassalbeiblüten,
Marokkanische Minze

Der Kuchen lässt sich je nach Jahreszeit mit frischen Beeren und den gerade aktuellen
Kräutern variieren.

1. Den Backofen auf 180 Grad vorwärmen. Zucker und Eier sehr schaumig schlagen. Öl langsam
dazugeben. Mehl mit dem Backpulver mischen und einsieben und zum Schluss das Wasser unter-
mischen.Bei 180 Grad etwa 25 Minuten backen. Aus dem Ofen nehmen und auskühlen lassen.

2. Die Schlagsahne steif schlagen und unter die restlichen Zutaten mischen. Die klein geschnittenen
Blüten und Kräuter unterheben und alles auf den Kuchenboden verteilen. Im Kühlschrank fest werden lassen und mit Blüten garnieren.

Wenn ich ein Gericht mit bunten Blüten dekoriere, geht mir das Herz auf. Wie viele wunderschöne Dinge bekommen wir doch von der Natur geschenkt.

Bauernspargel oder Hopfensprossen

50 Hopfensprossen | 100 g Butter *(für 4 Personen)*

Dass Hopfensprossen als köstliches Gericht zubereitet werden können, ist kaum bekannt.
Dabei ist das Gericht schnell zubereitet. Sie schmecken auch in Teig gebacken sehr gut. Die
gekochten, noch bissfesten Sprossen können außerdem zu Salaten verarbeitet werden.

1. Den Hopfen vorsichtig ausschütteln und abwaschen. Aus den Sprossen 10er-Bündel machen und
im Salzwasser bissfest kochen.

2. Butter leicht bräunen und über die Sprossen gießen. Dazu schmeckt Kartoffelpüree mit Lauch-
ringen wunderbar.

Mamas Brennsuppe mit Majoran und anderen Kräutern

3 Esslöffel Öl | 100 g glattes Mehl | 1 l Gemüsebrühe | Salz und Pfeffer |
2 Handvoll gehackte Kräuter, wie Majoran, Petersilie und Liebstöckel *(für 2 Personen)*

»Diese Suppe erinnert mich immer an meine Kindheit. Wenn wir Kinder Bauchweh hatten oder überhaupt krank waren, wurde sie von der Mutter extra für uns zubereitet. Sie wirkte wahre Wunder.«

Unten: Nicht nur zum Bierbrauen und für Beruhigungstees ist Hopfen gut. In der Küche macht er auch als Bauernspargel von sich reden.

1. Öl heiß werden lassen und das Mehl unter ständigem Rühren darin bräunen. Mit Gemüsebrühe aufgießen, weiterrühren und mit Salz und Pfeffer würzen. Zum Schluss die gehackten Kräuter unterheben.

2. Dazu schmeckt geröstetes Schwarzbrot.

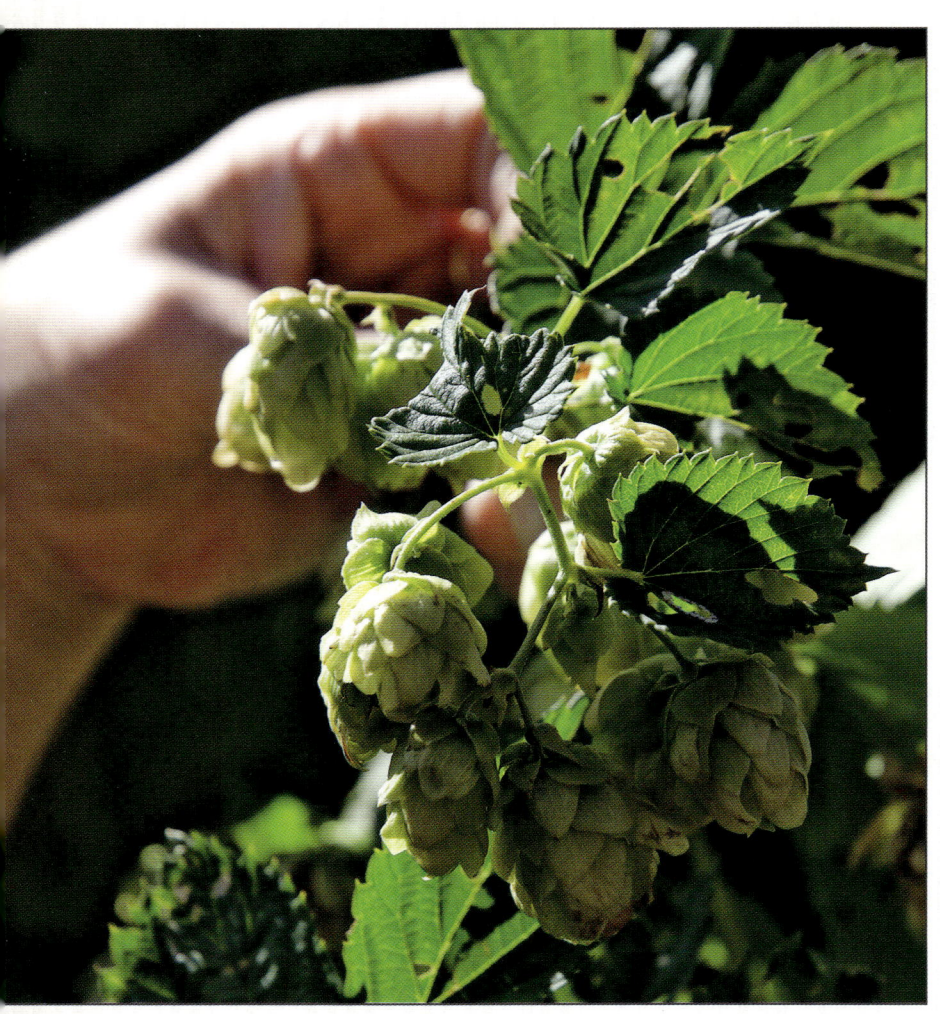

Holundermilch für Erwachsene

5 Dolden oder 3 Esslöffel getrocknete Holunderblüten | 1 l Milch | 4 Esslöffel Honig | 2 Gläschen Cognac oder Rum | 3 Eigelb *(für 2 Personen)*

1. Holunderblüten in Milch kurz aufkochen, abseihen und überkühlen.

2. Dann den Honig in der Holundermilch auflösen, Cognac oder Rum dazugeben und das Eigelb einrühren.

Holundermilch für Kinder

750 ml Milch | 2 Holunderblütendolden | 2 Esslöffel Honig |
1 Messerspitze Vanillezucker *(für 2 Kinder)*

Die kochende Milch über die abgezupften Blüten gießen, 15 Minuten ziehen lassen und abseihen. In die noch lauwarme Milch den Honig einrühren und den Geschmack mit Vanillezucker abrunden.

Gebackene Holunderblüten

400 g glattes Mehl | 2 Päckchen Vanillezucker | 4 Eier | 2 Esslöffel Öl | 500–700 ml Sekt |
200 ml Mineralwasser | Prise Salz | 20–24 Holunderblütendolden *(für 4 Personen)*

1. Mehl mit dem Vanillezucker gut vermischen. Mit den Eiern, dem Öl, etwas Salz sowie dem Sekt und Mineralwasser rasch zu einem dünnflüssigen Teig verrühren. Wenn der Arbeitsvorgang nicht rasch vor sich geht, wird der Teig beim Backen zäh anstatt knusprig.

2. Die vorsichtig abgeschüttelten Dolden in den Teig tauchen und im heißen Fett ausbacken.

Unten: Mit Holunderblüten kann man einige Köstlichkeiten zubereiten. Holundersirup und Küchlein genauso gut wie Holundermilch, zu der auch getrocknete Blütendolden verwendet werden können.

Holunderblütengelee

15 Holunderblütendolden | 1 kg Gelierzucker | 500 ml Apfelsaft |
5 g Zitronensäure | 230 ml Mineralwasser

1. Von den sauberen Blütendolden vorsichtig die Blüten abzupfen, mit dem Gelierzucker mischen und eine Stunde ziehen lassen. Apfelsaft, Wasser und Zitronensäure zugeben, alles aufkochen lassen.

2. Drei Minuten sprudelnd kochen lassen, sofort in saubere Gläser füllen und verschließen. Nach dem Abkühlen beschriften.

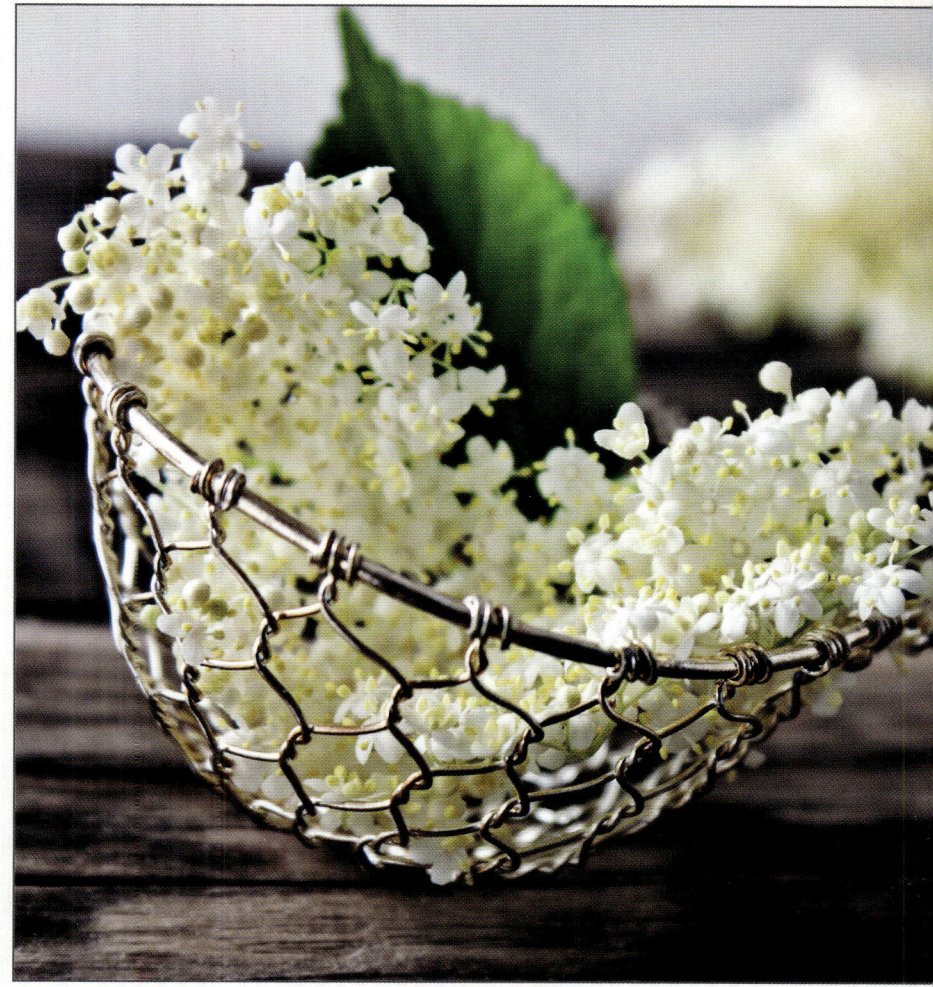

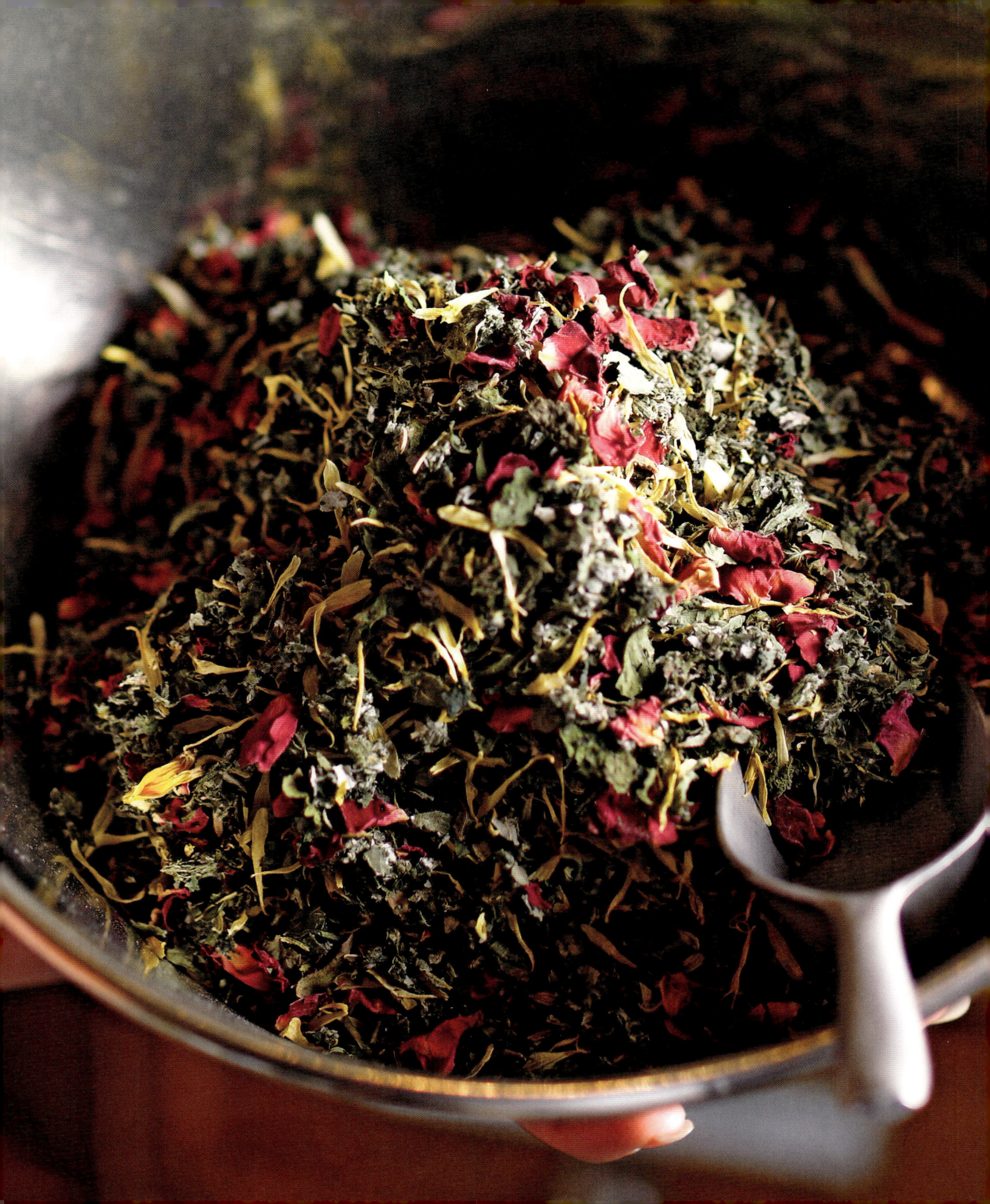

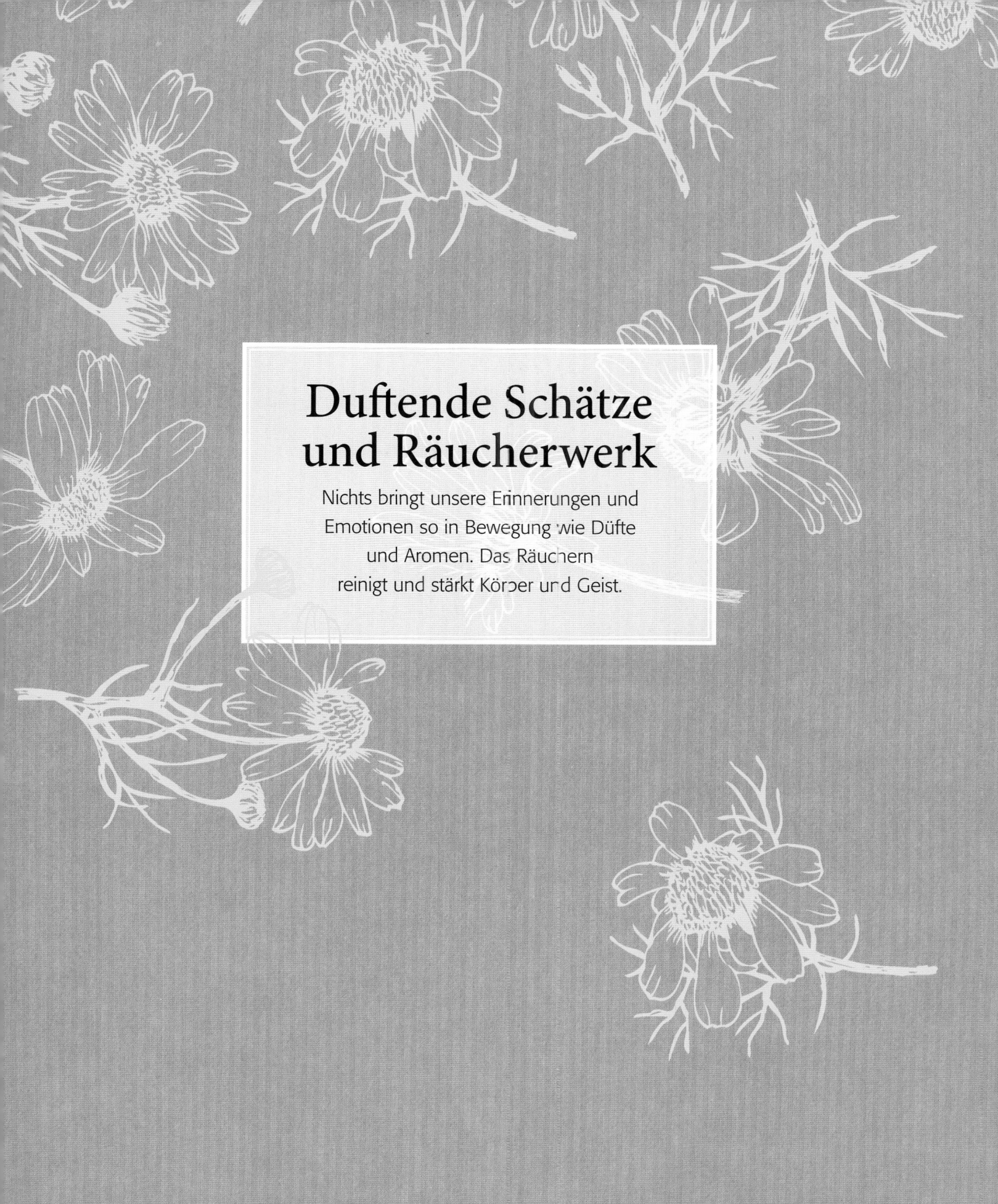

Duftende Schätze und Räucherwerk

Nichts bringt unsere Erinnerungen und Emotionen so in Bewegung wie Düfte und Aromen. Das Räuchern reinigt und stärkt Körper und Geist.

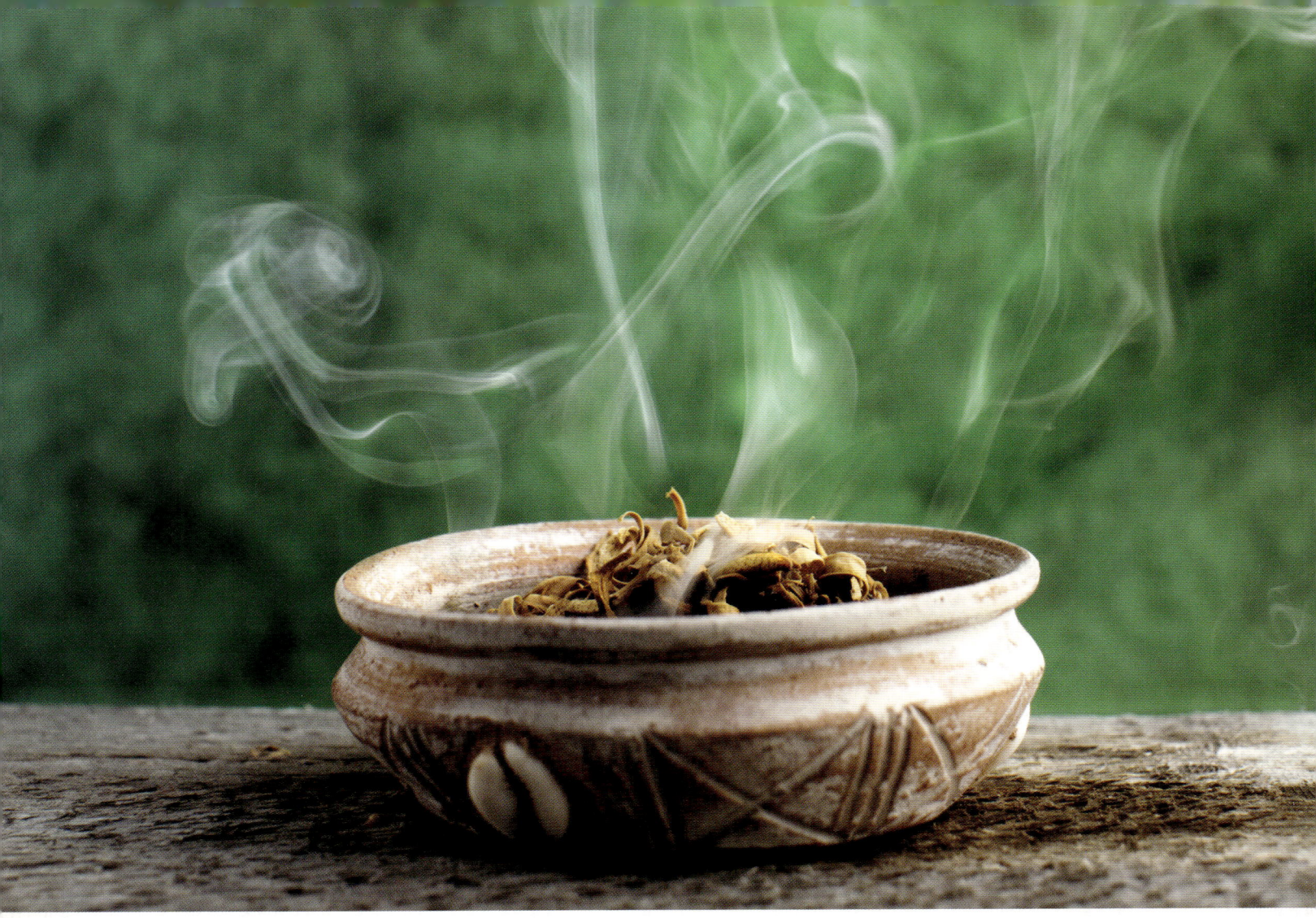

Kräuterduft liegt in der Luft

Wir sehen, wir fühlen, wir hören – doch gerade das Riechen beeinflusst unsere Stimmung besonders stark. Düfte gehen durch die Nase direkt ins Gehirn und haben Einfluss auf das Wohlbefinden. Außerdem sind es gerade besondere Gerüche, die Erinnerungen aus der Kindheit und Jugend wachrufen; Erinnerungen an Feste, an Menschen, an gutes Essen.

In vielen Pflanzen sind ätherische Öle und andere duftende Inhaltsstoffe enthalten. Beim Lavendel werden sie bereits beim Streifen der Blätter und Blüten mit der Hand frei. Bei der Zitronenverbene müssen die rauen Blätter gerieben werden, dann entfaltet sich das wunderbar zitronige Aroma. Dabei haben die einzelnen Düfte eine unterschiedliche Wirkung; sie können beleben und die Stimmung aufhellen, beruhigen und besänftigen oder auch ein Labsal für die Atemwege sein.
In früheren Zeiten war das Räuchern in den Raunächten üblich, in verschiedenen Gegenden wird es bis heute noch so gehalten.

Traditionell wird am Heiligen Abend, an Silvester und am Vorabend des 6. Januar geräuchert. Diesem Ritual aus vorchristlicher Zeit wird heute kaum noch Beachtung geschenkt. In eine alte gusseiserne Räucherpfanne wird die Kohle aus dem Ofen gelegt. Darauf kommen Knoblauchschalen, Wacholder, der an Ostern geweihte Palmbuschen, Weihrauch und Harz.

»Wenn die alte Räucherpfanne mit Zweigen vom Palmbuschen, Knoblauchschalen, Weihrauch und Kohle gefüllt wird, dann hab ich das Gefühl, es beginne eine ganz große Reinigung des scheidenden Jahres. Mit einem Gebet auf den Lippen und Weihwasser zum Besprühen in der Hand geht es zuerst in den Stall, zu jedem Tierlein, und gleich drauf im Haus in alle Räume. Es liegt ein Dank für das alte Jahr und auch gleichzeitig ein Segnen und Bitten für das neue Jahr in diesem Räucherritual.«

Neben diesem sehr spirituellen Vorgang hat das Räuchern einen desinfizierenden Nutzen. In Krankenhäusern wurde beispielsweise regelmäßig mit Salbei geräuchert, der entzündungshemmend und reinigend wirkt.

Nicht nur in den Raunächten beziehungsweise zur Weihnachtszeit kann geräuchert werden. Mit Räucherkohle, einem passenden Gefäß und den richtigen Kräutern ist das Räuchern zu jeder Zeit und ganz nach den eigenen Bedürfnissen möglich.

»Eines der schönsten Dufterlebnisse für mich ist wohl das Nach-Hause-Kommen von der Schule, wenn der Duft vom Mittagessen mich empfing oder der Duft von Holzspänen im Herd.«

So wird's gemacht

Zum Räuchern benötigen Sie ein feuerfestes Gefäß, am besten mit einem Füßchen, Räucherkohle, die es im Fachhandel in unterschiedlichen Größen gibt, ein wenig Sand, damit die Kohle nicht direkt aufliegt, und natürlich Räucherwerk. Das sind die verschiedenen Mischungen, die je nach Gemütszustand verwendet werden können.

Geben Sie ein wenig Sand in die Räucherschale und darauf die Kohle, die nun angezündet wird. Es dauert eine Weile, bis die Kohle grau geworden ist, danach kommt das Räucherwerk dazu. Auf keinen Fall darf die Kohl rot glühen, denn dann würden die getrockneten Kräuter verbrennen und Schadstoffe freigeben. Die Kohle sollte grau bis weiß durchgeglüht sen, so wie beim Grillen. Nehmen Sie nicht zu viel Räuchergut – Kopfschmerzen könnten die Folge sein. Besser ist es, immer wieder einige Kräuter nachzulegen. Zunächst bleiben alle Fenster und Türen geschlossen, damit der Rauch das Zimmer und alle, die sich darin befinden, ganz umfängt. Versuchen Sie, die Räucherzeremonie ganz ruhig und entspannt zu gestalten, und schicken Sie alles, was Sie belastet, mit dem aufsteigenden Rauch mit. Wenn die Räucherung fast fertig ist, werden Fenster und Türen kurz geöffnet, damit alles Unangenehme, Schlechte und Belastende mit dem Rauch nach draußen zieht.

So wie die Kräuter in den Teemischungen unterschiedliche Wirkungen haben, ist das auch bei Räuchermischungen. Salbei wirkt beispielsweise reinigend und entzündungshemmend, Pfefferminze belebend und Lavendel beruhigend. Beim Räucherwerk können darüber hinaus Wacholder, Fichte, Tanne, Eisenkraut, Weihrauch oder Knoblauchschalen verwendet werden.

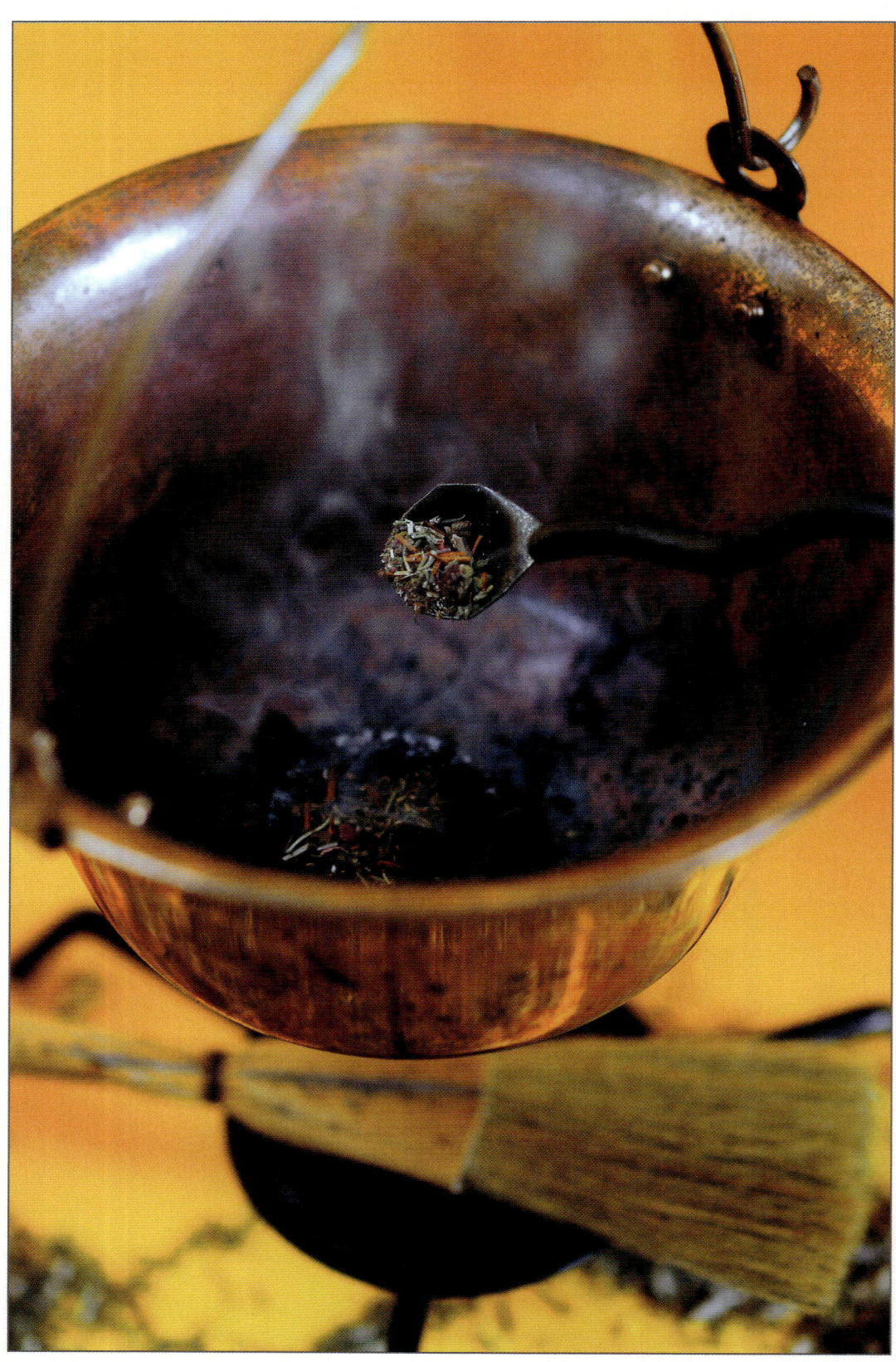

Rechts: Zum Räuchern wird ein ausreichend großes Gefäß benötigt. Ist die Kohle weiß durchgeglüht, dann wird das Räucherwerk dazugegeben.

Beruhigendes Räucherwerk: Zitronenmelisse | Johanniskraut | Goldmelisse

Belebendes Räucherwerk: Pfefferminze | Tanne | Fichte | Eisenkraut

Erfrischendes Räucherwerk: Zitronenverbene | Zitronenthymian

Befreiendes Räucherwerk bei Erkältung: Thymian | Pfefferminze

Blaues Räucherwerk
Indischer Räuchersalbei | Römische Kamille | Wacholderkraut | Zitronenverbene | Engelwurz *(Angelika)*
Wirkung: Die Räuchermischung bringt starke Energie, Lebenskraft und Frieden und kann als eine Art Glücksbringer angesehen werden. Sie ist reinigend und aufbauend.

Rotes Räucherwerk
Lavendel | Johanniskraut | Zitronenmelisse | Eisenkraut
Wirkung: Die Räuchermischung ist ein wahrer Seelenbalsam. Sie bewirkt Entspannung, geistige Klarheit und schafft neue Balance im Leben. Sie soll Liebe bewahren und schützen und ist als eine Art Glücksbringer anzusehen.

Gelbes Räucherwerk
Salbei | Zirbelkiefer | Rosmarin
Wirkung: Die Räuchermischung ist heilend und reinigend. Sie dient der geistigen Stärkung.

Grünes Räucherwerk:
Pfefferminze | Thymian | Tannennadeln
Wirkung: Die Räuchermischung wirkt befreiend. Sie fördert Tatkraft, Selbstvertrauen und Konzentration.

Violettes Räucherwerk:
Engelwurz *(Angelika)* | Salbei | Beifuß
Wirkung: Die Räuchermischung wirkt schützend und reinigend. Sie fördert das Loslassenkönnen, Mut und geistige Kraft.

Süßes Räucherwerk:
Zitronenverbene | Ananassalbei | Zitronenmelisse
Wirkung: Das Räucherwerk aktiviert Frohsinn, Freude und Freundschaft.

Fichte bringt in einer Räuchermischung neuen Schwung und belebt, Eisenkraut ist das Energiekraut und Knoblauchschalen wirken reinigend und desinfizierend.

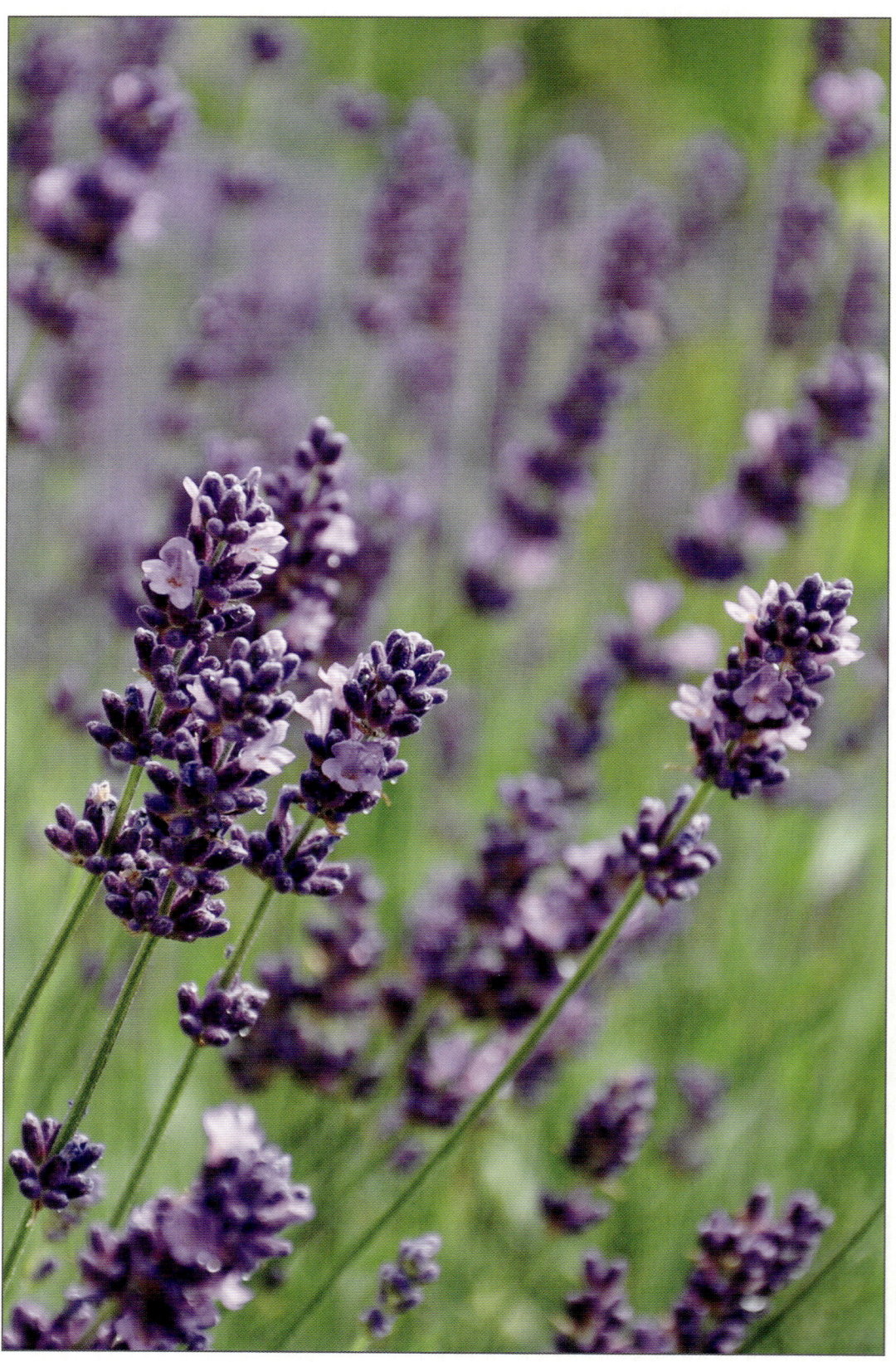

Rechts: Duftsäckchen werden überwiegend mit Lavendel gefüllt. Rosmarie verwendet immer wieder andere Stoffe, um daraus die duftenden Kissen herzustellen.

Für das Räuchern sollten Sie sich Zeit nehmen; mit Hektik und auf die Schnelle wird sich keine Wirkung einstellen.

Für den Alltag eignen sich Duftlampen. In eine Wasserschale werden einige Tropfen ätherisches Öl gegeben. Mithilfe eines Teelichtes entweichen die Aromen in die Luft und können ebenfalls beruhigend oder belebend wirken. Vor allem die zitronigen Düfte sind sehr angenehm und frisch. Wichtig ist, dass Sie gutes Öl verwenden, das allerdings seinen Preis hat. Dafür benötigt man aber auch nur wenige Tropfen. Ist die Dosierung zu hoch, werden sich zwangsläufig Kopfschmerzen und Unwohlsein einstellen.

Duftsäckchen

Sehr schön zum Einschlafen, zum Wohlfühlen und Entspannen sind Duftsäckchen und Duftkissen. Es gibt sie zwar mancherorts bereits fertig zu kaufen, doch genauso gut kann man sie selbst herstellen. Genäht sind die Kissen schnell. Bei den kleineren, die mit Lavendel gefüllt und in den Schrank gelegt werden, benötigt man keine separate Hülle. Die Lavendelsäckchen schützen im Schrank vor Motten, oder sie verströmen im Auto ihren angenehmen Duft. Die größeren Kissen, die zum Schlafen genommen werden, benötigen allerdings noch einen Bezug, den man bei Bedarf zum Waschen abnehmen kann. Gefüllt werden die Kissen mit getrockneten Kräutern. Neben Lavendel bieten sich Zitronenmelisse und Apfelminze an oder Zitronenverbene und Rosmarin. Auch der Duft von Hopfenzapfen verhilft zu einem guten Schlaf, und wenn Fenchel und Kamille im Kissen sind, ist das bei Bauchweh und Magenkrämpfen gut. Beim Bestücken des Duftsäckchens sollte man die Blätter und Blüten ganz vorsichtig einfüllen, damit sich der Duft länger hält. Bei jedem Berühren des Kissens und beim Drauflegen werden die Kräuter geknickt und gequetscht und verströmen wieder neu ihre duftenden Inhaltsstoffe.

Rosmarie gibt außerdem noch Dinkelspelzen dazu. Sie machen die Kissen etwas schmiegsamer und sind sehr wertvoll, weil sie Verspannungen und Kopfweh ausleiten. Auch bei Kindern sind die Duftkissen sehr beliebt und helfen tatsächlich, wenn die Kleinen unruhig schlafen.

Zum Verschenken

Wenn Sie selbst Duftsäckchen zum Verschenken herstellen wollen, benötigen Sie bedruckten Stoff oder Tüll, buntes Geschenkband, Dinkelspelzen, eine Schere, verschiedene Heilkräuter und ätherische Öle. Mithilfe einer Nähmaschine oder aber per Hand werden einfache rechteckige Säckchen genäht, wobei noch eine kleine Öffnung belassen wird. In die füllen Sie die getrockneten Kräuter und Dinkelspelzen; aber nicht zu viel, damit das Material noch etwas beweglich ist und das Säckchen mit dem Geschenkband oben locker zugebunden werden kann. Beträufeln Sie dann das Säckchen je nach Verwendung der Kräuter, mit einem besonderen ätherischen Öl.

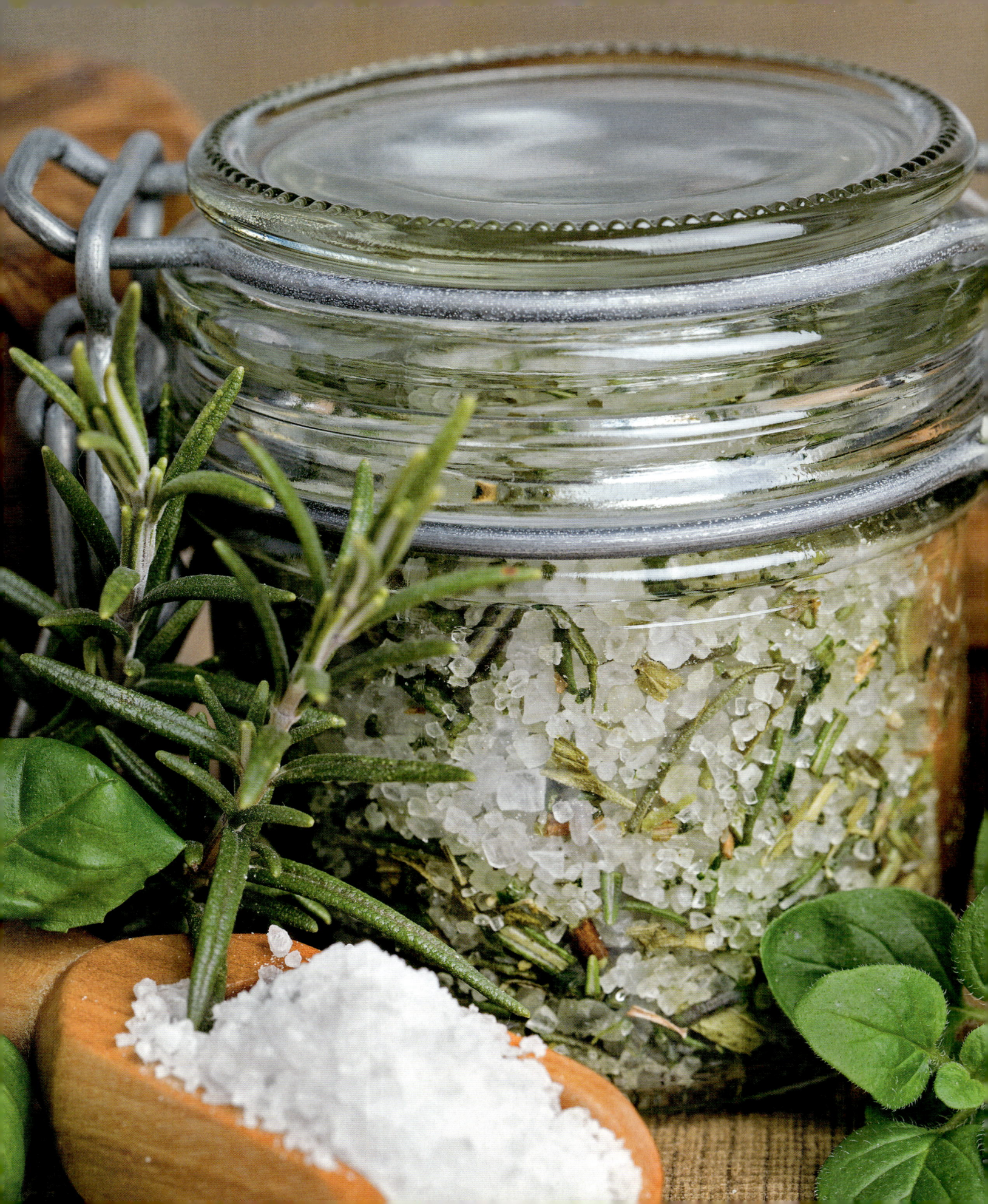

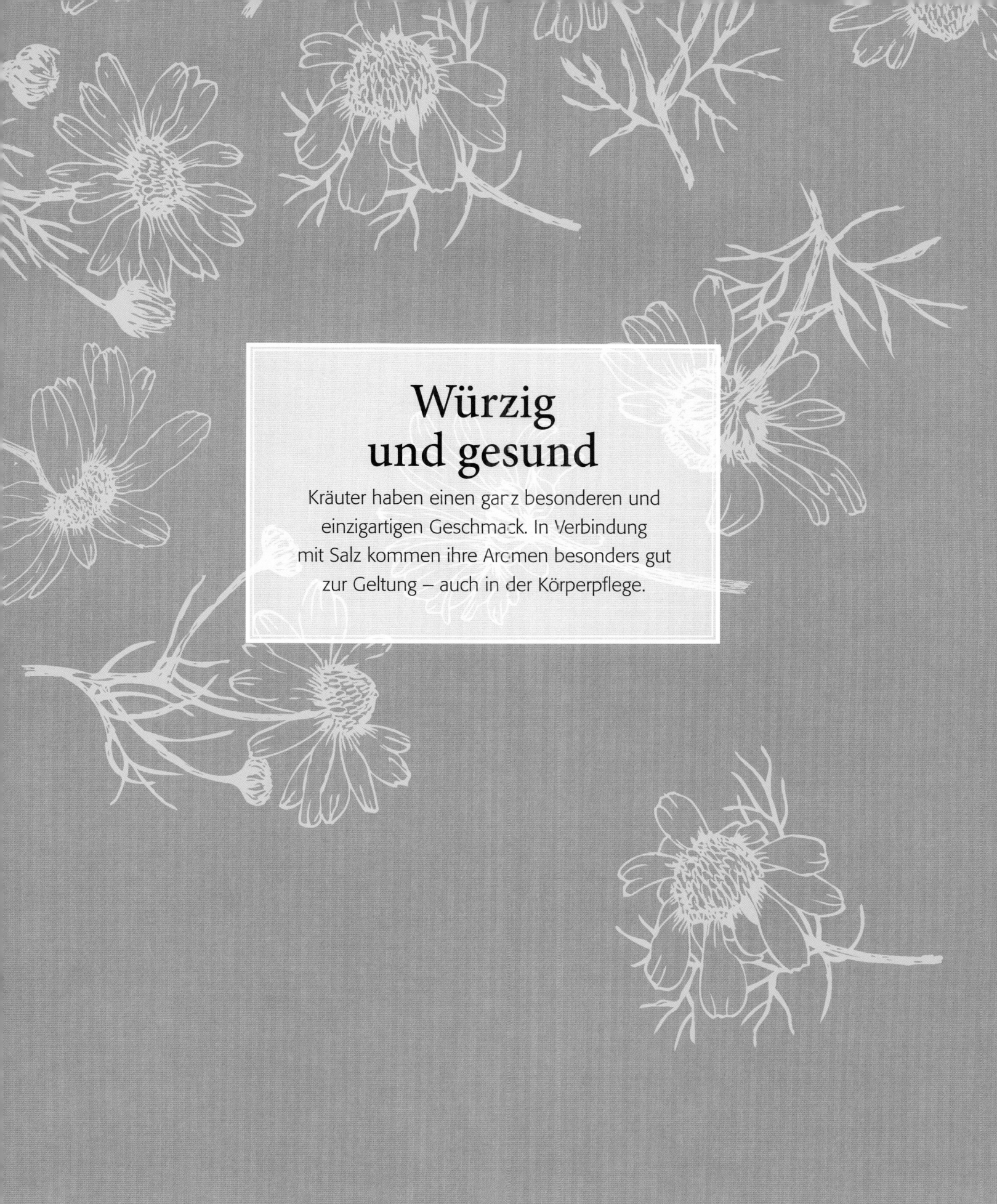

Würzig und gesund

Kräuter haben einen ganz besonderen und einzigartigen Geschmack. In Verbindung mit Salz kommen ihre Aromen besonders gut zur Geltung – auch in der Körperpflege.

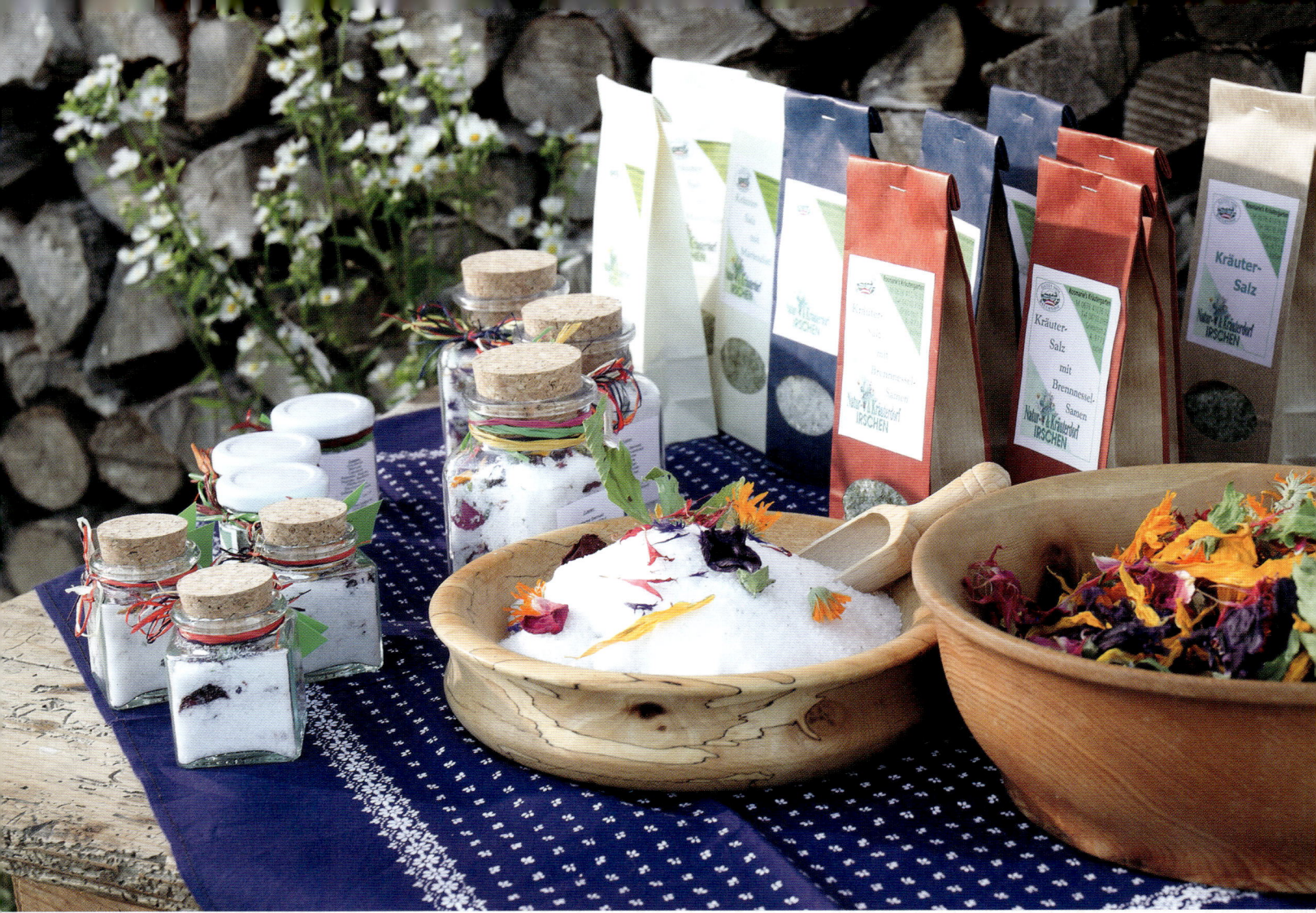

Kräutersalze

Kräuter und Salz – was für eine gute Kombination könnte das sein, wenn Wert auf beste und vielfältige Produkte gelegt würde. Kräuter bringen in die Speisen ganz besondere Aromen und Geschmacksrichtungen. Obwohl es so einen Reichtum an geschmacklicher Kräutervielfalt gibt, werden jedoch überwiegend die gängigen Kräuter wie Petersilie, Schnittlauch und vielleicht noch Majoran zum Würzen verwendet.

Ähnlich ist es mit dem Salz. Salz ist lebensnotwendig, auch wenn wir es heutzutage häufig damit übertreiben. Ohne Salz würde der menschliche Körper austrocknen, denn das Natrium im Kochsalz bindet Wasser und transportiert es auf diese Weise. Salz hat noch viele andere Funktionen, zum Beispiel ist es für die Nerven unentbehrlich. Als es Salz noch nicht in Hülle und Fülle zu kaufen gab, war das »weiße Gold« ein besonders wertvolles Gut und sehr teuer. Durch billig vorhandenes raffiniertes Speisesalz ist der Salzkonsum drastisch gestiegen, und es ist nicht mehr wertvoll für unseren Körper, sondern schädlich. Wir verwenden zu viel vom falschen Salz.

Aber es geht auch anders: In Rosmaries Kräutersalzen wird das Gute von Kräutern und Salz miteinander kombiniert. Grundstoff ist zunächst kein billiges Speisesalz, sondern wertvolles Karpatensalz. Dieses kristalline Steinsalz enthält über 84 verschiedene Mineralstoffe und Spurenelemente und viel Natriumchlorid. Es ist die Ausgangsbasis für die verschiedenen Kräutersalze, die Rosmarie herstellt.

Das Grundsalz

Im vielseitig verwendbaren Grundsalz sind eine Menge getrockneter Kräuter aus dem Garten enthalten.

- **Liebstöckel** wirkt ausleitend und stärkt Blase und Nieren.
- **Petersilie** enthält Mineralstoffe und Vitamine.
- **Majoran** schützt Magen und Darm und bringt eine pfeffrige Note in das Kräutersalz.
- **Thymian** unterstützt die Bronchien.
- **Basilikum** unterstützt den italienischen Charakter.
- **Sellerie** ist ein universelles Küchenkraut.
- **Beifuß** ist fettregulierend und liefert die leicht bittere Note im Salz.
- **Brennnessel** steuert viele Vitamine und Mineralstoffe bei.
- **Pfefferminze** und Zitronenmelisse runden das Salz ab. Es darf aber nur sehr wenig von beidem genommen werden, damit die frischen Kräuter nicht vorschmecken.

Die Kräuter für das Salz müssen sehr trocken sein, denn ansonsten schimmeln sie im Salz. Die Blätter werden einzeln getrocknet, dann durch ein Sieb gerieben, anschließend zusammen mit wenig Salz fein gemahlen und zum Schluss in einem ausreichend großen Gefäß mit dem Salz gemischt.

Sellerie darf in der Mischung nicht fehlen; Rosmarie verwendet den Schnittsellerie aus ihrem Garten. Blätter und Stängel werden ebenfalls gut getrocknet in das Salz eingerieben.
Jeder kann sich mit seinen Lieblingskräutern selbst ein Salz nach eigenem Geschmack und Vorlieben kreieren. Rosmaries Kräutersalz schmeckt zu Kartoffelgerichten, Salaten, Aufläufen, in Suppen und Soßen, im Quark oder einfach nur auf dem Butterbrot. Und die Kräuterbutter schmeckt köstlich, wenn sie mit Kräutersalz zubereitet wird.

»Es ist so praktisch, ein Kräutersalz zum Essen zu verwenden. Die Gerichte haben immer einen guten Geschmack, und ich tu mir durch das wertvolle Salz und die Kräuter etwas Gutes.«

Salzvariationen

Eine besondere Variante ist das Kräutersalz mit Brennnesselsamen. Die Samen sind reif, wenn sie sich schwarz verfärben. Damit sie nicht schon im Garten ausfallen, werden die ganzen Pflanzen mit den noch unreifen Samen abgeschnitten und in Kartons gelegt. Sobald sie reif sind, fallen die Samen in den Karton und können ausgelesen werden.

Eine weitere Variation ist die Streuwürze mit gerösteten Sonnenblumen- und Kürbiskernen. Dieses Salz verleiht Salaten, Tomaten-Mozzarella-Gerichten und Nudeln den »letzten Pfiff«.

Ebenso lässt sich ein Knoblauchsalz schnell und einfach herstellen. Rosmarie verwendet dafür nur fünf Prozent Kräuter, ansonsten getrocknete Knoblauchzehen und Knoblauchkraut. Sowohl von den Zehen als auch vom Kraut werden dünne Scheiben und Ringe abgeschnitten, die im Dörrapparat nebeneinandergelegt und getrocknet werden. Nur wenn alles ganz trocken ist, kann es mit Salz vermahlen und anschließend mit dem groben Salz vermischt werden. Welches Mischungsverhältnis von Salz, Knoblauch und Kräutern passt, muss jeder für sich selbst herausfinden. Deshalb stellt man zunächst einmal kleine Mengen des Salzes her.

In hübsche Gläser gefüllt, sind selbst hergestellte Kräutersalze ein nettes Geschenk, vor allem wenn sie mit Kräutern aus dem Garten angereichert werden. Besonders attraktiv ist Rosmaries Blütensalz »Valentina« mit getrockneten Blütenblättern von Malve, Ringelblume, Kornblume, Gänseblümchen,

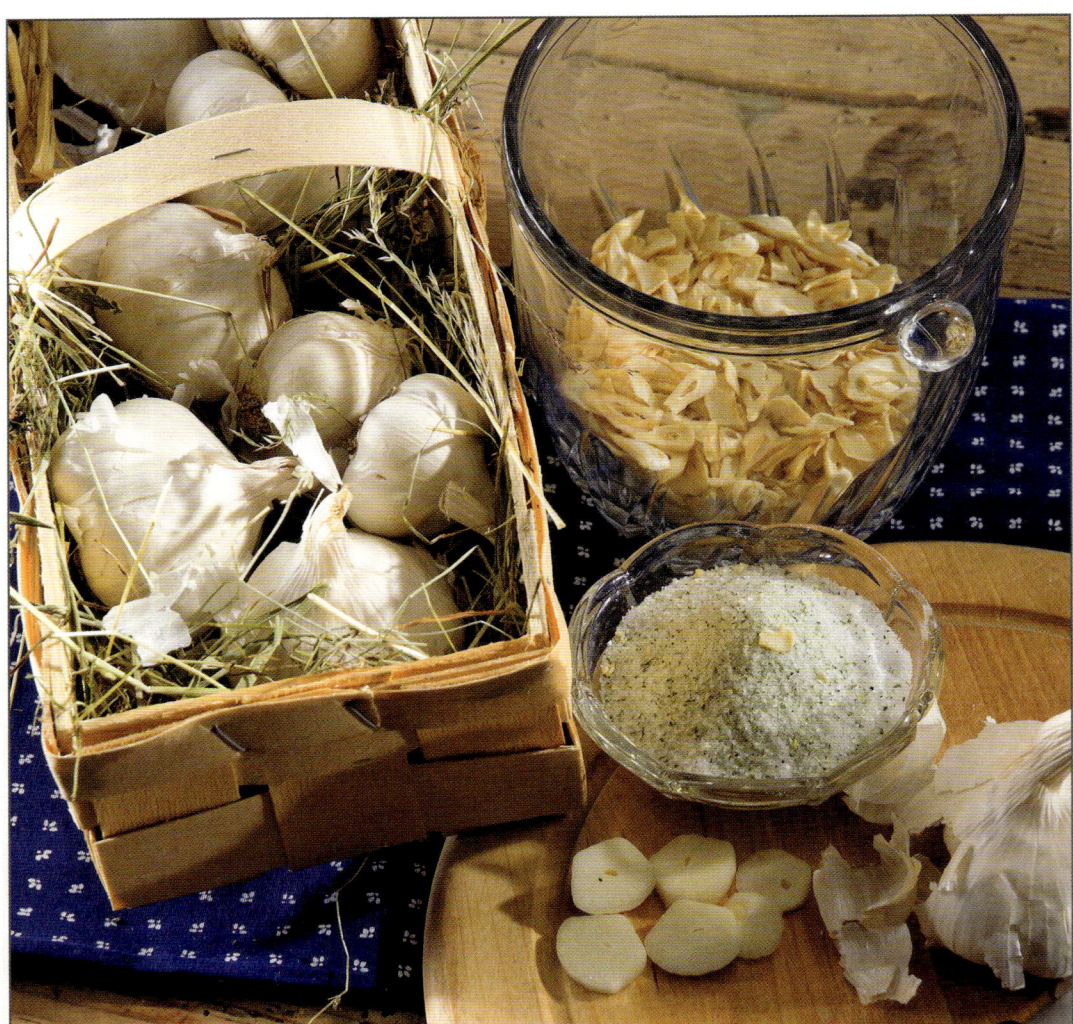

Rechts: Es ist recht einfach, Knoblauchsalz selbst herzustellen. Für größere Mengen sollte man aber erst einmal das Mischungsverhältnis von Salz und Knoblauch ausprobieren.

Stiefmütterchen, Rose und Sonnenblume. Als blumige Würze gibt Rosmarie noch Basilikum und Lauch dazu. Das Blütensalz schmeckt nicht nur gut, sondern ist eine Augenweide auf Cremesuppen, Kartoffelbrei und Selleriemus.

Würzen ohne Salz

Würzen ohne Salz, geht das? Viele Speisen sind an sich schon sehr salzig, da braucht man nicht auch noch mit einem Kräutersalz zu würzen. Als salzlose Varianten bieten sich das Salat- und das Pizzagewürz von Rosmarie an. Für das Pizzagewürz werden getrocknete Blätter von Kerbel, Dill, Petersilie, Liebstöckel, Majoran und Sellerie grob zerrieben. Die Mischung darf nicht zu fein sein, damit sie beim Würzen und Bestreuen nicht einfach davonfliegt, weil das schwerere Salz fehlt. Dasselbe gilt für das Salatgewürz. Darin enthalten sind vor allem Rosmarin, Basilikum, Liebstöckel, Petersilie und Lauch oder was Ihnen sonst noch gefällt.

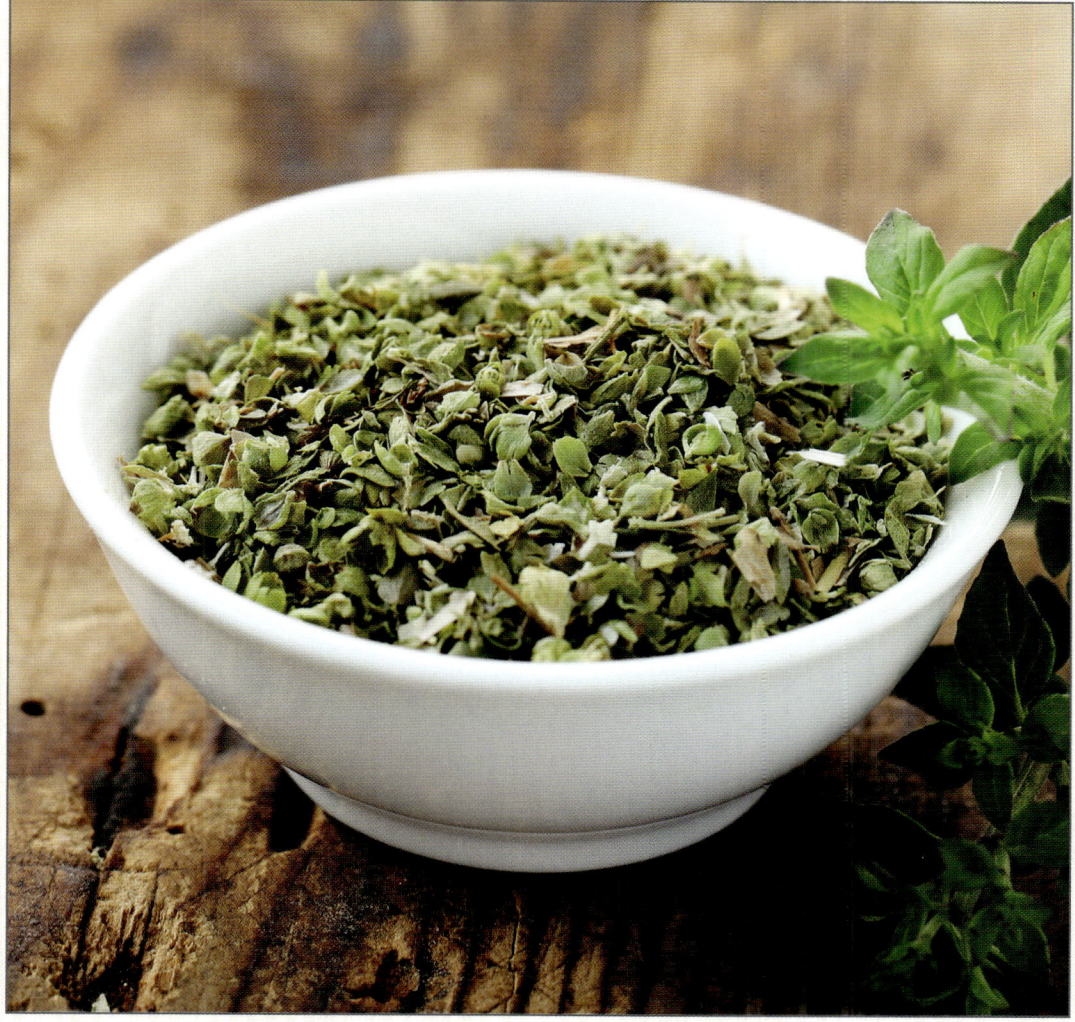

Links: Damit ein Kräutersalz nicht verklumpt und schön rieselfähig bleibt, müssen die Blätter und Blüten sehr trocken sein. Vor dem Mischen werden sie noch durch ein Sieb gestrichen.

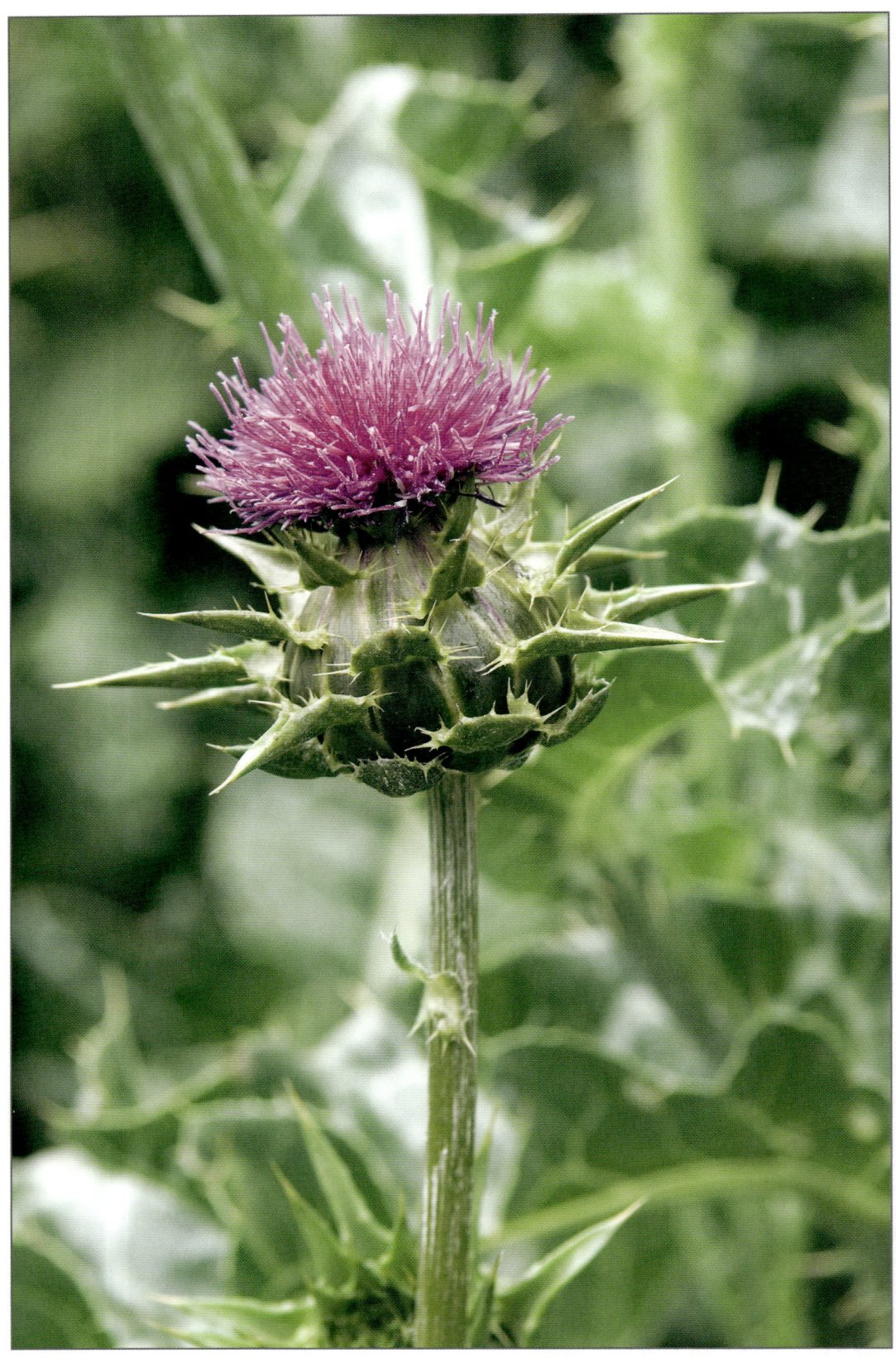

Rechts: Auf das Mariendistel-
Salz ist Rosmarie besonders
stolz. Es bringt ein außerge-
wöhnliches Aroma in alle
Speisen und ist zudem noch
sehr gesund.

Von manchen Kräutern, wie Rosmarin und Schnittlauch, wissen wir, wie gut sie sich zum Würzen eignen und welche positiven Wirkungen sie auf unseren Organismus haben. Daneben gibt es eine ganze Reihe von Pflanzen, denen wir diese Eigenschaften gar nicht zutrauen, allen voran die Mariendistel. »Die Mariendistel ist eine wahre Respektsperson. Sie ist eine Schönheit mit ihren silbrig weißen Blättern im satten Grün und den lilafarbenen Distelblüten und ist doch stachelig und etwas unnahbar. Sie scheint sagen zu wollen: ›Ich lasse nicht alles an mich ran!‹ Die Blätter ähneln in der Form der Leber, und so zeigt diese Signatur auch ihr Einsatzgebiet an: Sie unterstützt die Leber und die Galle. Außerdem ist sie für den Organismus sehr reinigend.«

Aus den Blüten entwickeln sich im Reifeprozess die absolut hochwertigen Samen. Rosmarie erntet sie, wenn sie dunkel werden und wie kleine Käferchen aussehen. Bei der Ernte werden die wuscheligen Distelköpfchen abgeschnitten und getrocknet. Erst jetzt trennt man vorsichtig die Samen von den weißen Härchen.

Die jungen frischen oder getrockneten Blätter sind auch für einen Tee gut geeignet, allerdings ein bisschen bitter. Aber da kommt das Bitterkraut wieder zum Tragen, und wenn der Mensch keine bitteren Kräuter bekommt, wird er bekanntlich selbst bitter.

»Eine meiner Kundinnen hat das Mariendistel-Kräutersalz zunächst mit großem Argwohn betrachtet. Ihre Leberwerte waren sehr schlecht, doch alle Maßnahmen hatten nichts gebracht, und sie wollte eigentlich gar nichts mehr wissen von irgendwelchen Heilkräutern. Trotzdem hat sie ein Päckchen vom Salz mitgenommen und getestet – und es hat tatsächlich gewirkt. Die Kundin hatte mich einige Zeit später angerufen und mir davon berichtet. Mich hat das sehr bewegt, denn trotz der Skepsis hat die Mariendistel doch ihre Wirkung entfaltet. Sie hat eine große Kraft.«

ROSMARIES BESONDERER TIPP
Wie ich die Mariendistel im Garten kultiviere

Die Heilpflanze Mariendistel ist eine schöne und stattliche Staude im Garten. Nicht umsonst gilt sie als eine der schönsten Distelarten. So hoheitsvoll sie auf den ersten Blick wirkt, so möchte sie auch behandelt werden. Es muss ein sonniger und gleichzeitig feuchter Platz sein, an dem sie sich wohlfühlt; der Boden sollte nicht austrocknen. Was sie gar nicht mag, ist ein Umsetzen. Mit ihrer langen Pfahlwurzel kann das auch kaum gut gehen, denn beim Herausnehmen aus dem Boden werden meistens zu viele Seitenwurzeln und ein Stück der Hauptwurzel abgebrochen. Sie wird aller Wahrscheinlichkeit nicht an einem neuen Standort anwachsen. Im Grunde genommen erzieht die Pflanze uns und nicht umgekehrt. Ihren Namen hat die schöne Stachelige ihrer Blattzeichnung zu verdanken. Der Legende nach wollte die Mutter Gottes auf der Flucht nach Ägypten ihren Sohn stillen und versteckte sich unter den Blättern der Mariendistel. Einige Tropfen Muttermilch benetzten die Blätter und zeichneten die Pflanze bis heute. Sie heißt deshalb im Volksmund auch »Heilanddistel«. Ihr englischer Name »milk thistle« (Milchdistel) spielt ebenso auf die Milch an. Es umgibt die Mariendistel schon etwas Mystisches, denn tatsächlich fördert ein Tee aus den Blättern den Milchfluss bei stillenden Frauen.

Rollino mit Ringelblumenblüten

50 g Butter | 250 g passierter Quark | Kräutersalz | Pfeffer | etwas frischer Knoblauch |
1 Handvoll Ringelblumenblütenblätter

Im Sommer können frische Blütenblätter ganz nach Saison und den eigenen Vorlieben verwendet werden, im Winter eignen sich auch getrocknete.

1. Die Butter schaumig rühren. Gut mit dem Quark vermischen. Kräutersalz und Pfeffer unterheben. Knoblauch fein schneiden und ebenfalls unter die Masse heben. Alles gut glatt rühren.

2. Die Butter auf eine Alufolie 1 cm dick aufstreichen, mit Ringelblumenblüten bestreuen und wie eine Biskuitrolle einrollen. Die Butterrolle mit einigen Blütenblättern bestreuen und eine Stunde kühl stellen, damit sie sich gut in Scheiben schneiden lässt.

Die Blütenblätter der Ringelblume habe ich ganz besonders gerne. Sie können frisch verwendet werden, aber wenn man sie schonend trocknet, dann verlieren sie ihre strahlende Leuchtkraft auch nicht.

Frischkäsewürfel

300 g Frischkäse | 3 Esslöffel frische, gehackte Kräuter, zum Beispiel Liebstöckel, Kresse, Schnittlauch, Petersilie | 2–3 kleine Essiggurken | 100 g Zwiebel |
Pfeffer und Kräutersalz

Bei der Wahl der Kräuter kommt es ganz auf den eigenen Geschmack an. Variieren Sie nach Belieben. Die Frischkäsewürfel schmecken gut als Vorspeise oder zur Jause.

1. Frischkäse und Kräuter gut verrühren. Essiggurken und Zwiebel in kleine Würfel schneiden und unter den Frischkäse ziehen. Alles gut vermischen, in eine Form streichen und eine Stunde kühl stellen.

2. Aus der Form nehmen und in Würfel schneiden. Die Würfel anschließend in den frisch geschnittenen Kräutern wälzen.

Blütenbutter

250 g weiche Butter | 1 Handvoll frische oder getrocknete Blütenblätter, zum Beispiel von Kornblume, Ringelblume, Kapuzinerkresse, Rose | Kräutersalz und Pfeffer

Die Blütenbutter ist vielfach verwendbar und sieht immer schön aus. Wenn sie kräftig gewürzt ist, schmeckt sie auch sehr gut zu Steaks.

1. Die Butter cremig rühren. Die Blütenblätter, Kräutersalz und Pfeffer untermischen, alles gut verrühren. Am besten eine Holzform mit kaltem Wasser ausspülen und anschließend mit Blütenblättern oder zarten Blüten von Kornblume, Ringelblume, Kapuzinerkresse und Rose auslegen.

2. Die Buttermasse einstreichen, dann auf ein Salatblatt stürzen.

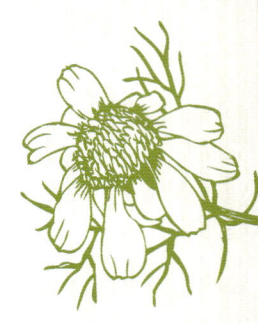

Bringen Sie sich im Frühling von einem Spaziergang einmal einige Wildkräuter wie Löwenzahn oder Giersch mit. Klein gehackt und auf ein Butterbrot gestreut, ist das so ziemlich das Köstlichste, was man sich vorstellen kann.

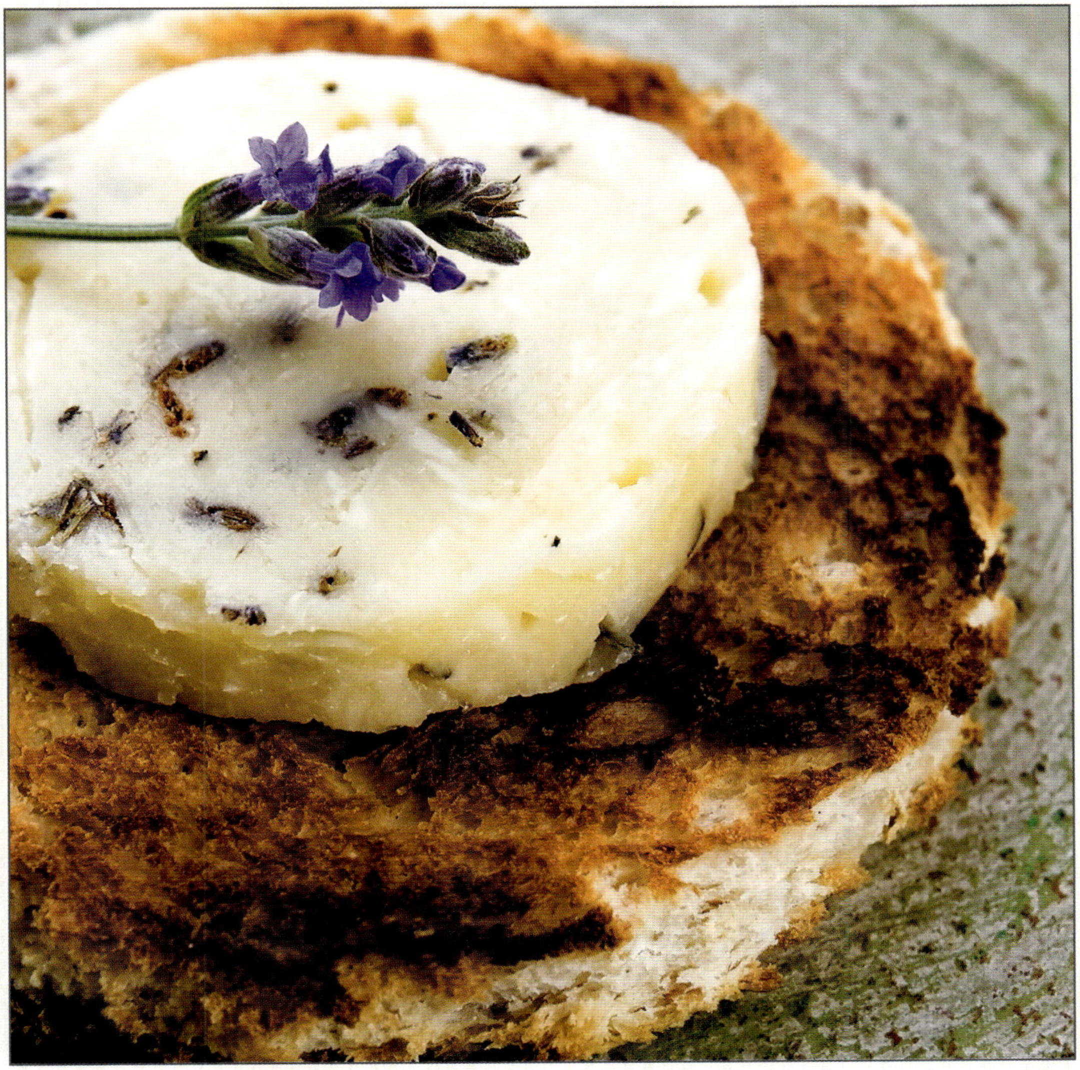

Links: Neben der Möglichkeit, die Butter kräftig zu würzen, kann sie genauso gut mit Honig als blumig süßer Aufstrich verwendet werden.

Rechts: Viele Blüten von Wiesenblumen und anderen Pflanzen sind essbar und können als kulinarische Dekoration verwendet werden. Klein gehackt werden sie unter Frischkäse oder Butter gemischt.

Gebratene Zucchini

600 g Zucchini | 50 ml Olivenöl | 2 Knoblauchzehen | Kräutersalz und Pfeffer
(für 2–3 Personen)

Zu diesem schnell zubereiteten Gericht serviert man Reis oder Brot als Beilage. Im Sommer kann das Ganze mit frischen Kräutern wie Petersilie, Liebstöckel und Schnittknoblauch ergänzt werden.

1. Zucchini waschen und in dicke Scheiben schneiden. Das Öl in der Pfanne erhitzen. Die Knoblauchzehen schälen, sehr fein schneiden und zum Öl geben.

2. Zucchinischeiben darin kurz rösten, dann mit Kräutersalz und Pfeffer abschmecken.

Kräuterkartoffeln

8–10 mittlere Kartoffeln | 150 g frische Butter | Kräutersalz *(für 2–3 Personen)*

»Ich stelle die gekochten Kartoffeln einfach mit dem Topf auf den Tisch. Jeder schält sich seine Kartoffeln selbst, nimmt sich dazu ein Stück Butter auf das Holzbrett und das Kräutersalz. Ganz besonders gut schmeckt diese Mahlzeit mit frischer Buttermilch oder Milch. Die gehobene Variante ist die mit Kräuterbutter oder sogar mit Kräuterquark und einem Stückerl Speck.«

Kartoffeln gut säubern und mit Schale kochen. Mit Butter und Kräutersalz servieren, sodass sich jeder so viel nehmen kann, wie er möchte.

Schweinefilet auf Toastbrot mit Kräuterjoghurt

400 g Schweinefilet in 4 Scheiben | 2 Esslöffel Öl | Kräutersalz | 4 Scheiben Toastbrot |
1 Becher Joghurt | 1 kleine Knoblauchzehe | frische Kräuter, wie Basilikum, Petersilie,
Schnittlauch | 1 Joghurt *(für 2–3 Personen)*

1. Die Schweinefiletscheiben in Öl auf beiden Seiten kurz anbraten, dann mit dem Kräutersalz würzen. Unterdessen das Toastbrot im Backofen bräunen. Joghurt mit Kräutersalz würzen. Knoblauch schälen, in kleine Würfel schneiden und unter den Kräuterjoghurt mischen.

2. Die Kräuter waschen, dann hacken und unter den Kräuterjoghurt heben. Die Filetscheiben auf dem Toastbrot anrichten, mit Kräuterjoghurt servieren.
Das alles sind einfache Rezepte für eilige in der heutigen Zeit

Genauso, wie man Salz mit Kräutern bereichern kann, ist das auch beim Zucker möglich. Kräuterzucker ist schnell hergestellt und kann zum Süßen von Tee, zum Backen und in Süßspeisen verwendet werden. Bei Kräuterzucker ist es allerdings schmackhafter, nur Blätter und Blüten einer einzelnen Art zu verwenden. Lavendel, Zitronenverbene, Zitronenmelisse – das alles sind süße Kräuter, die dem Zucker eine ganz frische und köstliche Note geben. Auch hier müssen die Blüten und Blätter sehr gut getrocknet werden, bevor sie mit dem Zucker vermischt werden. Die Kräuter kann man ganz fein hacken oder etwas größer belassen, je nach Belieben.

Honig und Kräuter

Zum Süßen von Speisen und Getränken ist Honig die bessere Wahl. Honig ist ein uraltes Nahrungs- und Heilmittel, das schon in vorchristlicher Zeit verwendet wurde. Aus gutem Grund hat der Honig seinen guten Ruf nie verloren. Das »flüssige Gold« enthält antibiotische und antiseptische Wirkstoffe. Sogar in verschiedenen medizinischen Wundpflastern ist Honig enthalten und trägt zur besseren Wundheilung bei.

Unten: Im Honig werden die Wirkstoffe von Kräutern gelöst. So kann man für verschiedene Bedürfnisse einen Kräuter-Honig zubereiten.

Ähnlich wie in Essig und Öl werden die Wirkstoffe von Kräutern im Honig ausgezogen. So kann man die heilsamen Inhaltsstoffe im Honig gleichsam konservieren und sich mit dem Kräuterhonig immer etwas Gutes tun.

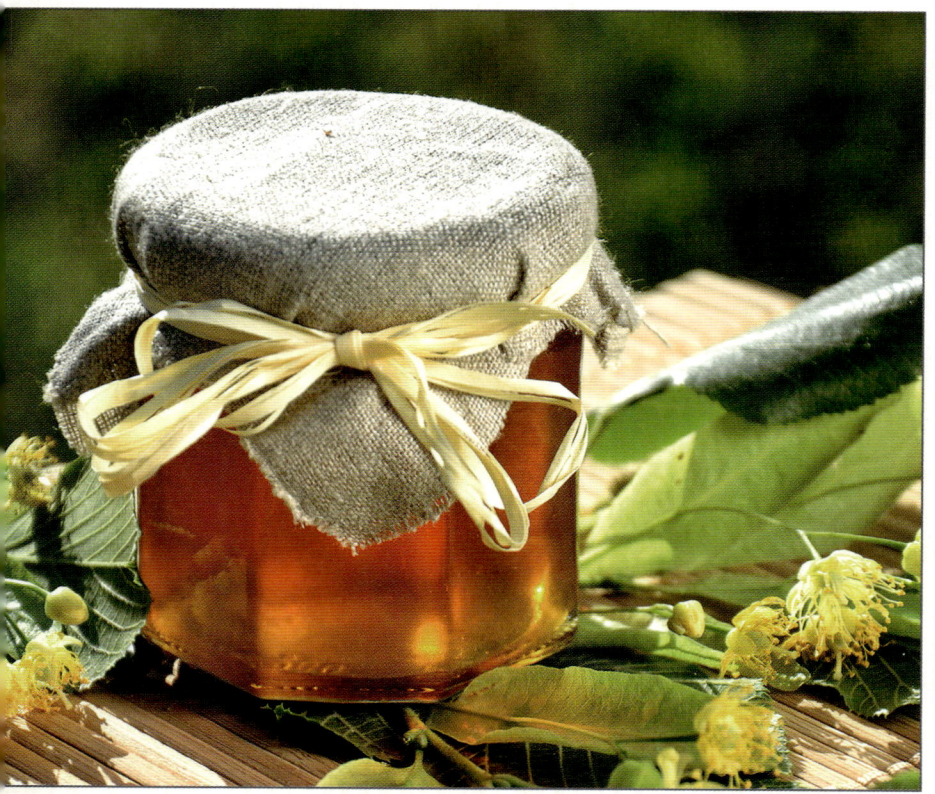

Spitzwegerich-Honig

1 Handvoll Spitzwegerichblätter |
250 g flüssiger Honig

Kräuterhonig lässt sich mit vielen verschiedenen Kräutern herstellen. Spitzwegerich ist besonders gut bei Erkältungen, sodass ein solcher Honig im Tee besonders gut bei Husten und Heiserkeit hilft.

1. Die Spitzwegerichblätter gut säubern – aber nicht waschen – und in feine Streifen schneiden. Die Blattstreifen in ein verschließbares großes Glas geben und mit dem Honig übergießen.

2. Das Glas gut verschließen und an einem hellen, warmen Platz 10 Tage stehen lassen. Den Honig durch ein feines Sieb abseihen und in ein neues sauberes Glas füllen.

Süßes Kraut

Eine Alternative zu Zucker und Honig ist Stevia. Wie viele andere unserer Kräuter stammt Stevia aus Südamerika. Das gleichnamige Süßungsmittel gibt es mittlerweile in jedem Supermarkt zu kaufen, doch der Geschmack ist nicht jedermanns Sache. Weniger intensiv ist es dagegen, eine Steviapflanze zu kultivieren und mit den Blättern zu süßen.

Stevia ist mehrjährig, verträgt aber keinen Frost. Am besten wird sie deshalb im Topf kultiviert und im Haus überwintert. Dann kann sie im kühlen Keller bei Temperaturen über dem Gefrierpunkt aufbewahrt werden. Steviapflanzen mögen es sonnig und warm und zur Wachstumszeit auch immer etwas feucht. Im Topf kann man diese Bedingungen gut erfüllen. Staunässe können sie allerdings gar nicht vertragen.

Kräuter-Früchte-Bowle mit Ananassalbei

1 Apfel | 1 Banane | 1 Pfirsich | 250 g Himbeeren oder Früchte und Beeren
je nach Saison | 100 g Kräuterzucker | 1 Vanillezucker | 250 ml Weißwein | 1 l Sekt |
süße Kräuter, wie Zitronenverbene, Zitronenmelisse, Mandarinensalbei, Stevia |
Borretschblüten und Rosenblütenblätter

Unten: Spitzwegerich-Honig ist besonders gut bei Husten und Heiserkeit. Die enthaltene Kieselsäure soll das Lungengewebe stärken.

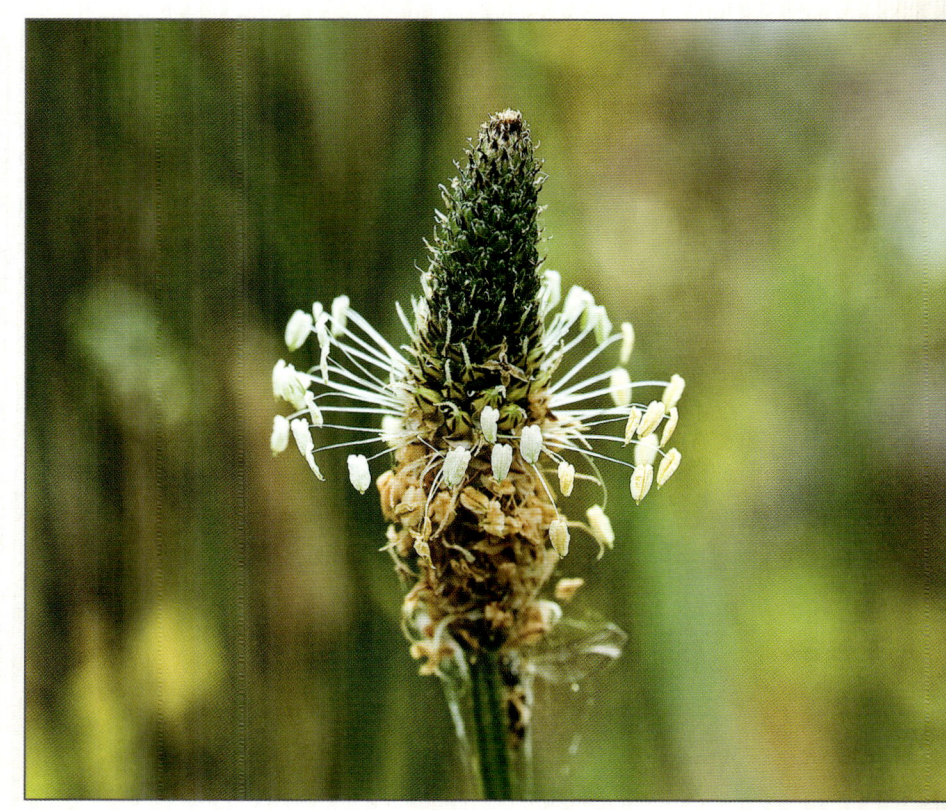

Anstelle von Wein und Sekt kann auch eine alkoholfreie Bowle mit Mineralwasser hergestellt werden. »Im Sommer stelle ich auch Blüteneiswürfel her. Dazu gebe ich einzelne Blüten von Borretsch oder Blütenblätter der Ringelblume in Eiswürfelbehälter, übergieße sie vorsichtig mit Wasser und stelle das Ganze in den Gefrierschrank. Zu Saft, Sekt oder Wein ist das eine herrliche Erfrischung.«

1. Früchte und Beeren putzen, waschen und würfelig schneiden. Zucker und Vanillezucker in den Wein rühren. Die Kräuter säubern, klein schneiden und in den Wein geben. Abgedeckt mindestens 1 Stunde kalt stellen.

2. Kurz vor dem Servieren den eisgekühlten Sekt dazugeben. Mit Borretschblüten und Rosenblütenblättern garnieren.
Die Kräuter-Früchte-Bowle kann ganz nach Belieben gesüßt oder ungesüßt genossen werden.

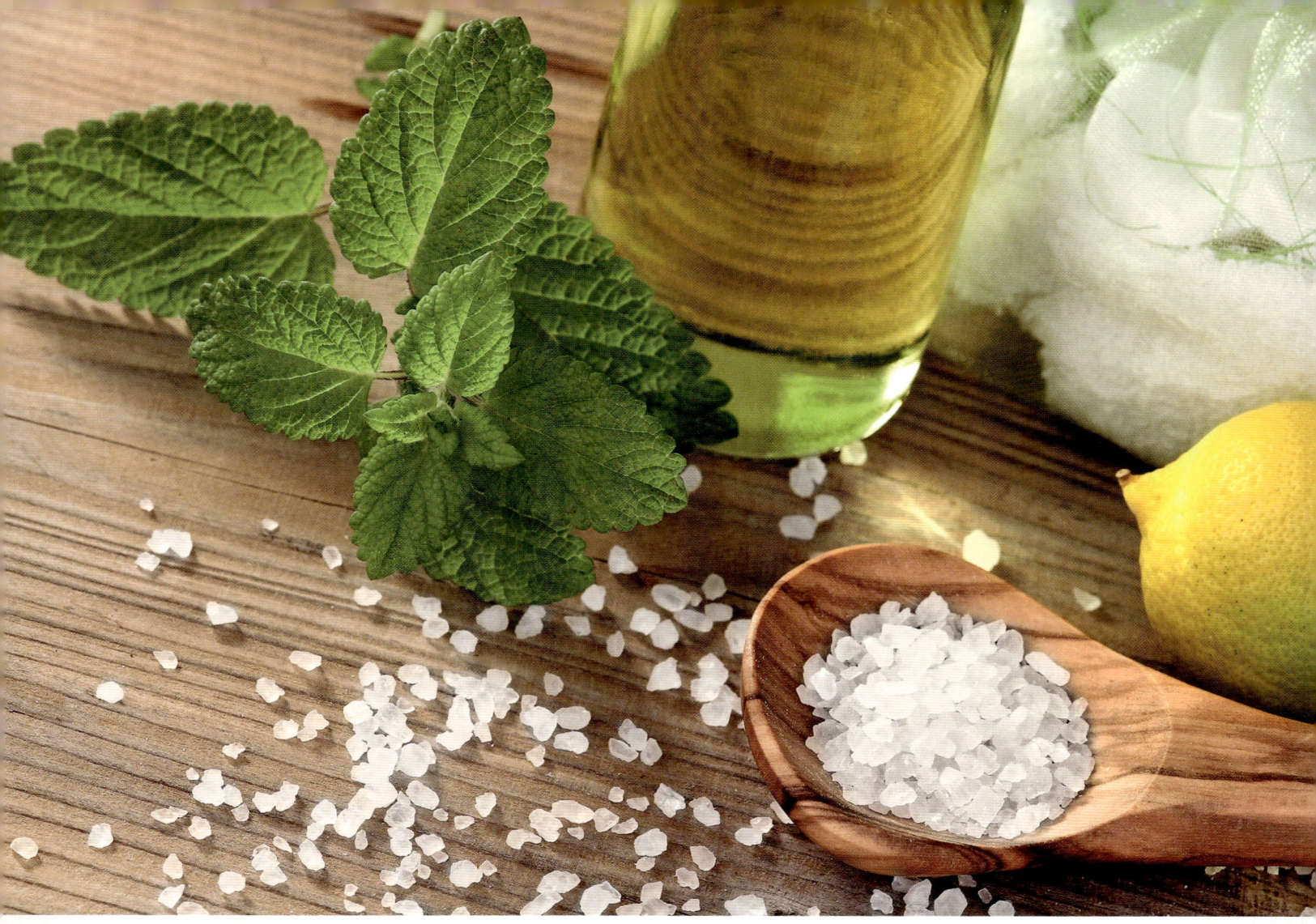

Kräuter für die Schönheit

Kräuter sind sehr vielseitig verwendbar. Sie schmecken als Küchen- und Heilkräuter und wirken innerlich angewendet als Tee, in Honig, Öl und Essig oder in Mischungen mit Salz oder Zucker. Selbst in der Schönheitspflege und bei kleinen Verletzungen sind Kräuter eine gute Alternative zu herkömmlichen Produkten. Rosmarie stellt aus ihren vielen Kräutern sogar Badesalze für Wannen- oder Fußbäder her oder verwendet Kräuter für Dampfbäder bei festsitzendem Husten oder Schnupfen.

Auch für die Kräuter-Badesalze sollten Sie qualitativ hochwertiges Salz verwenden, zum Beispiel Karpatensalz oder Meersalz. Salz tut der Haut sehr gut, und sehr viele Beschwerden können mit Salzanwendungen gelindert werden. Ein Fußbad bei Husten und Schnupfen hilft ebenso gut wie das Inhalieren mit Salzwasserdampf. Kommen heilsame Kräuter dazu, ist die Wirkung noch besser. Bei Erkältungen sind vor allem Thymian und Salbei empfehlenswert.

Das Salz muss grob sein, dann kann es gut mit den Kräutern gemischt werden und löst sich langsam im Badewasser auf. Sowohl getrocknete als auch frische Blätter und Blüten eignen sich. Soll allerdings eine größere Menge – vielleicht zum Verschenken – hergestellt werden, müssen die Kräuter gut getrocknet sein. Blüten und Blätter werden ganz nach Belieben mit dem Salz gemischt und in schöne Schmuckgläser gefüllt. Wird das Salz ins Badewasser gegeben, schwimmen die Kräuter im Wasser. Zum Baden ist das zwar sehr schön, allerdings verstopfen die Blätter und Blüten später den Abfluss. Besser ist es, das Salz in ein Baumwoll- oder Leinensäckchen zu geben und in das einlaufende warme Wasser zu hängen. So entfalten sich die Aromen optimal und die Badewanne bleibt sauber.

Es muss nicht immer ein Bad sein. Gerade wenn eine Grippe im Anmarsch ist oder sich schon eingestellt hat, ist ein Fußbad genau das Richtige. Thymian und Salbei helfen bei Grippe sehr gut. Da Salbei jedoch zudem ein Muntermacher ist, sollten Sie beim abendlichen Fußbad besser Thymian verwenden. Auch Rosmarin mit seinen ätherischen Ölen eignet sich für ein Badesalz, und wenn Sie ein Zitronenmelisse-Salz-Fußbad nehmen, werden Sie erstaunt sein, wie wunderbar glatt Ihre Haut danach ist.

Ringelblumensalbe

Cremes, Salben, Lippenpflege – in sehr vielen kosmetischen Produkten sind die Wirkstoffe der Calendula (Ringelblume) als pflegende und heilende Zusätze enthalten. Es ist gar nicht schwierig, sich selbst eine Ringelblumensalbe herzustellen.

Ringelblumensalbe

10 g getrocknete Ringelblumenblütenblätter | 90 g Sonnenblumenöl |
20 g ungebleichtes Bienenwachs

1. Die Blütenblätter in ein hitzebeständiges Glas geben, mit dem Öl übergießen und im Wasser auf maximal 70 Grad erwärmen.

2. Nach 10 Minuten den Ansatz von der Kochstelle nehmen, mit einem Tuch abdecken und über Nacht stehen lassen.

3. Am nächsten Tag das Öl nochmals erwärmen und in ein anderes feuerfestes Glas filtrieren. Zum Öl das Bienenwachs geben und unter Rühren auf 70 Grad erhitzen.

4. Sobald das Wachs geschmolzen ist, die flüssige Salbe in Cremebehälter füllen und bis zum Erkalten mit einem Tuch abdecken. Erst dann mit einem Deckel verschließen.

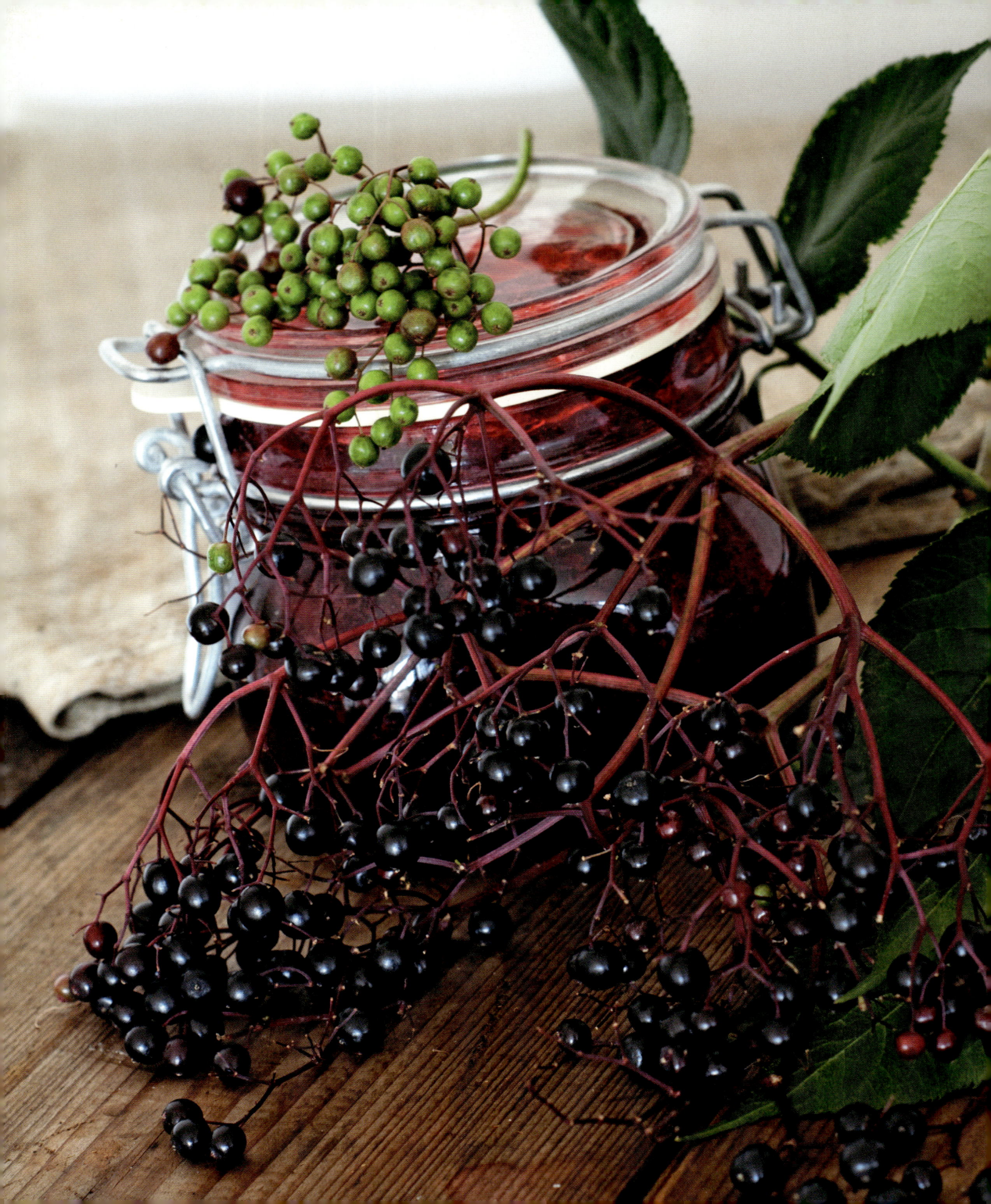

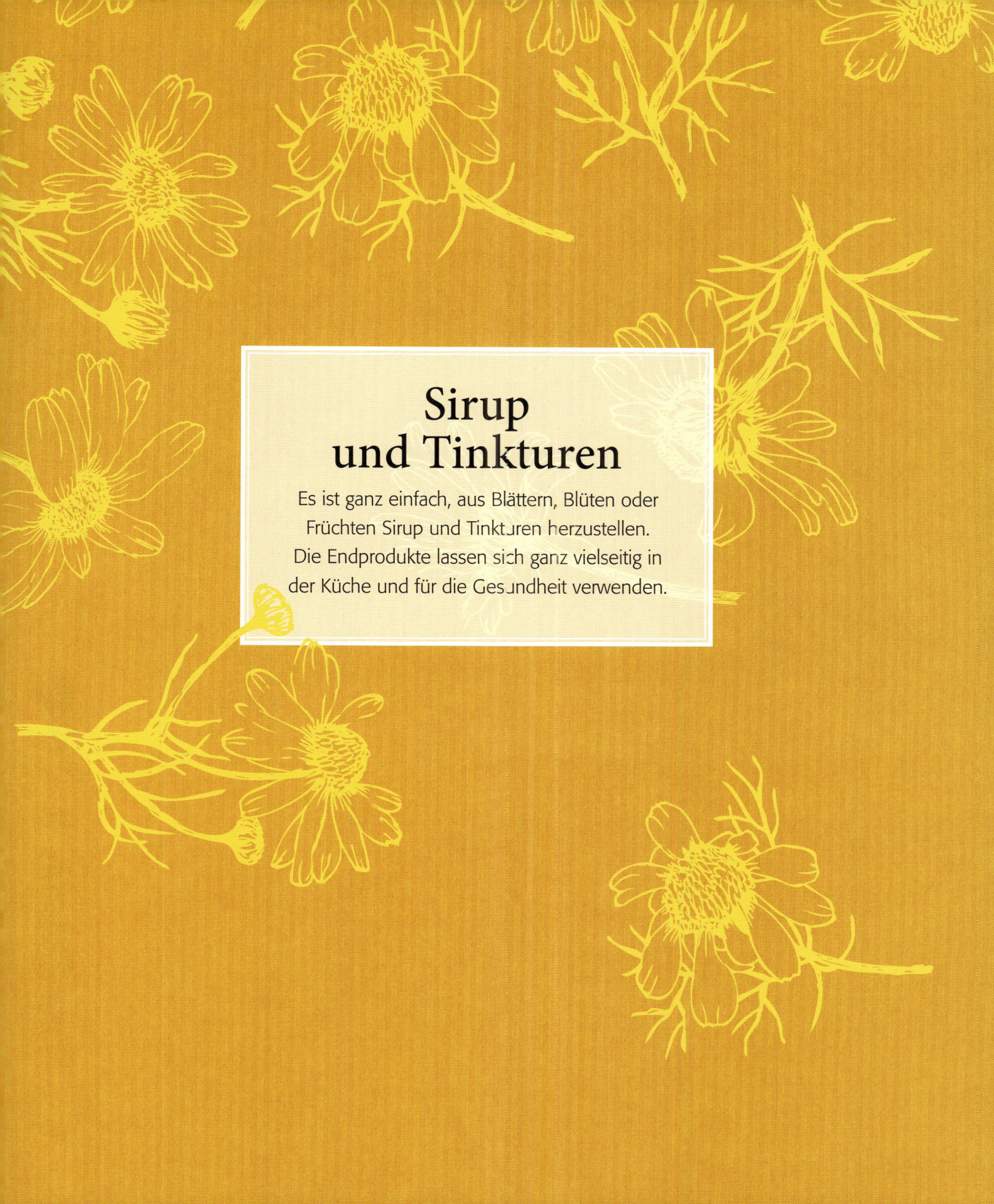

Sirup
und Tinkturen

Es ist ganz einfach, aus Blättern, Blüten oder
Früchten Sirup und Tinkturen herzustellen.
Die Endprodukte lassen sich ganz vielseitig in
der Küche und für die Gesundheit verwenden.

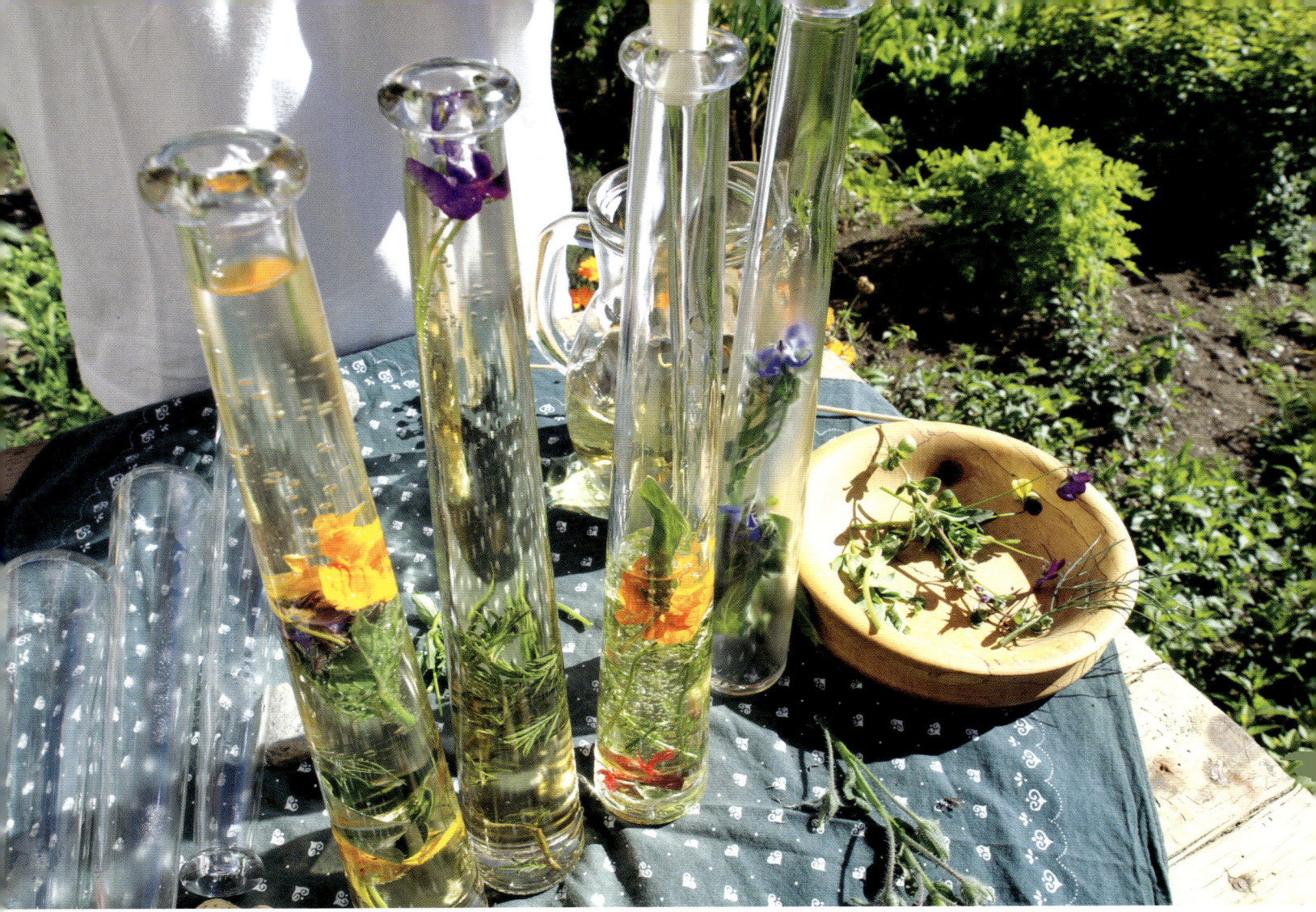

Sommer in Flaschen

Es gibt verschiedene Möglichkeiten, Kräuter oder Blüten, Blätter, Wurzeln und Früchte von Pflanzen zu konservieren. Rosmarie verwendet frische sowie getrocknete Pflanzenteile sehr gerne zur Herstellung von Sirup und Tinkturen. Schmackhaft und sehr erfrischend ist zum Beispiel Holunderblütensirup, genauso wie Rosen-, Goldmelissen- und Lavendelsirup. Eine Mischung aus verschiedenen Kräutern ist ebenfalls möglich; dem Geschmack und der Experimentierfreude sind hier eigentlich keine Grenzen gesetzt. Und das Rezept ist denkbar einfach: Wasser, Zucker, Zitronen, Zitronensäure und Kräuter sind die Zutaten. Das Resultat – der fertige Sirup – hält sich durch den hohen Zuckeranteil lange, allerdings nur dann, wenn sehr sauber und sorgfältig gearbeitet wird. Sobald sich Keime zum Beispiel an den Gläsern oder Flaschen festsetzen, weil sie nicht heiß genug ausgespült wurden, verkürzt sich die Haltbarkeit auf wenige Wochen.

Den Sirup kann man für Sekt, Bowle, Pudding, Eis, Kuchen und andere Süßspeisen verwenden; ebenso lässt sich die Zuckerglasur für Gebäck anstelle von Wasser mit Sirup zubereiten.

Grundrezept Kräutersirup

2 l Wasser | 2 kg Zucker | 2 Biozitronen | 2 Tassen Kräuter, zum Beispiel Apfelminze,
Pfefferminze, Zitronenmelisse, Salbei, Thymian | 50 g Zitronensäure

Bei Holunderblüten nimmt man anstelle von 2 Tassen Blüten etwa 20 Blütendolden. Sie werden nicht gewaschen, sondern gut ausgeschüttelt und einige Minuten auf ein weißes Küchentuch gelegt. Kleine Käfer und Schädlinge werden auf das Tuch krabbeln und können einfach nach draußen verfrachtet werden.
Sehr erfrischend im Sommer ist ein Pfefferminzsirup; gut gegen Husten hilft Thymiansirup, der in kleinen Mengen in warmen Tee gegeben wird.

1. Wasser und Zucker aufkochen. Unterdessen die Zitronen gut abreiben und in Scheiben schneiden. Die Kräuter säubern und gegebenenfalls waschen. Alle Zutaten zum kochenden Zuckerwasser geben.

2. Das Ganze 48 Stunden ziehen lassen, abseihen und in saubere Gläser abfüllen. Das Beschriften der Flaschen nicht vergessen. Wichtig ist es dabei, das Abfülldatum zu vermerken, und um was für einen Sirup es sich handelt.

Kräutersirup mit grünem Tee

1 l Wasser | je 1 Handvoll Pfefferminze und Melisse | 2 Handvoll Thymian |
4 Handvoll Zitronenverbene | 2 Esslöffel grüner Tee | 1 kg Zucker

Zusammen mit grünem Tee ist ein Kräutersirup erfrischend und belebend. Probieren Sie selbst aus, welche Kräuter in Kombination mit dem Tee am besten schmecken. Auch Goldmelisse und Rosenblütenblätter bieten sich an.

1. Das Wasser zum Kochen bringen. Die Kräuter säubern, wenn nötig, kurz mit kaltem Wasser abbrausen, anschließend trockentupfen.

2. Zusammen mit dem grünen Tee die Kräuter in einen hohen Topf geben und das kochende Wasser darübergießen, sodass alle Pflanzenteile bedeckt sind. 20 Minuten ziehen lassen.

3. Den Kräutersud abgießen und den Zucker unterrühren. Alles aufkochen und bei mittlerer Hitze unter ständigem Rühren 30 Minuten kochen lassen, bis nur noch zwei Drittel der Flüssigkeit übrig sind und eine dickflüssige Masse entstanden ist.

4. Den Sirup kochend heiß in saubere Flaschen füllen und verschließen.

Rechts: Jogurt und Kräuter – das ist eine gute Kombination, erfrischend und gesund. Dabei sind der Fantasie keine Grenzen gesetzt, fast alle Blätter und Blüten eignen sich für eine Joghurtspeise.

Agastachen-Schmandkuchen

4 ganze Eier | 1½ Tassen Zucker | 1 Päckchen Vanillezucker | ¾ Tasse Fanta |
¼ Tasse Agastachensirup | 1 Tasse Öl | 3½ Tassen Mehl | 1 Backpulver | 2 Becher süße
Sahne | 750 g Schmand | etwas Agastachensirup für den Boden | einige Agastachenblätter

1. Eier, Zucker, Vanillezucker, Fanta, Sirup, Öl, Mehl und Backpulver zu einem glatten Teig verarbeiten. Auf ein Backblech streichen und im vorgeheizten Ofen bei 175 Grad etwa 20 Minuten backen. Unterdessen die Sahne schlagen und den Schmand vorsichtig unterheben.

2. Den Kuchenboden aus dem Ofen nehmen, mit einem Löffel etwas Sirup auf dem Boden verteilen, dann abkühlen lassen. Die Sahne-Schmand-Mischung gleichmäßig auf dem Boden verteilen. Mit Agastachenblüten verzieren.
Anstelle von Schmand kann auch Mascarpone verwendet werden.

Süßer Joghurtdrink

500 ml Joghurt | 150 g Erdbeeren oder Himbeeren | 250 ml Mineralwasser | 3 Teelöffel
Kräutersirup | 2–3 Blätter von Zitronenverbene *(für 4 Personen)*

Alle Zutaten in einen Mixbecher geben und pürieren. In vier hohe Gläser gießen und mit Zitronenverbenenblättern garnieren.

Gärtnerglück

Einige frische Stängel von Pfefferminze, Zitronenmelisse, Sauerampfer. Majoran, Salbei,
Gundermann, Giersch | 1 l Apfelsaft | 100 ml Pfefferminzsirup | Saft von einer Zitrone |
500 ml Mineralwasser *(für 4 Personen)*

Behalten Sie einige Blütenblätter und Blättchen zurück, mit denen Sie das köstliche Getränk garnieren können.

1. Die Kräutern säubern und gegebenenfalls unter kaltem Wasser kurz abbrausen. Trockentupfen und mit der Hand kräftig zusammendrücken.

2. In ein ausreichend hohes Gefäß geben, den Apfelsaft und den Sirup darübergießen und für vier Stunden stehen lassen.

3. Die Kräuter herausnehmen, dann mit Zitronensaft und eisgekühltem Mineralwasser aufgießen.

Um sich die wirkungsvollen Inhaltsstoffe der Pflanzen zunutze zu machen, gibt es verschiedene Möglichkeiten. Der Tee ist eine sehr beliebte Form, daneben gibt es die sogenannten Auszüge. Dazu gehören die Kräutertinkturen. Das sind sehr konzentrierte flüssige Pflanzenzubereitungen, die innerlich und äußerlich angewendet werden können. Meistens handelt es sich um alkoholische Auszüge; man kann aber auch ohne Alkohol, zum Beispiel mit Essig, einen Kräuterauszug herstellen. Durch den Alkohol werden die Aromen, Duft- und Wirkstoffe besonders gut gelöst und für sehr lange Zeit konserviert.

»Am häufigsten verwende ich die Beinwelltinktur. Selbst wenn es im Garten ganz viel zu tun gibt und ich mal wieder alle meine Knochen spüre – Beinwelltinktur wirkt Wunder!«

Es ist sehr einfach, eine Kräutertinktur herzustellen, und wenn man die Inhaltsstoffe und die Wirkung der Kräuter kennt, kann man für verschiedene Beschwerden eigene Tinkturen zubereiten. Je nachdem, ob es sich um Blätter und Blüten – also eher feine Pflanzenteile – handelt, um Triebe oder gar um Wurzeln, variiert der Alkoholgehalt. Für einen alkoholischen Auszug von zarten Blüten und Blättern nimmt Rosmarie 32- bis 34-prozentigen Alkohol, bei härteren Trieben

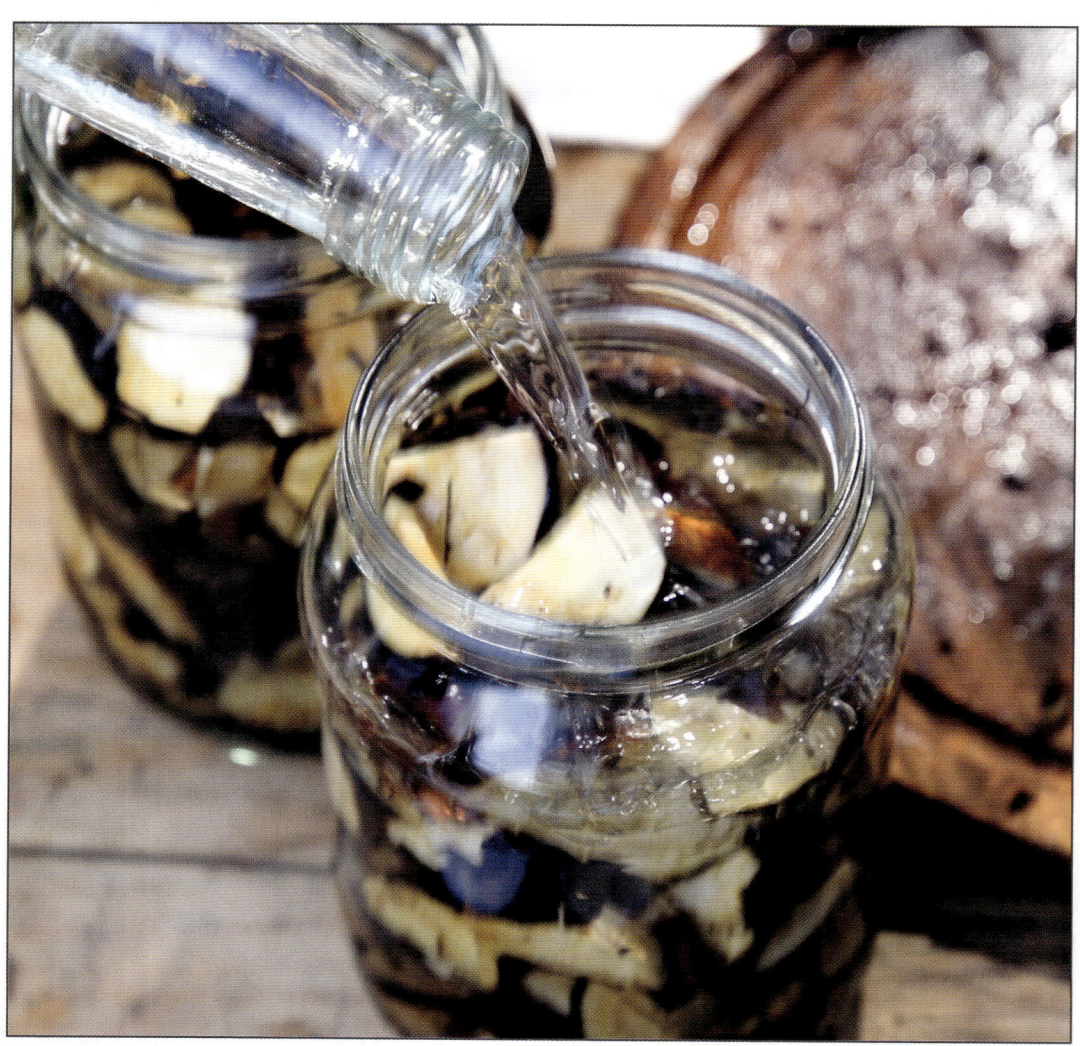

Rechts: Eine Beinwelltinktur ist schnell hergestellt. Damit das Ganze auch lange hält, dürfen nur saubere Gläser und Schraubverschlüsse verwendet werden.

60-prozentigen Alkohol. Hauptsächlich werden Auszüge aus nur einer Pflanzenart gemacht, zum Beispiel aus Beinwell, Hirtentäschel, Kastanien oder Königskerze; genauso gut können aber auch Mischungen aus verschiedenen Pflanzen hergestellt werden.

Und noch eine Unterscheidung gilt es zu beachten: Der alkoholische Auszug kann mit getrockneten Pflanzenteilen und frischen vonstattengehen. Rosmarie schwört auf die Verwendung von frischen Pflanzen. Da mit den Tinkturen sparsam umgegangen werden muss. benötigt man nicht zu viel Vorrat. Die speziellen Zubereitungen sollten für ein Jahr reichen, dann wird wieder eine Tinktur hergestellt.

Die Kastanientinktur empfiehlt Rosmarie besonders gerne Freunden, die mit Venenproblemen zu tun haben. Dazu werden Kastanienfrüchte leicht angeschnitten und in Alkohol gelegt. Die Wirkstoffe der Kastanie sind in vielen Venensalben enthalten. Der Alkohol hat aber zusätzlich noch einen kühlenden Effekt auf der Haut, und er bewirkt, dass sich die Venen zusammenziehen.

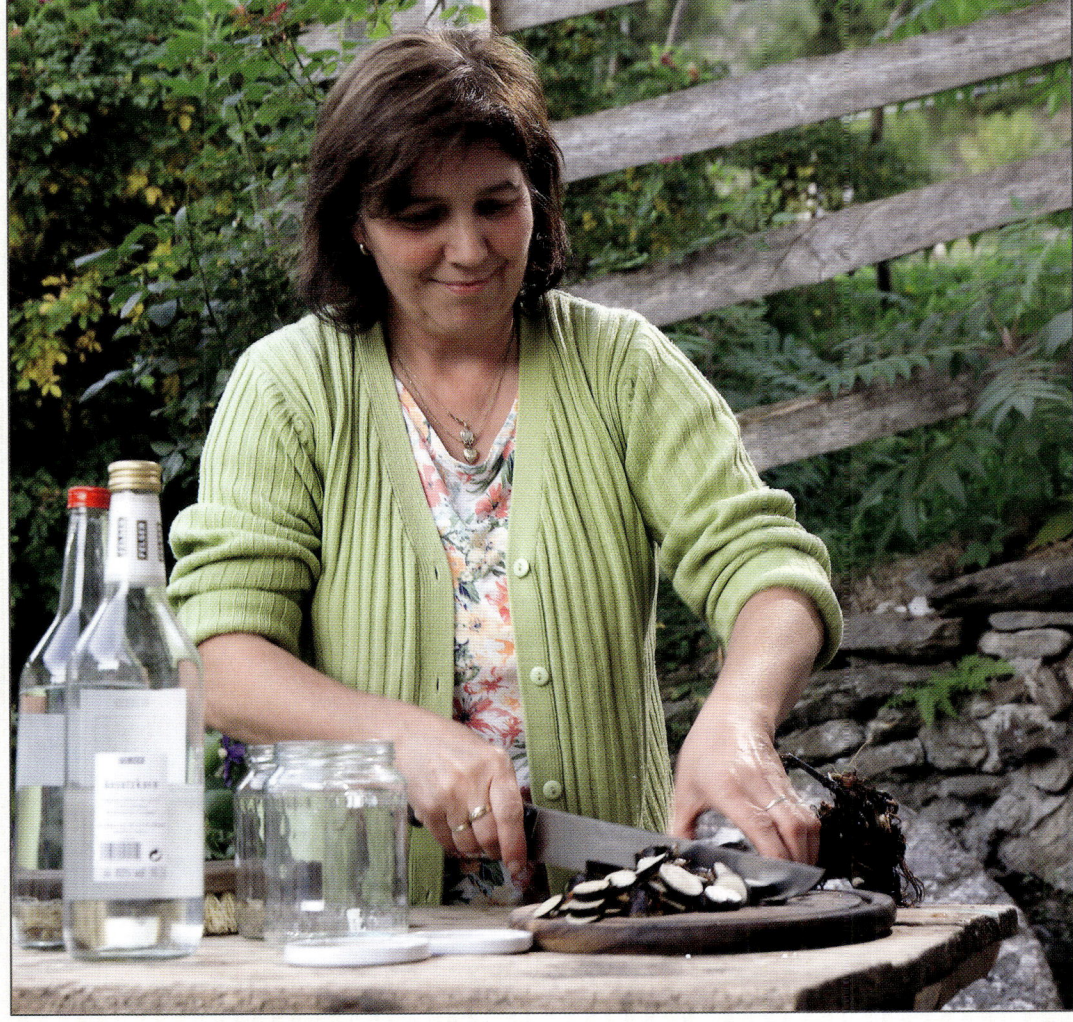

Links: Rosmarie setzt die Beinwelltinktur und andere Tinkturen nur zum eigenen Gebrauch an. Der Alkohol zieht die Wirkstoffe aus den Wurzeln oder Blättern und Blüten aus.

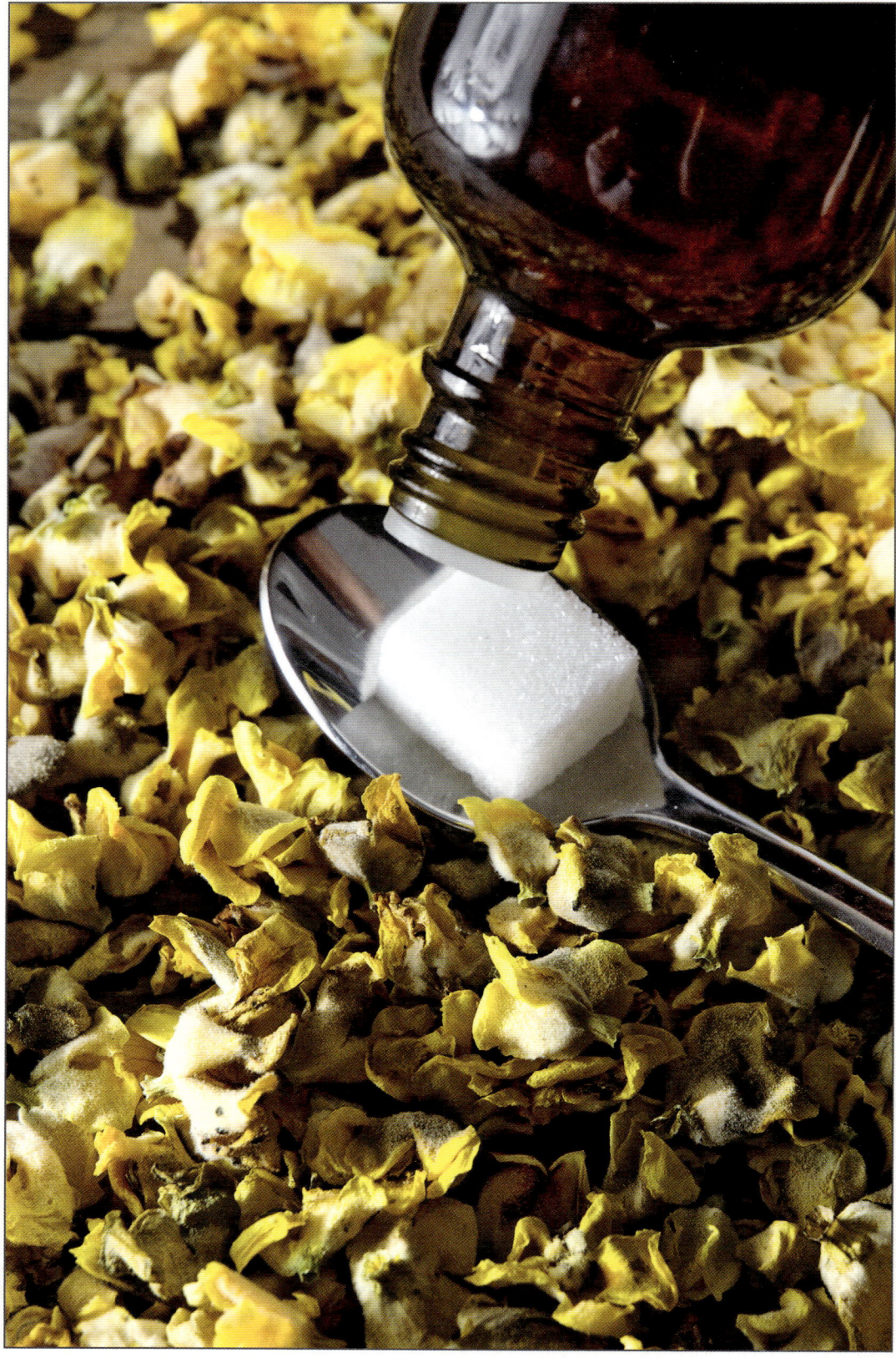

Rechts: Tinkturen können äußerlich zum Einreiben genommen werden oder bei bestimmten Beschwerden auch innerlich. Dazu träufelt man am besten einige Tropfen auf etwas Zucker.

Kräutertinkturen müssen einige Wochen stehen, Arbeit hat man aber genau genommen nur zweimal, nämlich beim Ansetzen und beim Abseihen. Werden Sie innerlich angewendet, reichen meist einige Tropfen täglich.

Grundrezept Kräutertinktur

100 g frische Pflanzenteile, zum Beispiel Ringelblumenblüten, Arnikablütenblätter, Beinwellwurzel, Königskerzenblüten, Hirtentäschelkraut | 750 ml Alkohol je nach Pflanzenteilen zwischen 30- und 40-prozentig, zum Beispiel Wodka oder Korn | weithalsiges großes Glas | dunkle Fläschchen oder Gläser

Je nach Einsatzgebiet sind die Tinkturen zum Einreiben oder Einnehmen geeignet oder können in kosmetischen Produkten verarbeitet werden.

1. Die Blüten, Blätter, Triebe oder Wurzeln gut säubern, eventuell unter fließendem Wasser abbrausen und trockentupfen. Die Kräuter in ein weithalsiges Glas geben und leicht andrücken. Sie müssen fest beieinanderliegen. So viel Alkohol über die Kräuter gießen, dass alles bedeckt ist. Das Ganze wird nun für etwa 3 Wochen an einen warmen sonnigen Platz gestellt und täglich verschüttelt.

2. Die Tinktur durch ein feines Sieb – besser durch einen Kaffeefilter – abseihen, in saubere, dunkle Fläschchen gießen und mit einem Deckel mit Pipette verschließen. Die Fläschchen mit Abfülldatum und Inhalt beschriften.

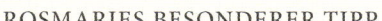

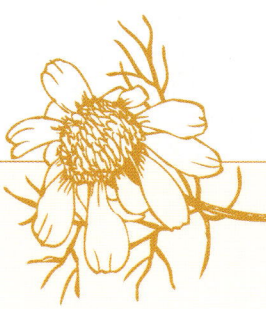

ROSMARIES BESONDERER TIPP

Warum der Mond bei der Beinwelltinktur eine Rolle spielt

Beinwell zählt zu meinen Lieblingspflanzen und heißt bei uns auch »Heilwurz«. Neben den beruhigenden und schlaffördernden Eigenschaften hilft er bei Rheumatismus, Gelenkschwellungen und Schmerzen in Gelenken, Muskeln und Knochen. Wenn ich viel im Garten gearbeitet habe und alles schmerzt, dann dusche ich abends und reibe mich dann mit Beinwelltinktur ab. Am nächsten Morgen fühle ich mich wie neugeboren.
Die Wurzeln, also der Wurzelstock vom Beinwell ist sehr verzweigt. Ich grabe im Herbst oder im Frühjahr die Pflanze aus und breche einige Wurzeln ab. Nicht zu viele, damit sich die Pflanze wieder regenerieren kann. Dann grabe ich den Beinwell wieder ein. Das ist praktisch wie eine Verjüngung, und ich schade der Pflanze damit nicht. Sie hilft mir und ich helfe ihr.
Im Herbst und im Frühjahr, wenn kaum Blätter an der Pflanze sind, hat sie all ihre wertvollen Inhaltstoffe in die Wurzel verlagert. Das Ausgraben geschieht dann immer beim abnehmenden Mond, zu einer Zeit, wenn die Wirkstoffe sowieso in den unterirdischen Pflanzenorganen konzentriert sind. So habe ich die Gewissheit, dass nichts der wertvollen Pflanze verloren geht.

Ebenso wie Gartenkräuter eignen sich auch verschiedene Wildkräuter zur Herstellung von Tinkturen. Brennnessel, Arnika, Hirtentäschel und Königskerze sind besonders heilkräftig. Die Brennnesseln werden im Frühjahr gesammelt, wenn die ersten Triebe noch jung und zart sind. Rosmarie quetscht die Blätter leicht, damit der Pflanzensaft und die Inhaltsstoffe besser austreten können. Dasselbe gilt für Hirtentäschel und Königskerze. Hirtentäschel ist ein ganz feines Frauenkraut für vielerlei Beschwerden. Die Triebe werden mit 32-prozentigem Alkohol aufgesetzt. Arnika sammelt Rosmarie an sonnigen, nicht zu heißen Tagen auf der Alm. Nur die Blütenblätter kommen in die Tinktur.

Tinkturen – Anwendung und Wirkung

Bevor Sie eine Tinktur anwenden, sollten Sie mit Ihrem Arzt über die Dosierung und die Dauer der Anwendung sprechen.

Ackerschachtelhalmtinktur: Äußerlich hilft die Tinktur bei Hautproblemen und örtlichen Durchblutungsstörungen, innerlich bei Harnwegsinfekten.
Arnikatinktur: Die Tinktur hilft äußerlich vor allem bei Schmerzen in den Gelenken und Muskeln und bei Blutergüssen.

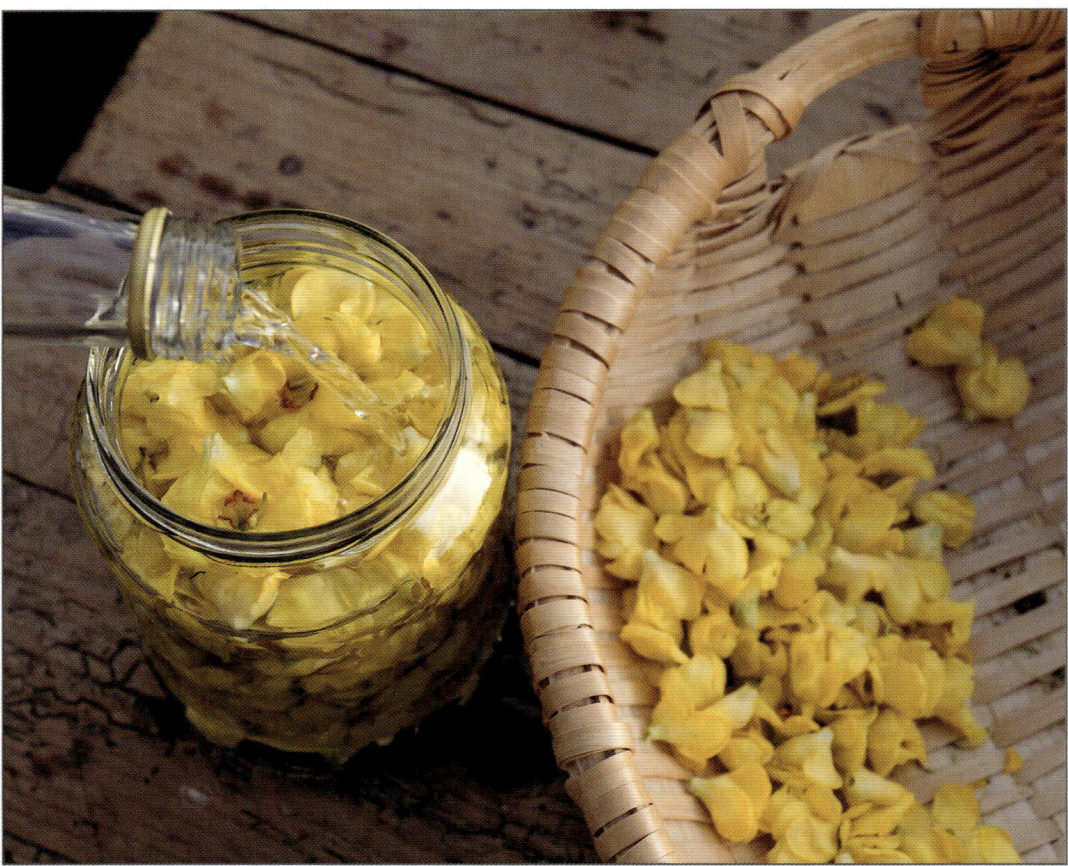

Rechts: Auch aus den Blüten der Königskerze lässt sich eine wohltuende Tinktur herstellen. Sie hilft äußerlich bei Kopf- und Gliederschmerzen und innerlich vor allem bei Erkältung.

Beinwelltinktur: Äußerlich hilft Beinwell bei Gelenkschmerzen, Muskelkater, Gelenkschwellungen, Rheuma, innerlich darf die Tinktur nicht verwendet werden.

Brennessseltinktur: Äußerlich aufgetragen, hilft die Tinktur bei Gelenkschmerzen und Muskelkater sehr gut.

Frauenmanteltinktur: Die Tinktur kann, innerlich angewendet, zum Beispiel bei Menstruationsbeschwerden helfen.

Johanniskrauttinktur: Äußerlich hilft Johanniskraut bei Entzündungen im Mund- und Rachenraum, innerlich bei Durchfall, Leber- und Gallenleiden.

Kamillentinktur: Kamille ist eine sanfte Heilerin, die äußerlich bei vielen Hautproblemen hilft.

Kastanientinktur: Äußerlich hilft die Tinktur bei Venenleiden.

Löwenzahntinktur: Die Tinktur wird hauptsächlich innerlich angewendet und hat entgiftenden Effekt.

Königskerzentinktur: Bei Kopf- und Gliederschmerzen, Schwindel und Rheuma hilft eine Einreibung mit der Tinktur. Innerlich angewendet, wirkt sie gegen Erkältung und Magen-Darm-Beschwerden.

Thymiantinktur: Innerlich wirkt die Tinktur zur Stärkung des Immunsystems vorbeugend gegen Erkältung und Grippe. Außerdem leistet sie äußerlich gute Dienste bei Verrenkungen, Muskelkater, Rheuma und Gicht.

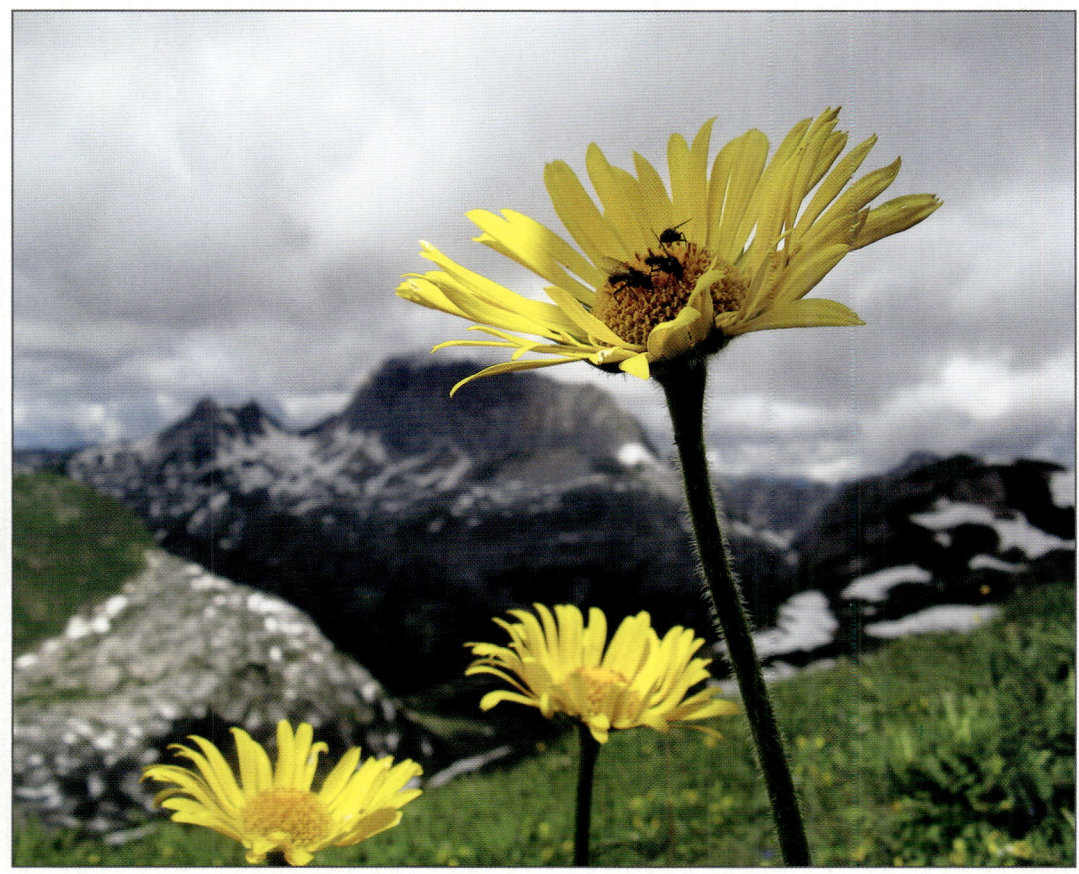

Links: Es gibt viele verschiedene Bergwiesenkräuter. Nur wer sich wirklich sicher ist, welche Pflanze er vor sich hat, sollte sie auch pflücken.

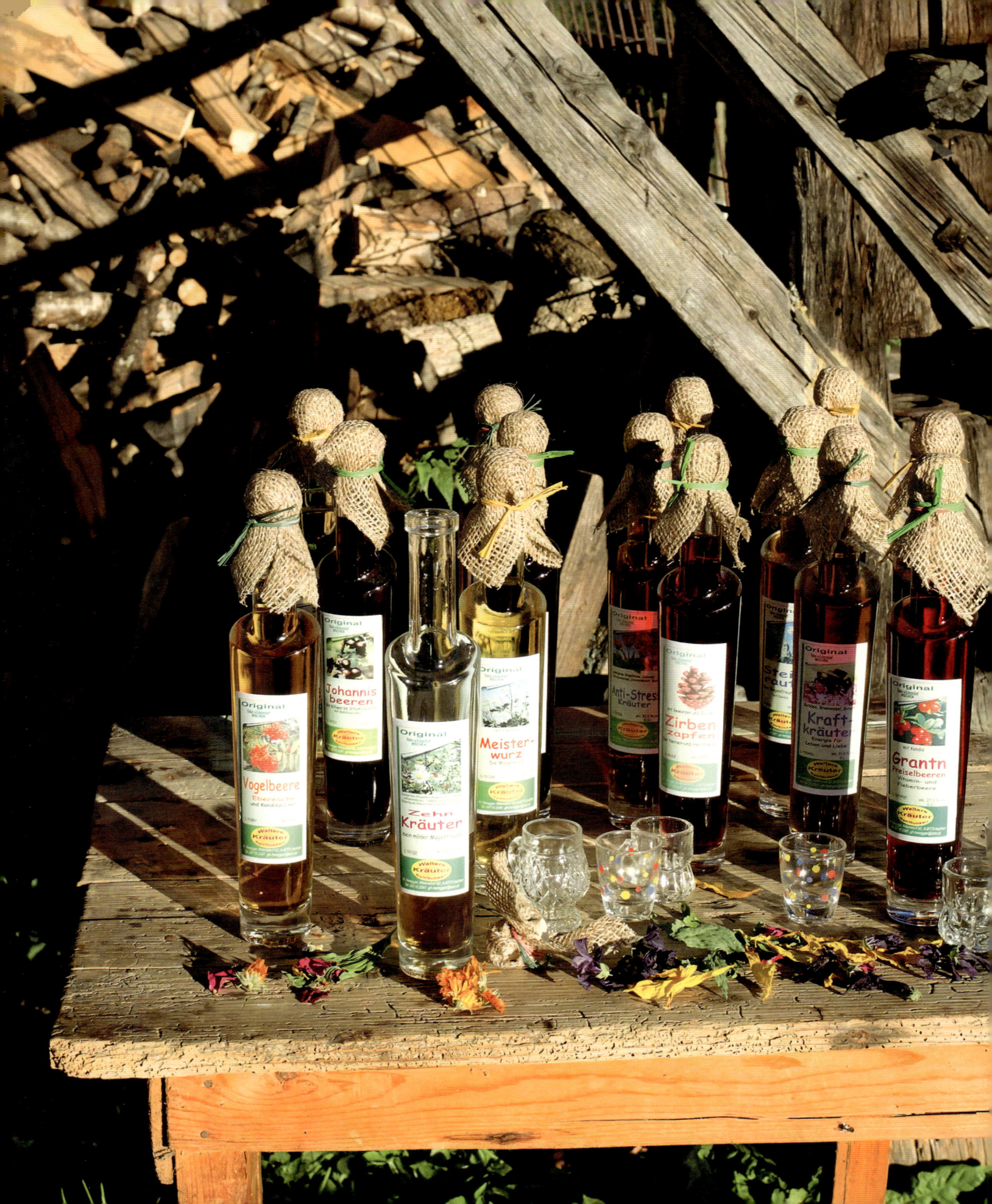

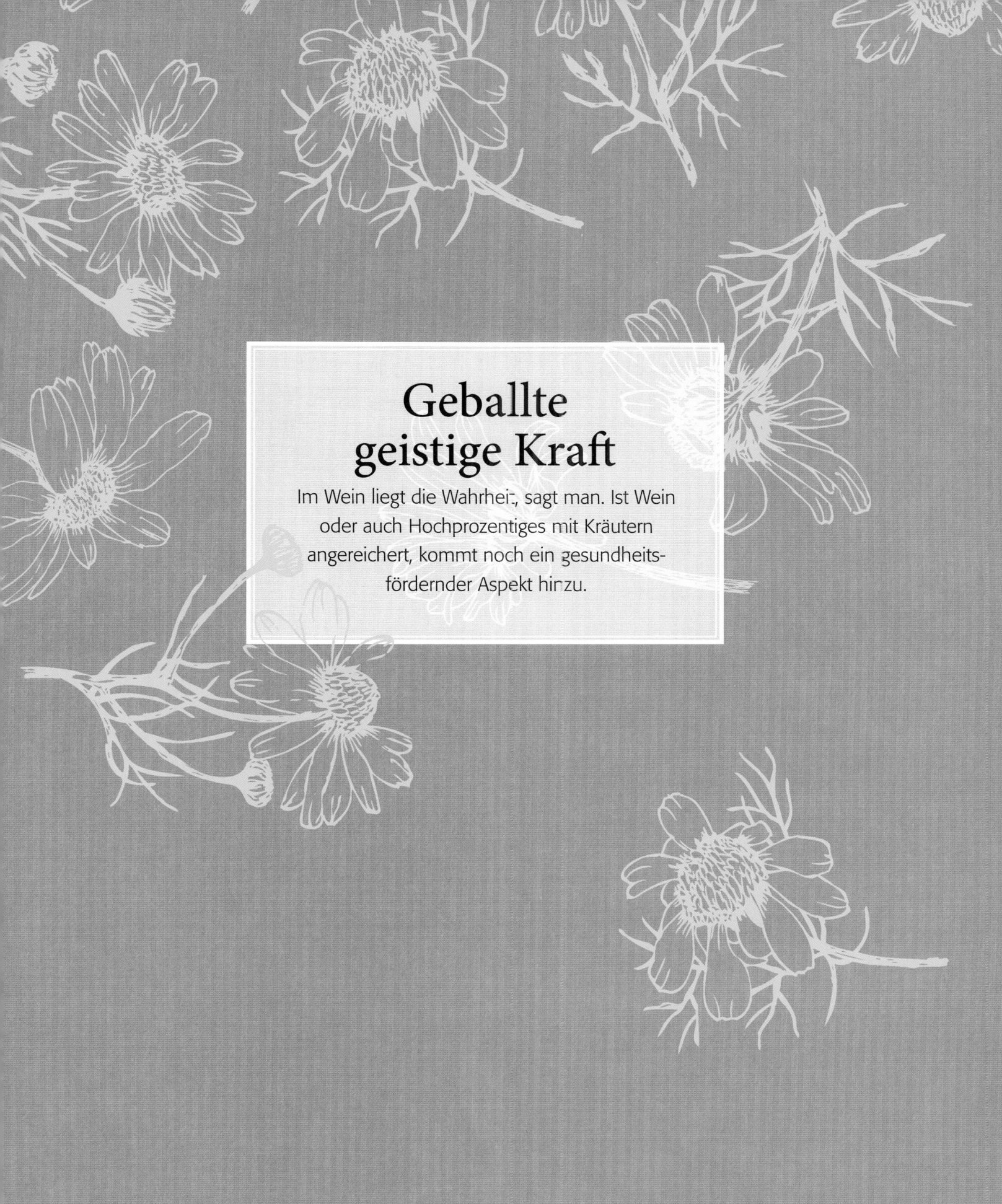

Geballte
geistige Kraft

Im Wein liegt die Wahrheit, sagt man. Ist Wein
oder auch Hochprozentiges mit Kräutern
angereichert, kommt noch ein gesundheits-
fördernder Aspekt hinzu.

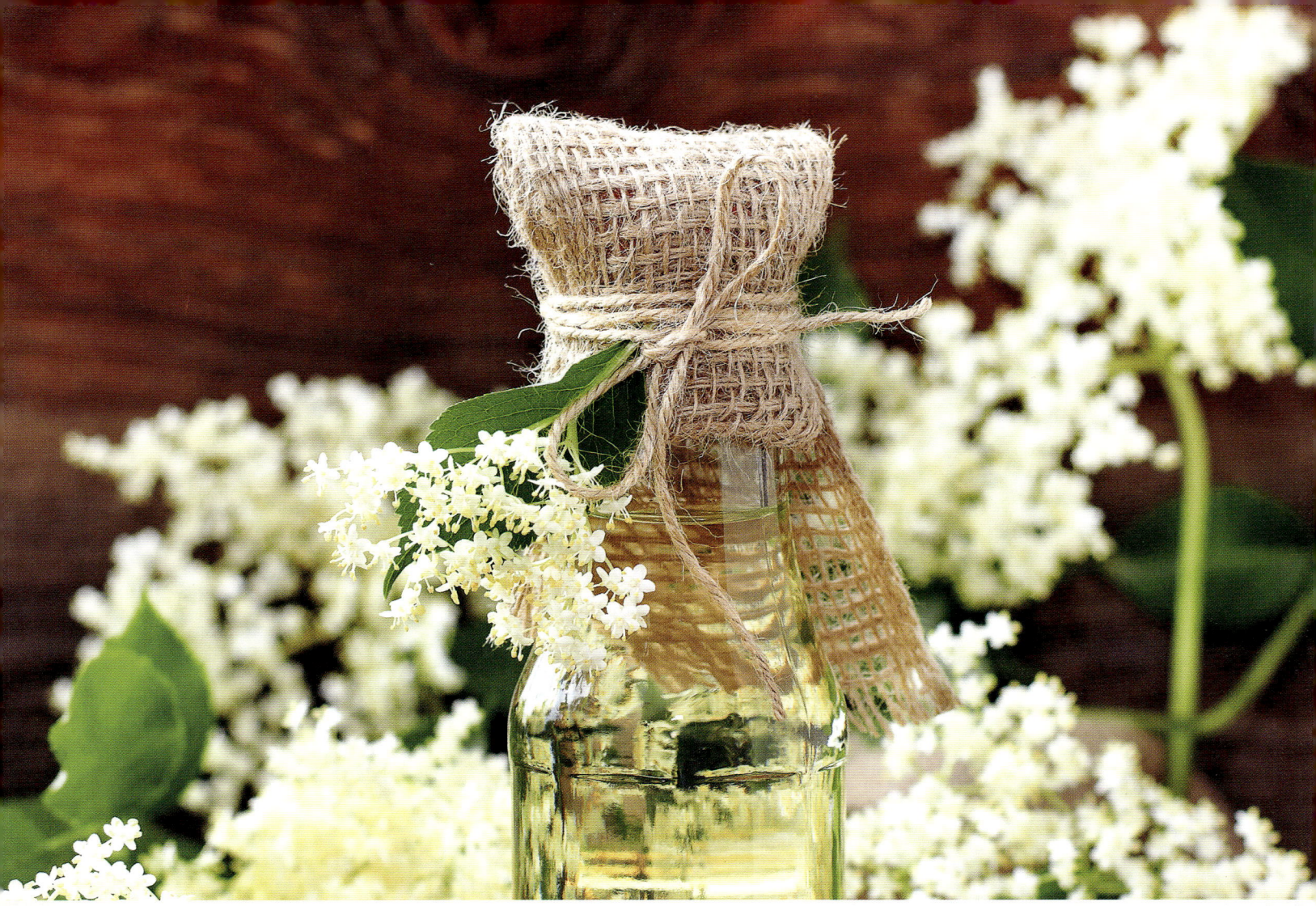

Kräuterwein und Kräuterlikör

Kräuterwein wurde bereits in der Antike zubereitet und getrunken; schon damals schätzte man sowohl den Wein als auch die Kräuter mit ihren vielfältigen heilsamen Eigenschaften und kombinierte beides. Dabei kommt es auf die enthaltenen Kräuter an, welche Wirkung der Wein hat. Auch bei Hildegard von Bingen (1098–1179) spielten Kräuterweine eine große Rolle bei der Linderung verschiedenster Beschwerden.

Obwohl die Aufmerksamkeit für die natürliche Heilkraft von Kräutern heute wieder sehr groß ist, wird Kräuterwein immer noch recht selten hergestellt und getrunken. Anders ist das beim Kräuterlikör, der bis heute vor allem als Verdauungshelfer sehr beliebt ist. Dabei sind Schnaps und Likör der Verdauung überhaupt nicht zuträglich; wird der Alkohol allerdings mit verdauungsfördernden Kräutern kombiniert, schaffen diese Erleichterung und helfen dem Magen auf die Sprünge.

Aus Blüten, Blättern oder Wurzeln Wein herzustellen ist überhaupt kein Zauberwerk. Sie benötigen weder eine besondere Ausstattung noch einen speziellen Arbeitsplatz; Kräuterweine und -liköre können in jeder Küche zubereitet werden. Entscheidend ist das hygienische und sorgfältige Arbeiten, um schädlichen Keimen nicht Tür und Tor zu öffnen. Außerdem sollen die hergestellten Produkte eine Weile haltbar sein.

Weil die Herstellung von Kräuterwein oder -likör so einfach ist, sind der Experimentierfreude keine Grenzen gesetzt. Im Wein lösen sich sowohl wasser- als auch fettlösliche Substanzen, das macht ihn als Auszugsmittel von Kräutern so wertvoll. Die Wirkung von Kräuterwein ist schwächer als bei Tinkturen, dafür ist die Dosierung höher.

Wein und Kräuter sollten wohlüberlegt ausgesucht werden. Möchten Sie einen Wein, der Magen-Darm-Beschwerden lindert? Dann sind Majoran, Liebstöckel oder Minze bestens geeignet. Bei niedrigem Blutdruck und Abgeschlagenheit ist Rosmarin das richtige Kraut. Getrunken werden vom Kräuterwein je nach Bedarf bis zu drei Schnapsgläschen pro Tag über einige Tage hinweg.
Beim Kräuterlikör ist das ganz ähnlich. Anstelle von Wein wird hier lediglich höherprozentiger Alkohol, zum Beispiel Wodka, verwendet. Außerdem fügen Sie dem Ansatz noch Zucker hinzu.

Grundrezept Kräuterwein

100 g frische Kräuter oder 50 g getrocknete Kräuter, Blätter, Blüten oder Früchte | 1 l Rotwein oder Weißwein | 80 ml Wodka | bis zu 5 Esslöffel Kandiszucker nach Belieben

1. Die Kräuter gründlich säubern, eventuell unter fließendem Wasser abspülen und trockentupfen. Größere Pflanzenteile grob zerkleinern und in ein großes, verschließbares Glas geben. Wein, Wodka und Zucker zugeben und das Ganze etwa 3 Wochen an einem warmen Platz stehen lassen. Ab und zu schütteln.

2. Den Kräuterwein durch einen Kaffeefilter abseihen und in gut verschließbare, saubere Flaschen füllen. Bei Bedarf 2 bis 3 Schnapsgläschen trinken.

Kräuterwein gegen Zahnschmerzen

20 g Wermut | 20 g Eisenkraut | 200 ml Weißwein | 1 TL Rohrzucker

Die Kräuter für einige Minuten im Wein aufkochen, dann abseihen, in ein Taschentuch geben und noch warm als Kompresse auf die Wange legen. Der Wein kann noch warm getrunken werden.

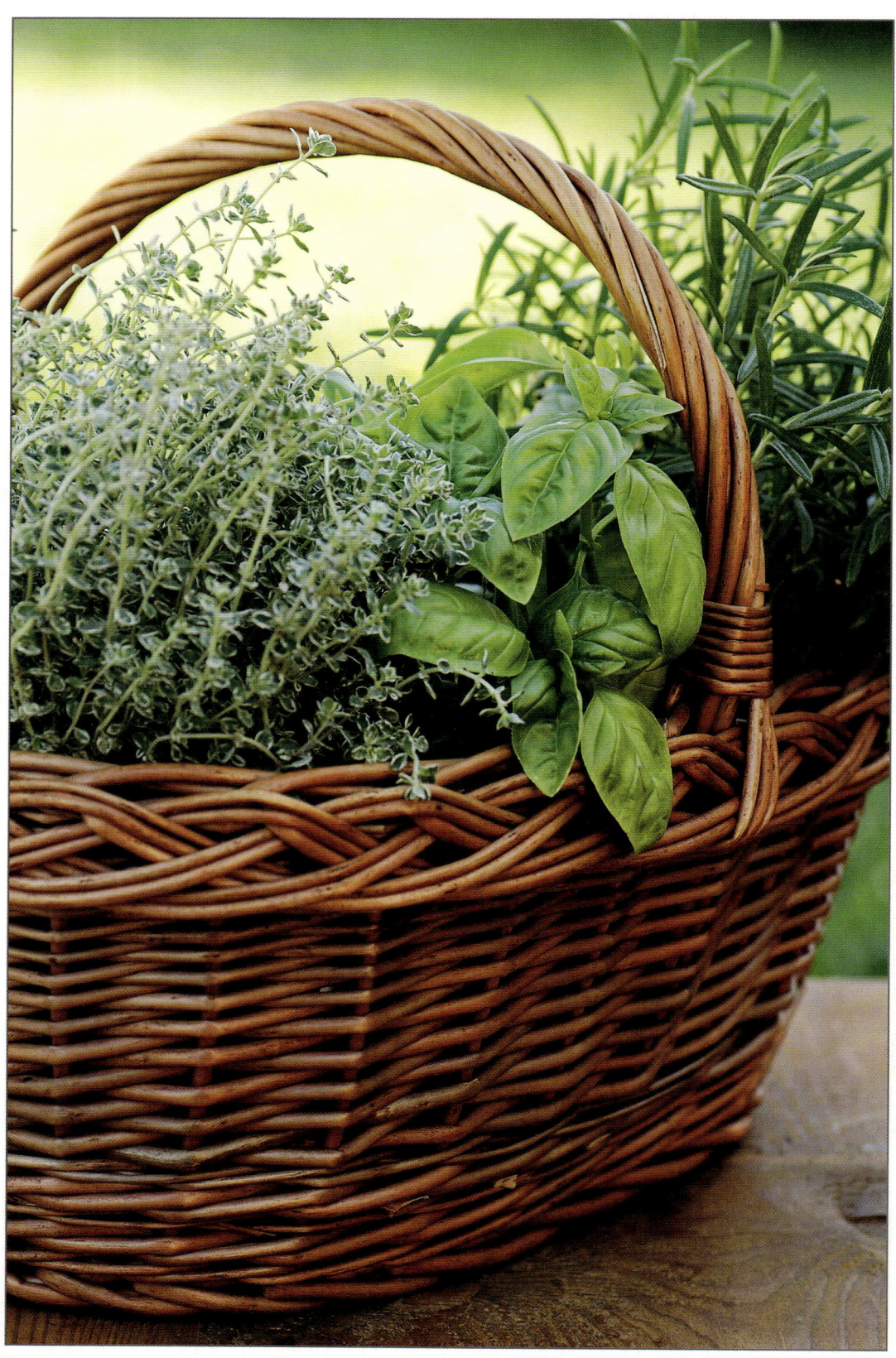

Rechts: Was kann man doch alles aus frischen Gartenkräutern machen? Nicht zuletzt wohlschmeckende Kräuterweine und -liköre ganz nach Geschmack und Verwendung.

Kräuter-Frauenwein

60 g Frauenmantel | 40 g Rotklee | je 20 g Schafgarbe, Gänsefingerkraut, Melisse und Rosenblüten | 1 l trockener Rotwein | 80 ml Wodka | 5 Esslöffel Kandiszucker

Die verwendeten Kräuter sind Frauenkräuter und wirken bei vielerlei Beschwerden lindernd und heilend. Bei Menstruationsbeschwerden können sie Krämpfen entgegenwirken.

1. Die Kräuter gründlich säubern, eventuell unter fließendem Wasser abspülen und trockentupfen. Größere Pflanzenteile grob zerkleinern und in ein großes, verschließbares Glas geben. Wein, Wodka und Zucker zugeben und das Ganze etwa 3 Wochen an einem warmen Platz stehen lassen. Ab und zu schütteln.

2. Den Kräuterwein durch einen Kaffeefilter abseihen und in gut verschließbare, saubere Flaschen füllen. Bei Bedarf 2 bis 3 Schnapsgläschen trinken.

Herzchen-Wein

Je 1 Handvoll Melissen-, Schafgarbe- und Weißdornblätter sowie einige Rosenblütenblätter | 1 Messerspitze Zimt | 1 Esslöffel Rosinen | 3 Esslöffel Kandiszucker | 500 ml trockener Rotwein | 20 ml Wodka

1. Die Kräuter gründlich säubern, eventuell unter fließendem Wasser abspülen und trockentupfen. Größere Pflanzenteile grob zerkleinern und in ein großes, verschließbares Glas geben. Zimt, Rosinen, Zucker, Wein und Wodka zugeben und 10 Tage an einem warmen Platz stehen lassen. Ab und zu schütteln.

2. Den Kräuterwein durch einen Kaffeefilter abseihen und in gut verschließbare, saubere Flaschen füllen. Bei Bedarf 2 bis 3 Schnapsgläschen trinken.

Rosmarinwein

Einige Zweige Rosmarin | 1 l Weißwein | 2–3 Esslöffel Kandiszucker nach Belieben

Bei Müdigkeit und Abgeschlagenheit wirkt Rosmarinwein Wunder.

Die Rosmarinblättchen von den Trieben zupfen und in ein verschließbares Glas geben. Zucker und Wein zugeben und 5 Tage an einem sonnigen warmen Ort stehen lassen. Einmal täglich kräftig schütteln. Den Kräuterwein durch einen Kaffeefilter abseihen und in eine dunkle Flasche füllen.

Grundrezept Kräuterlikör

100 g frische Kräuter, wie Blätter von Zitronenmelisse und Gundermann, Blätter
und Blüten von Thymian | 60 g Kandiszucker | 750 ml Wodka

**Wie beim Kräuterwein können Sie je nach Geschmack selbst wählen, welche Kräuter Sie
verwenden wollen.**

1. Die Kräuter gut säubern, eventuell unter fließendem Wasser abbrausen und anschließend trockentupfen. Gröbere Kräuter zerkleinern und zusammen mit dem Zucker in eine weithalsige Flasche geben. Mit dem Wodka übergießen und bis zu 3 Monate an einen warmen und sonnigen Platz stellen. Immer wieder gründlich schütteln.

2. Den Likör durch einen Kaffeefiltereinsatz oder ein sauberes Leinentuch abfiltern und in saubere Flaschen füllen. An einem dunklen, kühlen Ort aufbewahren. Bei Bedarf 1 bis 3 Schnapsgläser trinken.

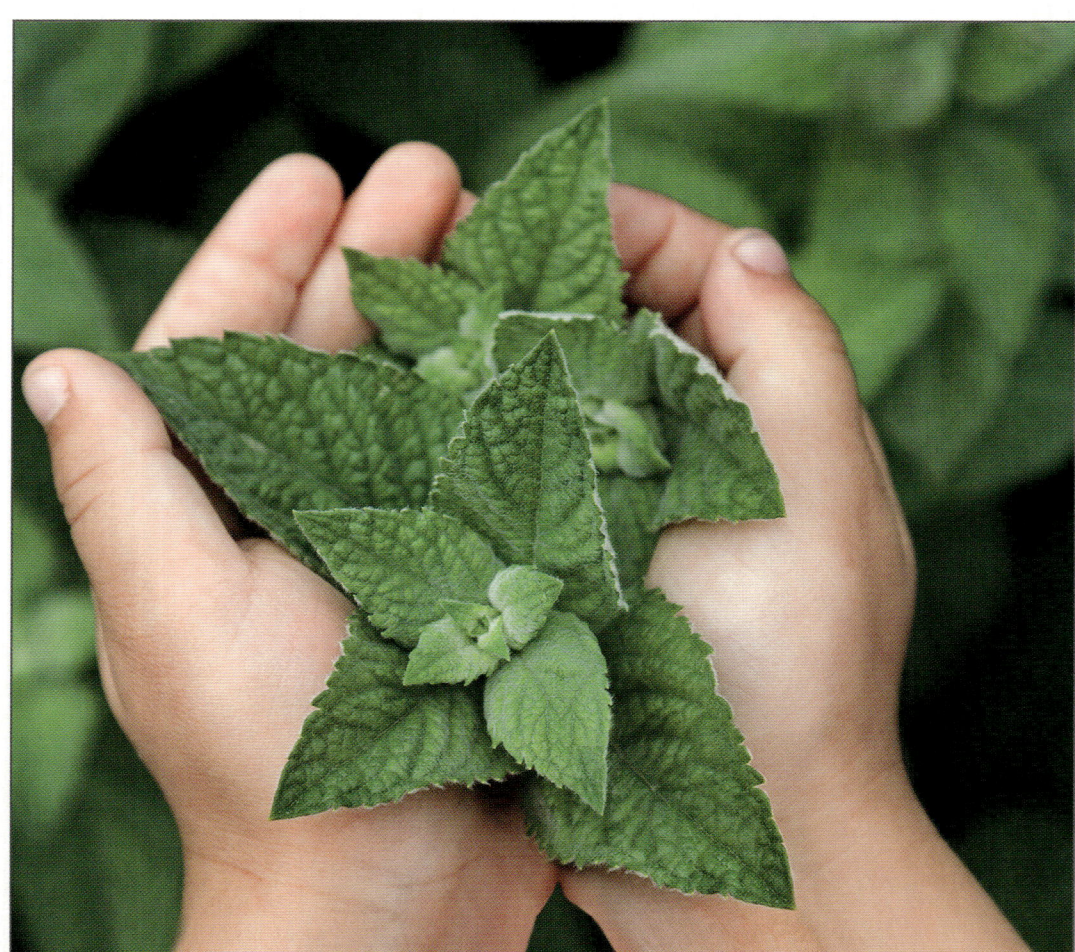

Rechts: In einen Kräuterlikör sollten auch einige Blätter der Zitronenmelisse kommen. Allerdings darf man nicht zu viel nehmen, sonst überdeckt das Aroma alle anderen Kräuter.

Rosenblütenlikör

100 g Rosenblütenblätter | 700 ml Wodka | 100 ml Wasser | 200 g Rohrzucker

Am besten eignen sich Rosenblütenblätter von alten Sorten oder besondere Duftsorten

1. Nur saubere und trockene Rosenblütenblätter verwenden. An den Rosenblütenblättern den weißen Blattansatz mit einer kleinen Schere entfernen.

2. Den Wodka mit den Blütenblättern in eine weithalsige Flasche füllen und verschließen. An einem sonnigen, warmen Platz 3 bis 4 Wochen stehen lassen. Die Flasche ab und zu schütteln. Wasser und Zucker aufkochen und abkühlen lassen. Den Likör durch einen Kaffeefilter abseihen und den erkalteten Sirup dazugeben.

3. In saubere Flaschen füllen und nochmals 3 Monate stehen lassen. Eventuell vor dem Trinken noch einmal filtrieren.

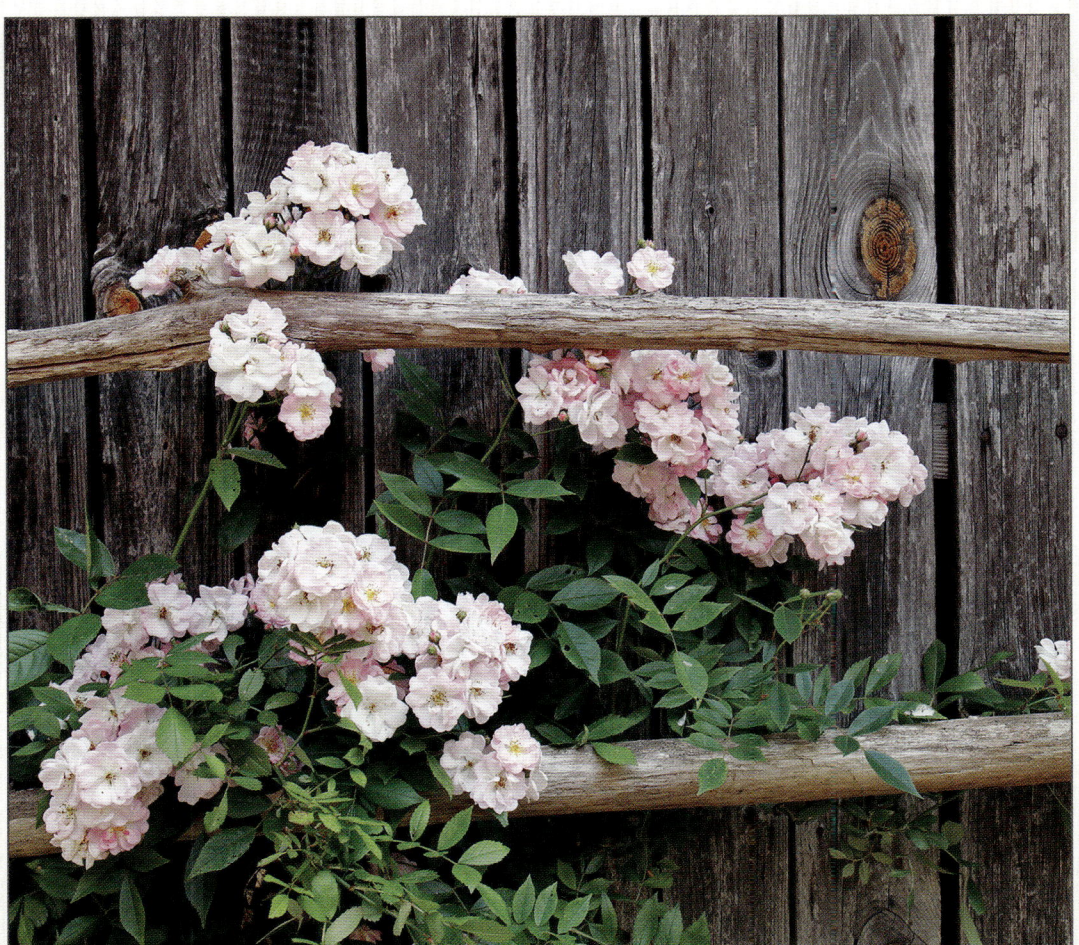

Rechts: Rosen haben es Rosmarie besonders angetan. Jahr für Jahr wachsen verschiedene Arten und Sorten überreich am Haus und an geschützten Plätzen. Die Blütenblätter kommen in Tees oder werden zur Herstellung von Likör benötigt.

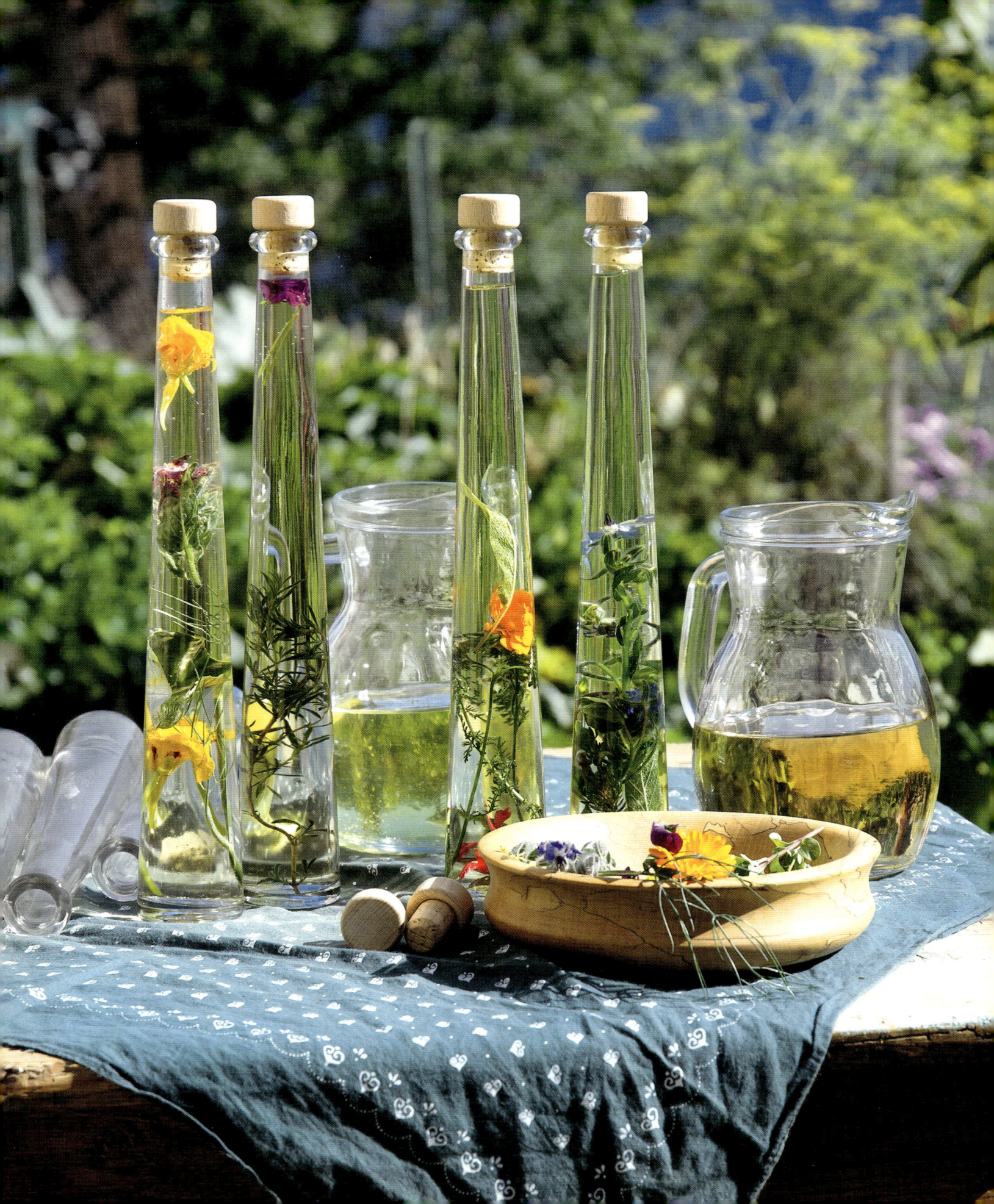

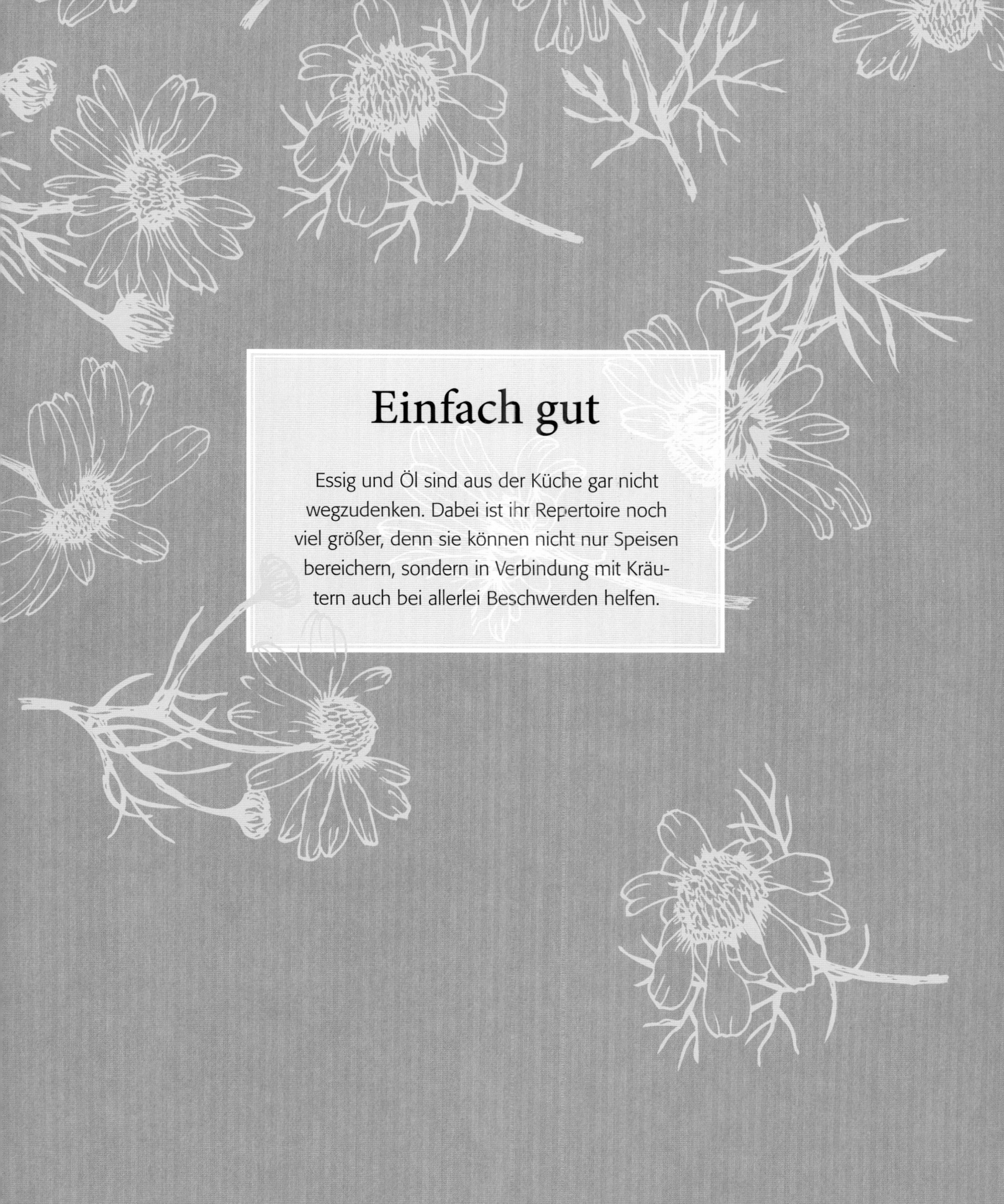

Einfach gut

Essig und Öl sind aus der Küche gar nicht wegzudenken. Dabei ist ihr Repertoire noch viel größer, denn sie können nicht nur Speisen bereichern, sondern in Verbindung mit Kräutern auch bei allerlei Beschwerden helfen.

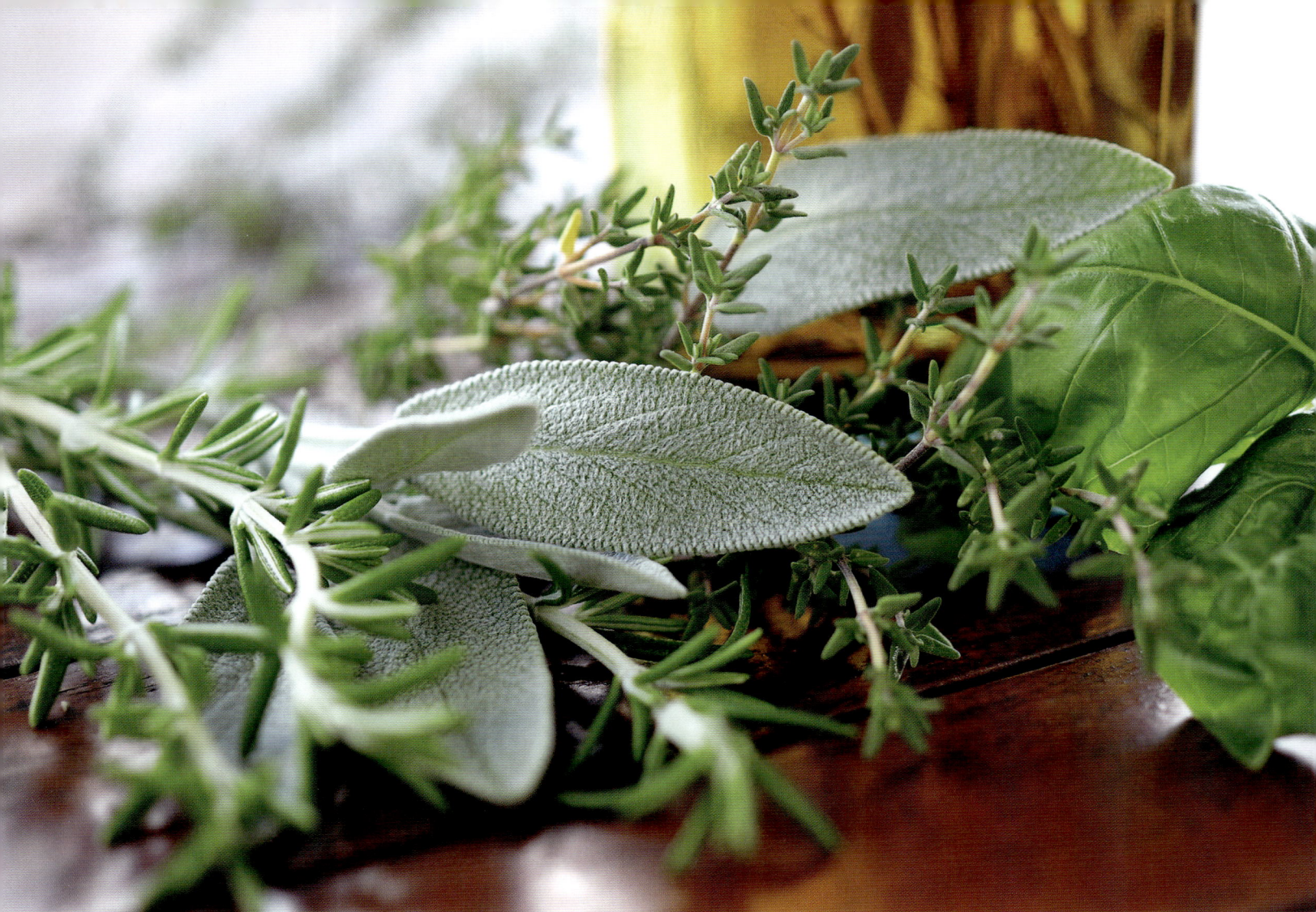

Alles Essig

Eigentlich bedeutet der Ausspruch »Alles Essig« nichts Gutes. Dabei ist Essig sehr vielseitig, in der Küche genauso wie als altes Hausmittel. Essig hat eine uralte Geschichte und ist wahrscheinlich älter als die Menschheit selbst, denn er entsteht ganz ohne unser Zutun in der Natur. Bei der Vergärung von Obst entwickelt sich Alkohol, und aus dem wiederum entsteht Essig.

Schon in der Bibel wird die essigsaure Flüssigkeit erwähnt. Noch Anfang des letzten Jahrhunderts wurde eine wässrige Essiglösung zur Erfrischung getrunken. Später gab man Natron dazu. Weil der Essig nämlich dem Natron die Kohlensäure austreibt, kommt es zu einem sprudeligen Effekt. An Festtagen wurde das Getränk zudem mit einem Schuss Obst- oder Kräutersirup verfeinert.
Als Konservierungsmittel war Essig in früheren Zeiten ebenfalls sehr beliebt, da viele Bakterien und Pilze das saure Milieu nicht mögen. Fleisch, Gemüse und Kräuter wurden darin eingelegt und so auch ohne Kühlschrank haltbar gemacht.

Gut, dass der Essig in unserer modernen Küche wiederentdeckt wurde. Wichtig ist bei der Verwendung vor allem, dass man auf Qualität achtet. Guter Essig schmeckt sehr aromatisch und ist durchaus pur genießbar. Es kommt beim Geschmack und bei der Qualität auf den Mostanteil an: Je höher der ist, desto aromatischer ist der Essig.

Essig in der Hausapotheke

»Früher war Essig fester Bestandteil in unserer Hausapotheke. Bei uns Kindern wurden Essigumschläge gemacht, wenn wir Fieber hatten. Hin und wieder kam der Essig auch ins Badewasser, denn Essig ist gut für die Haut. Außerdem mussten wir bei Halsschmerzen mit Essigwasser gurgeln. Das war nicht sehr angenehm, aber effektiv. Essig hat eine desinfizierende Wirkung, und so wurden unsere Beschwerden bald besser.«

Essig soll aufgrund seines Eisengehaltes blutdrucksenkend wirken und für eine bessere Sauerstoffversorgung des Herzens sorgen; so lässt sich auch ein Eisenmangel verbessern. Zwei Esslöffel Obstessig, gemischt mit einem Esslöffel Honig und stillem Wasser, kann man bei Eisenmangel dreimal täglich vor den Mahlzeiten einnehmen. Solche medizinischen Maßnahmen sollten Sie allerdings immer mit Ihrem Arzt absprechen.

Der Pfarrer Sebastian Kneipp (1821–1897) war von der heilenden Wirkung des Essigs überzeugt. Er empfahl Wadenwickel mit kühlenden feuchten Leinen- oder Baumwolltüchern zur Fiebersenkung und, um die Wirkung des Wassers noch zu verstärken, den Essigwickel. Von Kneipp stammt ebenso der Essigstrumpf, denn der Pfarrer wusste, dass Essig die Durchblutung fördert und bei Einschlafstörungen und Nervosität hilft. Für diese Anwendung werden vier Teile lauwarmes Wasser mit einem Teil Essig gemischt. Danach tauchen Sie Baumwollkniestrümpfe in die Flüssigkeit und drücken die Strümpfe vor dem Überziehen leicht aus. Eine Stunde lang müssen die Essigstrümpfe – im Liegen und gut zugedeckt – anbehalten werden.

Essigwickel gegen Fieber

Apfelessig und nicht zu kaltes Wasser werden zu gleichen Teilen gemischt. Nun taucht man ein baumwollenes Tuch in die Flüssigkeit und wringt es nur ganz leicht aus. Beide Waden des Fiebernden werden vom Knöchel bis zur Kniekehle erst mit dem nassen Essigtuch und dann mit zwei trockenen Tüchern umwickelt. Zugedeckt werden darf der Kranke nicht, denn das würde die Verdunstung behindern und die Wirkung des Wickels reduzieren.

Alternativ können Essigsocken angelegt werden. Das ist etwas weniger aufwendig. Hierzu werden lediglich Baumwollsocken in die Essig-Wasser-Mischung getaucht, leicht ausgewrungen und angezogen. Darüber kommen Wollsocken.

Und weil Essig der Haut sehr guttut, kann er auch bei Sonnenbrand eingesetzt werden. Rote, schmerzende Stellen werden vorsichtig mit Essig eingerieben, oder man legt ein in Essig getränktes Tuch auf die Haut. Durch die desinfizierende Wirkung wird Entzündungen vorgebeugt.

Die Essigmutter

Essig entsteht durch alkoholische Gärung. Beim Apfelessig lässt man Apfelsaft vollständig vergären; dem entstandenen Apfelwein werden anschließend Essigsäurebakterien zugesetzt. Mithilfe von Luftsauerstoff entwickelt sich Apfelessig. Weinessig erhält man auf dieselbe Weise mit Rot- oder Weißwein. Sogar Bieressig wird so gewonnen.

Mitunter schwimmt in Wein- oder Apfelweinflaschen eine weiße schlierige Masse. Das ist die sogenannte Essigmutter – eine Ansammlung von Essigsäurebakterien, die sich bilden, wenn leicht alkoholische Flüssigkeiten längere Zeit offen stehen. Die Essigmutter kann zum Impfen weiterer Flüssigkeiten genommen werden, sie hat aber auch heilende Wirkung. Filtert man die Schlieren ab und reibt die Masse auf arthritische Gelenke, soll sie zur Linderung der Schmerzen beitragen.

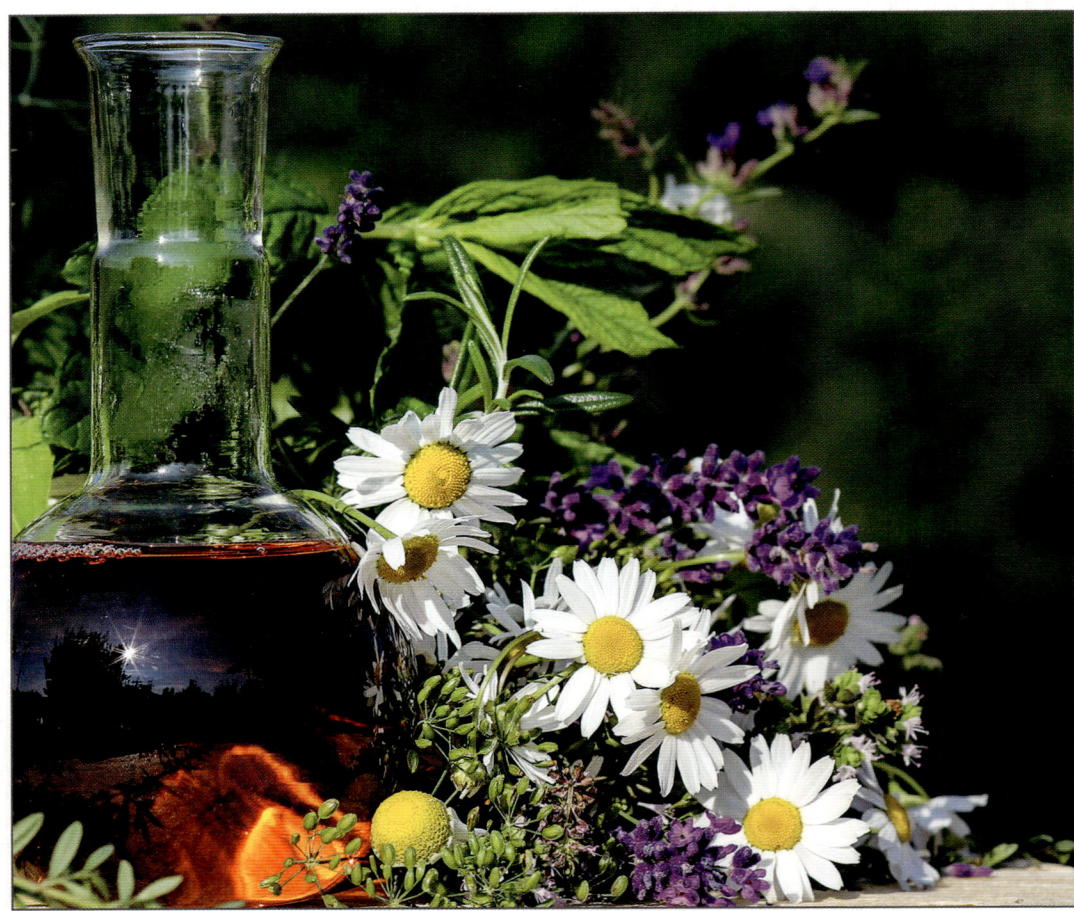

Rechts: Mit Blüten versetzter und angereicherter Traubenessig schmeckt zu kräftigen Speisen, gibt aber auch Obstsalaten eine ganz besondere Geschmacksnote.

Blütenessig

1 Flasche guter Obstessig | Blüten, zum Beispiel von Veilchen, Gänseblümchen, Löwenzahn, Taubnessel, Weißdorn, Holunder, Rotklee, Thymian, Johanniskraut | eventuell Erdbeeren oder Himbeeren

Blütenessig ist sehr vielseitig verwendbar. Er schmeckt zu Suppen und Salaten, die herzhaft oder süß sein können.

1. Den Obstessig in ein weithalsiges, verschraubbares Glas füllen. Die Blüten gut ausschütteln und säubern. Einige Minuten auf ein weißes Küchentuch legen, damit Käfer und andere Tiere davon-krabbeln können. Die gesäuberten Blüten zum Essig geben und 3 bis 4 Wochen stehen lassen. Das Glas ab und zu bewegen.

2. Den Essig filtrieren und eventuell noch für etwa 2 Wochen Früchte wie Erdbeeren oder Himbee-ren einlegen. Das gibt dem Blütenessig ein sehr fruchtiges Aroma. Der Essig schmeckt sehr gut zu Obstsalaten.

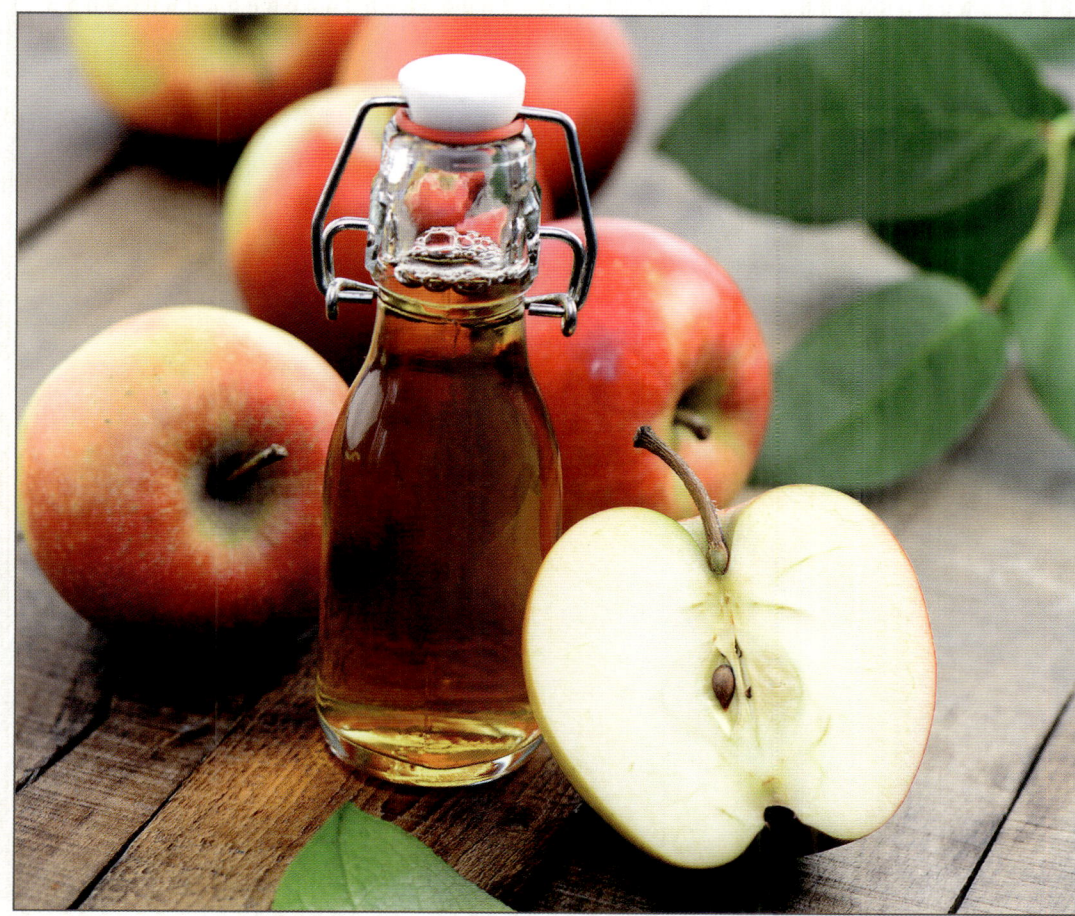

Links: Beim Apfelessig wird Apfelsaft vergoren. Daraus entsteht Apfelwein, dem dann Essigsäurebakterien zugegeben werden. Der Essig ist sehr gesund und gut bei Verdauungsbeschwerden.

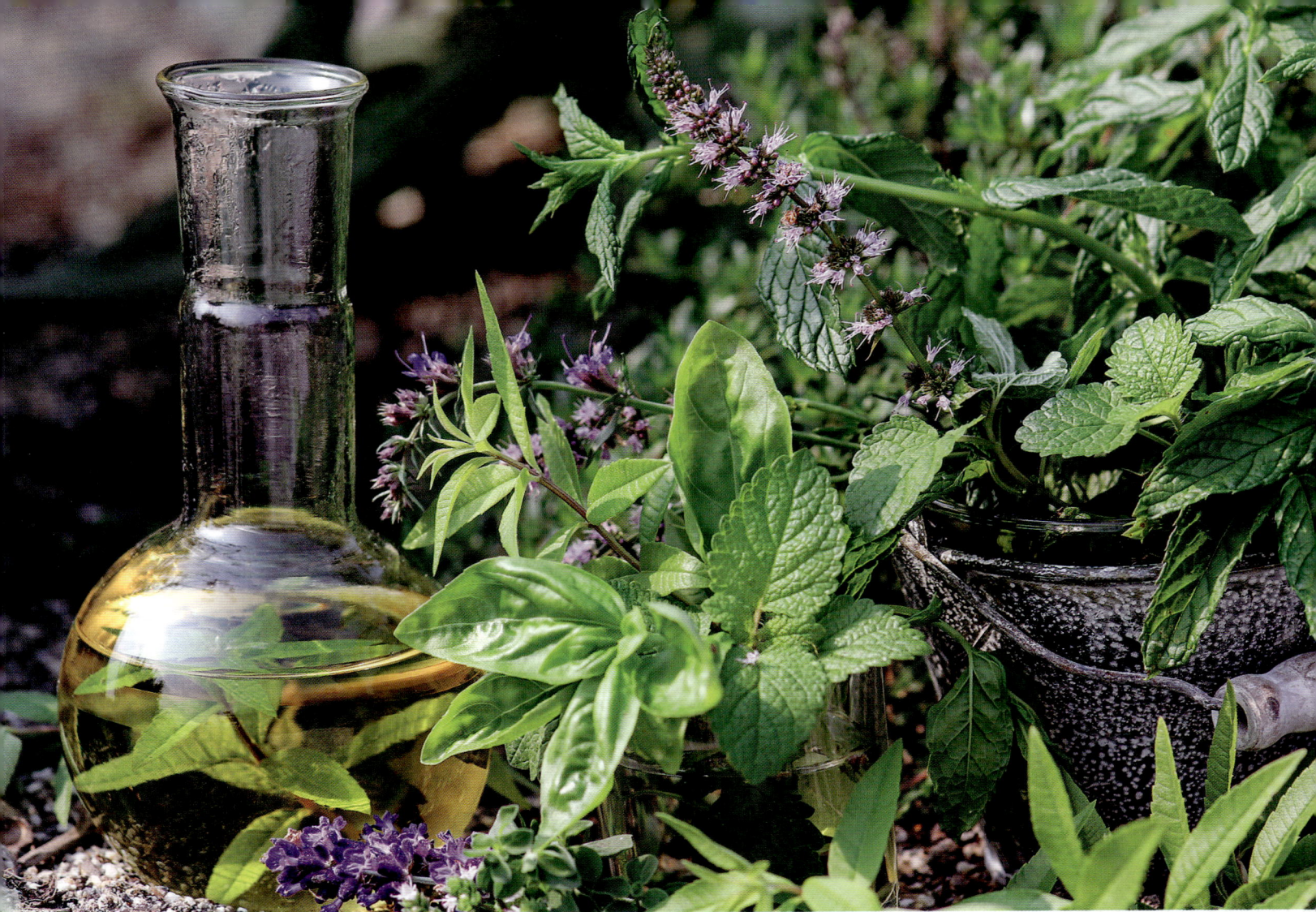

Kräuteröle

Eigentlich ist Öl ein Allroundtalent. Es ist nicht nur in der Küche unentbehrlich, wo es zum Braten und Backen, für Salate und andere Speisen benötigt wird, sondern ebenso der Gesundheit zuträglich und für die Schönheitspflege von Bedeutung.

Im Gegensatz zu tierischen Fetten enthalten Öle, also pflanzliche Fette, überwiegend ungesättigte Fettsäuren, und die sind lebensnotwendig für uns, denn wir können sie selbst nicht im Körper bilden. Außerdem kommen in Ölen vor allem Vitamine, sekundäre Pflanzenstoffe und Pflanzenhormone vor. Je nach Art des Öles, ob Oliven-, Raps-, Kürbiskernöl oder etwas anderes, variiert die Zusammensetzung der Wirkstoffe. Für alle Öle gilt jedoch: Die Inhaltsstoffe zusammengenommen wirken entzündungshemmend und blutdrucksenkend, und sie schützen die Gefäße. In einer gesunden Ernährung sollten kalt gepresste Öle, in denen noch alle wertvollen Wirkstoffe enthalten sind, deshalb eine große Rolle spielen.

Weiterhin sind Öle in der Hausapotheke hilfreich, vor allem, wenn es sich um Ölauszüge handelt, bei denen die Wirkstoffe verschiedener Heilpflanzen – ähnlich wie bei einer Tinktur mit Alkohol – durch einen Auszug in das Öl gelangen und so bei verschiedenen Beschwerden ihre Wirkung entfalten können. Gegen schmerzende Gelenke und Muskeln helfen zum Beispiel Arnikaöl oder Johanniskrautöl. Allerdings treten bei der Anwendung mitunter allergische Reaktionen auf, deshalb ist es besser, das Öl erst mal an einer kleineren Stelle auszuprobieren.

Bei trockener, juckender Haut hilft Holunderblüten- oder Kamillenblütenöl, und Rosmarinöl wirkt durchblu-

»Es ist eine schöne Geste, Kräuter- und Blütenöle und -essig zu verschenken. Es bedeutet, dass der Beschenkte und seine Gesundheit einem am Herzen liegen.«

tungsfördernd und belebend. Auch Thymianöl ist empfehlenswert, denn es hlft sowohl bei kalten Füßen als auch bei Fußpilz. Außerdem kann die Brust damit eingerieben werden, wenn ein festsitzender Husten sich nicht lösen will.

Gegen allerlei Beschwerden

Öle eignen sich besonders gut zur Massage. Sie ziehen gut in die Haut ein und machen sie weich und geschmeidig. Das Öl dient als Transportmittel für die Inhaltsstoffe der Heilpflanzen, die so in die Haut eindringen und wirken können. Durch die Massage werden vor allem Muskeln gelockert, was bei Verspannungen besonders angenehm ist. Sollen Öle bei Rheumatismus oder Zerrungen eingesetzt werden, empfiehlt es sich, die Flüssigkeit leicht einzureiben, aber nicht zu massieren.

Nicht zuletzt bei Erkältungen können Öle helfen. Ein altes Hausmittel besteht aus Honig, Öl und Eigelb. Dazu werden zwei Esslöffel flüssiger Honig, zwei Esslöffel Öl und ein Eigelb so lange verrührt, bis ein einheitlicher Brei entsteht. Von der Mischung nimmt man mehrmals täglich einen Teelöffel ein, bis die Symptome abgeklungen sind. Bei diesem Hausmittel ist es wicht g, frische Zutaten zu verwenden, vor allem frische Eier. Am besten wird die Menge für einen Tag immer neu zubereitet.

Rosmaries Kräuteröle

Ölauszüge werden vor allem in Form von Kaltauszügen gemacht, so jedenfalls handhabt es Rosmarie. Dabei legt sie getrocknete Blüten, Blätter oder auch Wurzelstücke für eine gewisse Zeit in Öl ein. Wenn Rosmarie Öle für den Hausgebrauch herstellt, um bestimmte Beschwerden zu kurieren, dann nimmt sie für den Ölauszug eine größere Menge an Kräutern, damit die Konzentration an Inhaltsstoffen wirksam werden kann.

Frische Kräuter verwendet Rosmarie bewusst nicht. Sie haben einen viel zu hohen Wasseranteil, was die Haltbarkeit des Öls stark herabsetzen würde. Bei längerer Lagerung verdirbt das Öl dann schnell. Nur bei raschen Verbrauch können frische Kräuter genommen werden.

Johanniskrautöl ist Rosmaries Lieblingsölauszug, denn er ist vielfach einsetzbar bei Sonnenbrand, Wunden, Narben.

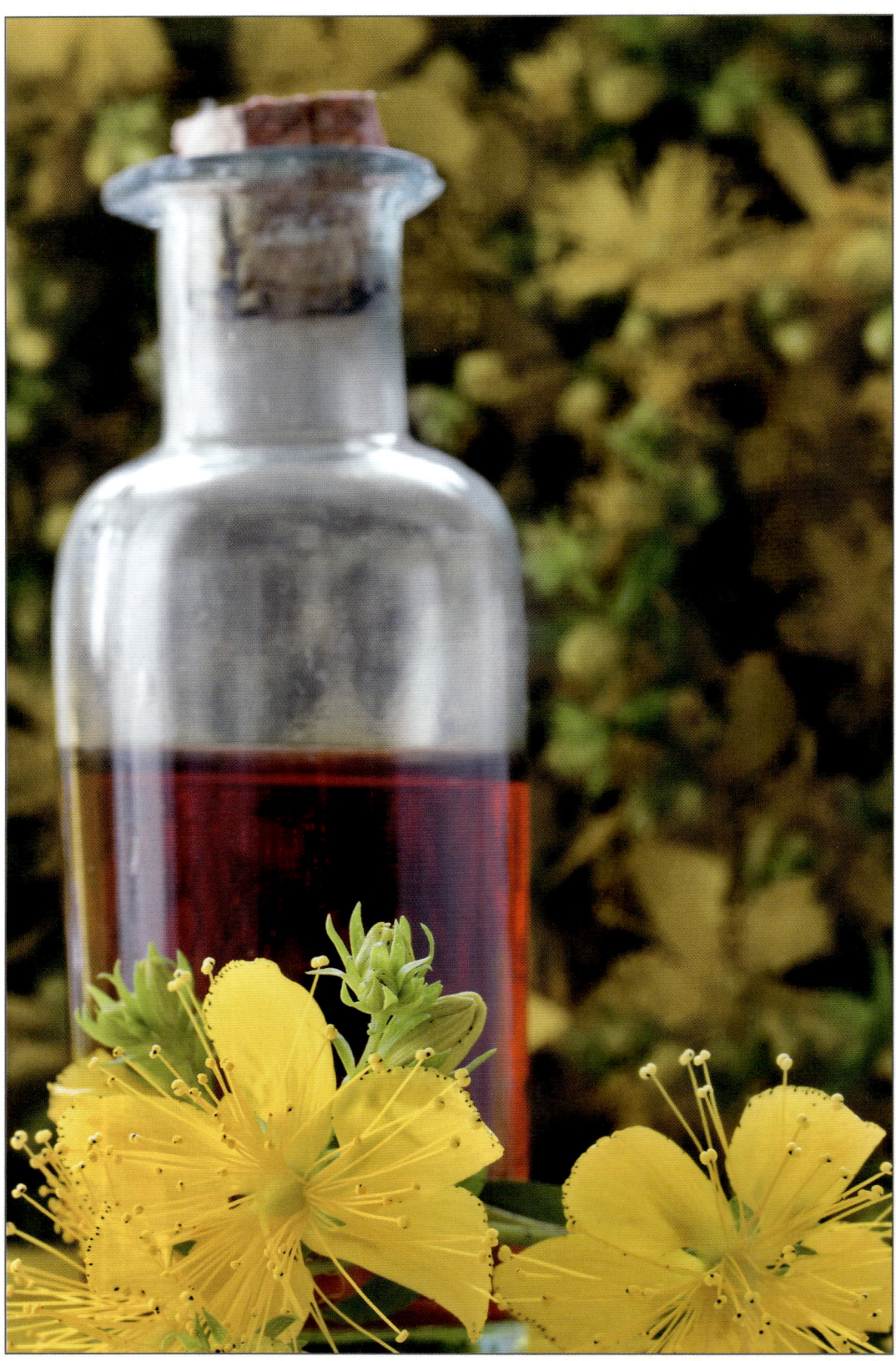

Rechts: Wie im Honig, im Alkohol und im Essig so lassen sich auch in Öl pflanzliche Wirkstoffe ausziehen. Das Johanniskrautöl hilft hervorragend bei Verbrennungen und Muskelschmerzen.

Nicht nur beim Ernten der Kräuter, auch beim Einsatz von Kräuterölen spielt übrigens der Mond eine Rolle. Wird Johanniskrautöl bei abnehmendem Mond auf Wunden und Narben geschmiert, heilen sie besser, und die Narben werden nicht so wulstig. Rosmarie stellt auch Kräuteressig und -öl für die Küche und zum Verschenken her.

Grundrezept Kräuteröl

4 Handvoll getrocknete Kräuter, zum Beispiel Rosmarin, Thymian, Labkraut, Spitzwegerich oder Blüten von Arnika, Lavendel, Holunder, Johanniskraut, Kamille, Malve | 750 ml kalt gepresstes Oliven- oder Sonnenblumenöl | eventuell einige Knoblauchzehen

Wird ein Kräuteröl zum Verschenken hergestellt, benötigt man nur einige Zweige oder Blüten und nach Belieben einige Knoblauchzehen. Das Öl muss nicht filtriert werden, allerdings sollte man auch hier darauf achten, dass die Kräuter immer mit Öl bedeckt sind.

1. Die Kräuter oder Blüten gut abschütteln und säubern. Auf ein weißes Küchentuch legen, damit Käfer und andere Tier rauskrabbeln können.

2. Die Kräuter oder Blüten in ein weithalsiges, gut verschließbares Glas geben und das Öl darübergießen. Den Knoblauch schälen und ebenfalls zugeben. Achten Sie darauf, dass alle Kräuter gut mit Öl bedeckt sind.

3. Das Ganze für 3 Wochen an einen warmen, sonnigen Platz stellen. Ab und zu schütteln. Das Kräuteröl in dunkle Glasflaschen abseihen, beschriften und an einem kühlen Ort aufbewahren.

Knoblauchöl

25 Knoblauchzehen | 750 ml kalt gepresstes Olivenöl

Dieses Knoblauchöl ist ein Warmauszug. Die Herstellung ist etwas aufwendiger, dafür ist das Öl noch am selben Tag fertig. Erhitzen Sie das Öl nicht zu stark, damit nicht alle Inhaltsstoffe verloren gehen.

1. Die Knoblauchzehen schälen. Das Öl in einem kleinen Topf erhitzen. Die Knoblauchzehen hinzufügen und etwa 30 Minuten bei niedriger Temperatur ziehen lassen, bis sie weich und glasig sind. Im Topf abkühlen lassen.

2. Die Knoblauchzehen abseihen. Das Öl in eine saubere Flasche gießen und mit einem Schraubdeckel oder Korken verschließen.

Eingelegte Pilze

2 kg frische oder eingefrorene Pilze | 1 l Essig | 500 ml Weißwein | 2 Esslöffel grobes Meersalz | einige Blätter frischer Rosmarin nach Belieben | 2 Lorbeerblätter | 500 ml Kräuteröl

1. Die Pilze säubern, eventuell vorsichtig waschen, dann trockentupfen und halbieren. Weißwein mit Essig in einen Topf gießen, Salz, Rosmarin und Lorbeer zugeben und aufkochen lassen.

2. Zunächst die Hälfte der Pilze in die Mischung geben und 10 Minuten ziehen lassen. Mit einem Schaumlöffel herausnehmen und in einem Sieb abtropfen lassen. Anschließend mit den restlichen Pilzen den Vorgang wiederholen.

3. Die Pilze mit einem Küchentuch vorsichtig trocknen und in vorbereitete Gläser füllen. Die Gewürze aus dem Wein-Essig-Sud auf alle Gläser aufteilen und mit dem Öl auffüllen. Die eingelegten Pilze müssen nun einige Wochen ruhen. Erst danach sind sie verzehrfertig. Bei angebrochenen Gläsern muss man darauf achten, dass die Pilze immer mit Öl bedeckt sind.

Kräuter-Blütensalat

150 g Wildkräuter | einige Borretschblüten | 10 Kapuzinerkresseblüten | 1 Esslöffel Senf | 1 Esslöffel Holunderblütensirup | 2 Esslöffel Ringelblumenessig | Salz und Pfeffer | 4 Esslöffel Olivenöl | 4 Scheiben Ziegen- oder Schafskäse | 4 dünne Scheiben Baguette | 2 Zweige Thymian | 2–3 Teelöffel flüssiger Honig *(für 2 Personen)*

1. Die Wildkräuter säubern und waschen. Die Blüten schütteln und säubern. Für die Vinaigrette Senf mit Sirup, Essig und 2 Esslöffel Wasser verrühren, mit Salz und Pfeffer würzen, dann das Öl kräftig unterschlagen.

2. Den Grill des Backofens vorheizen. Den Ziegenkäse auf den Baguettescheiben verteilen. Thymian waschen und trockenschütteln, die Blättchen von den Zweigen zupfen, grob hacken und über den Käse streuen. Honig darüber träufeln.

3. Einen Backrost mit Backpapier auslegen, die Brotscheiben darauf verteilen und im Grill oberste Stufe backen, bis der Käse goldbraun ist und zerläuft.

4. Den Kräuter-Blüten-Salat mit der Vinaigrette mischen, locker auf Teller verteilen und die Borretschblüten darüberstreuen. Dazu das Ziegenkäsebaguette reichen.

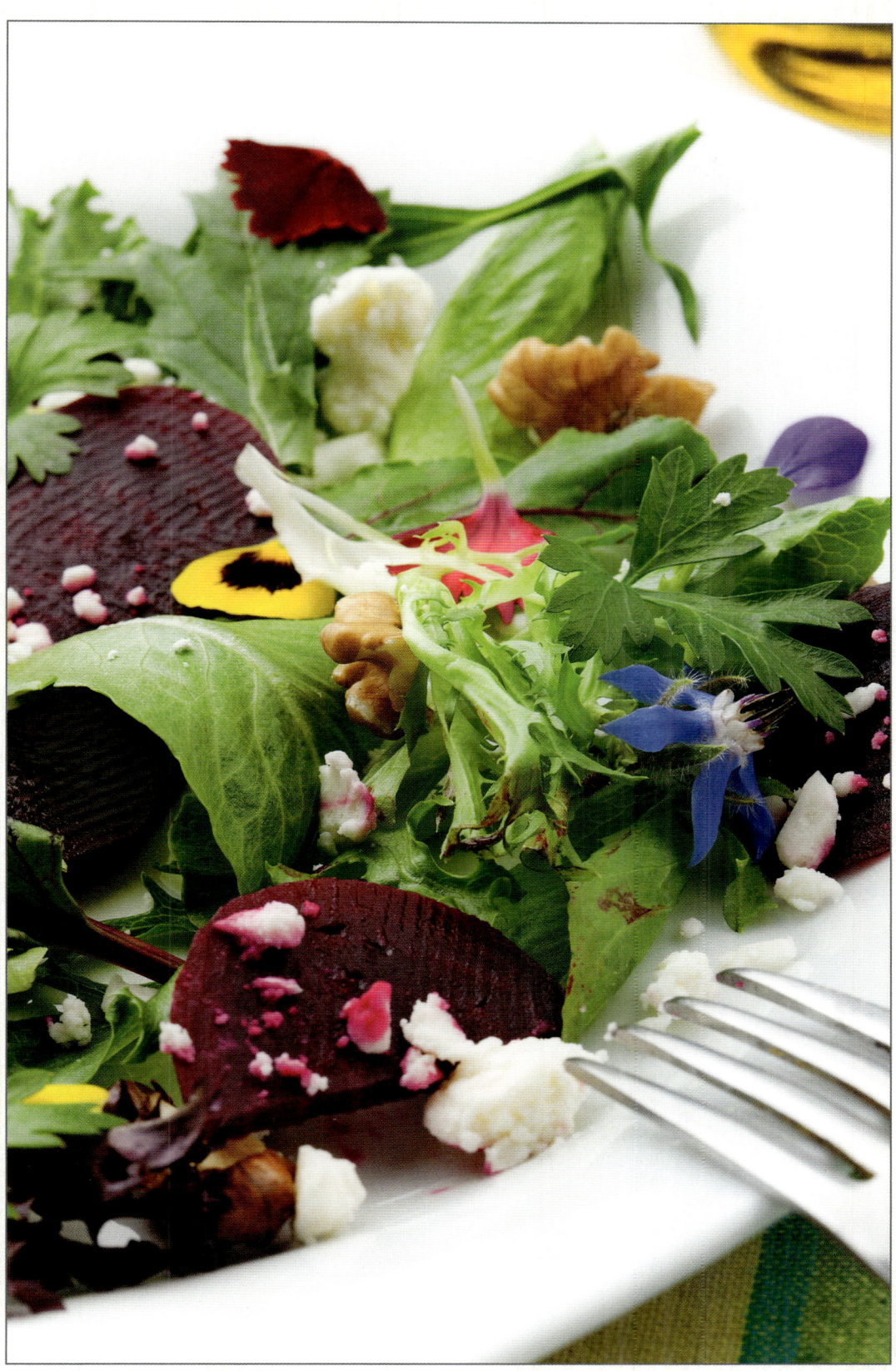

Unten: In einem Kräuteröl sind gleich mehrere gesunde Eigenschaften vereint. Zum einen die guten Inhaltsstoffe des Öls und zum anderen die Wirkstoffe der Kräuter. Was gibt es Besseres zu einem Salat?

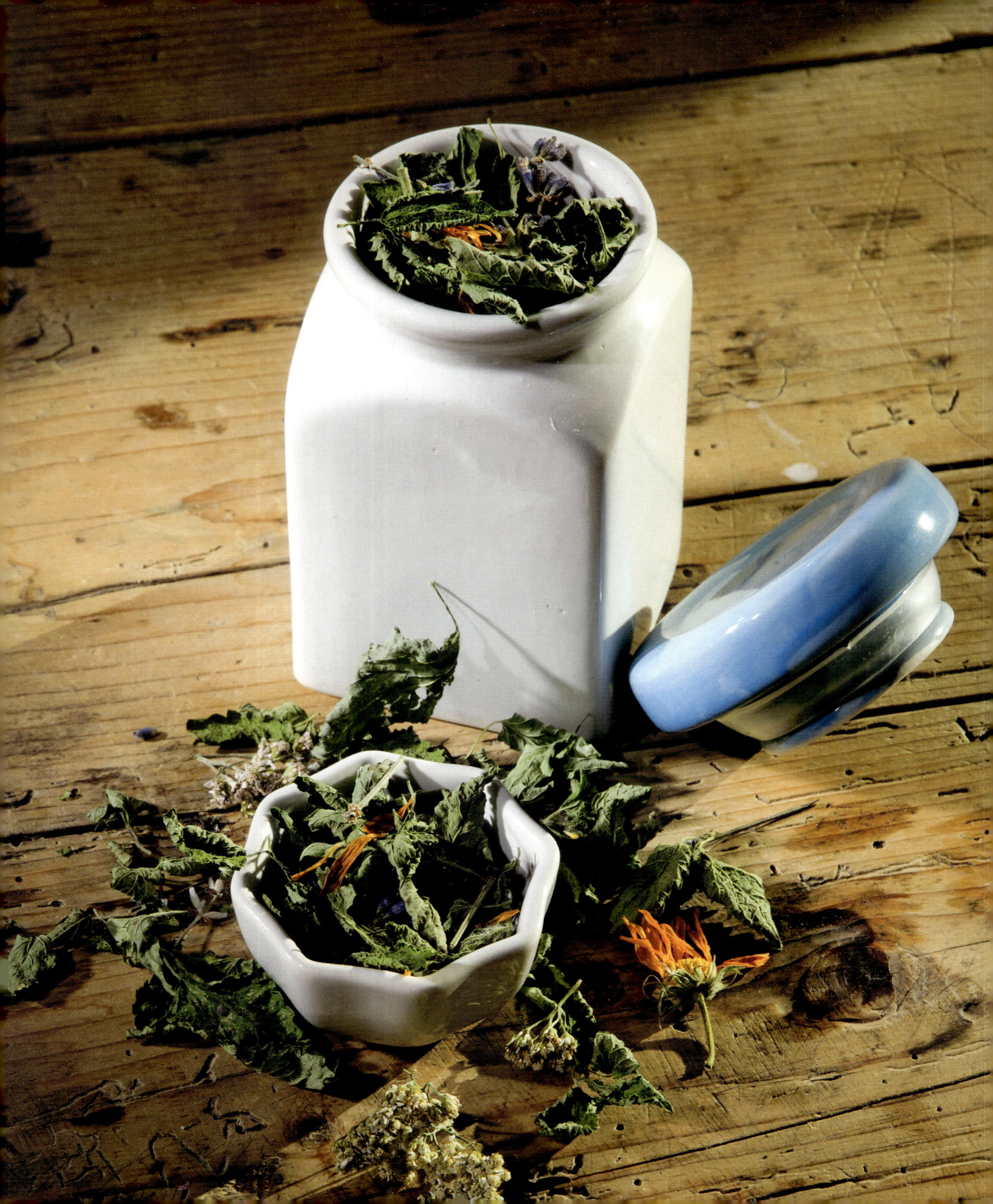

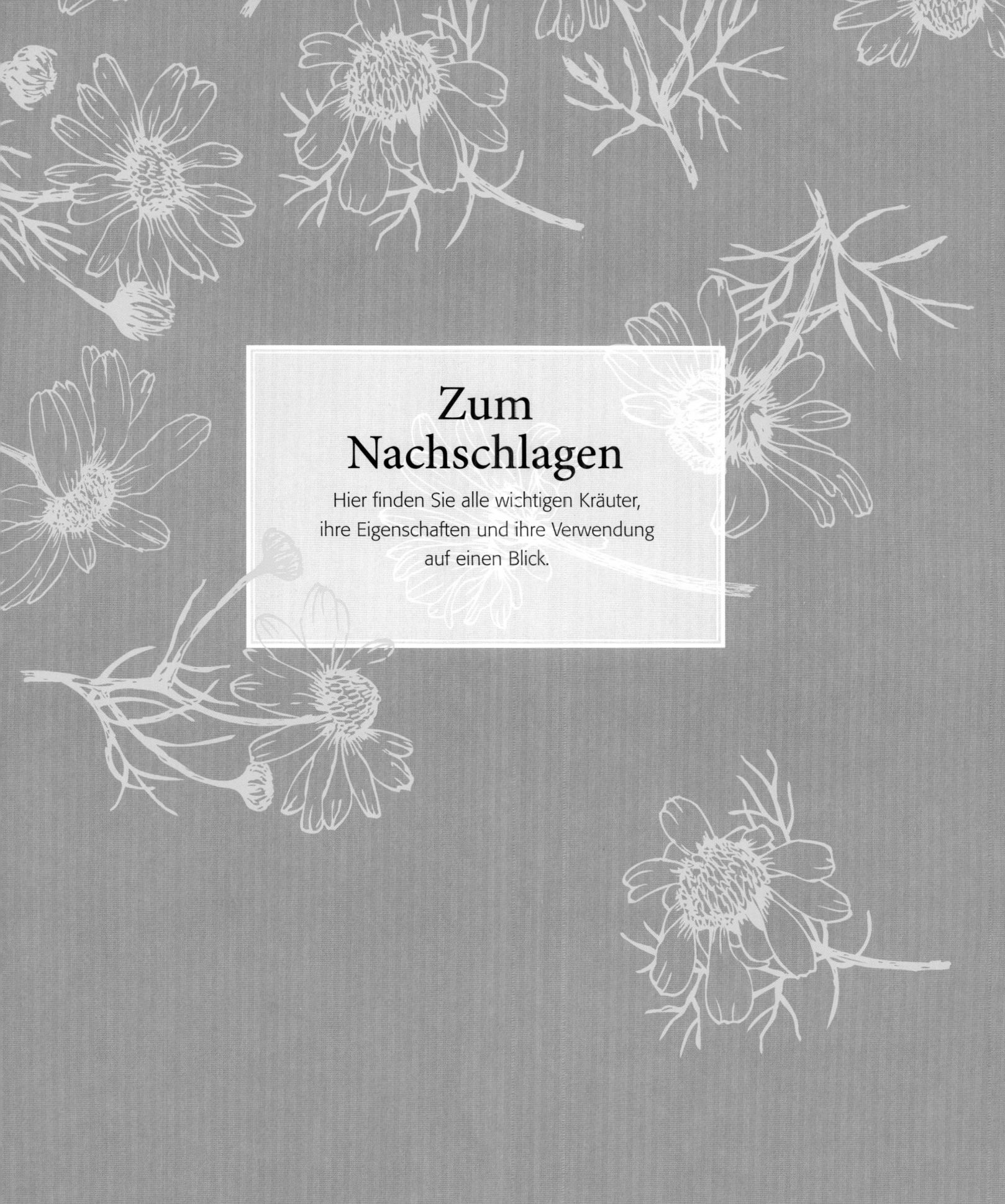

Zum Nachschlagen

Hier finden Sie alle wichtigen Kräuter,
ihre Eigenschaften und ihre Verwendung
auf einen Blick.

Name	Teekraut	Küchen-kraut	Räucher-kraut	Wildkraut	Wirkung	Verwendung für	Erntezeit	Welche Pflanzenteile werden verwendet
Apfelminze *(Mentha suaveolens)*	•				Magen-stärkend, beruhi-gend, lieblich	Tee, Kissen-fülle, Sirup, Räucher-werk	Juli–Okt.	Blätter, Stängel
Angelika, Engelwurz *(Angelica archange-lica)*	•	•	•	•	Schützend, verdau-ungsför-dernd	Tee, Rä-cherwerk, Wurzeln für klare Suppe	Juli–Okt.	Wurzeln, Blätter, Stängel, Blüten
Arnika *(Arnica montana)*				•	Bei Sportver-letzungen, Prellung, Verren-kung	Tinktur	Juli, August	Blütenblätter
Baldrian *(Valeriana officinalis)*	•			•	Beruhi-gend	Tropfen, Tee	Okt.–Nov.	Wurzeln
Basilicum *(Ocimum basilicum)*	•	•			Magen-stärkend, blähungs-widrig	Tee, Küchen-kraut	Juli–Sept.	ganzes Kraut
Beifuß *(Artemisia vulgaris)*	•	•	•	•	Fettregu-lierend, verdau-ungsför-dernd	Kräutersalz, Tee, fettes Fleisch (z. B. beim Gän-sebraten), Räucherung (Loslassen)	Juni–Okt.	Kraut, Wurzeln
Beinwell *(Symphytum officinale)*				•	Bei Gelenk-schmer-zen, Muskelver-spannun-gen	Tinktur	März, April, Sept., Okt.	Wurzeln
Birke *(Betula pendula)*	•			•	Wasser-treibend, entschla-ckend	Tee	April, Mai	junge Blätter
Bohnen-kraut *(Satureja montana)*	•	•			Aphrodi-sierend, verdau-ungsför-dernd	Tee, Küchen-gewürz	Juli–Sept.	ganzes Kraut

Name	Teekraut	Küchen-kraut	Räucher-kraut	Wildkraut	Wirkung	Verwendung für	Erntezeit	Welche Pflanzenteile werden verwendet
Borretsch (*Borago officinalis*)	●	●			Beruhigend	Tee, Essig, Blüte als Deko auf Speisen	Juni–Sept.	junge Blätter, Blüten
Brennnessel (*Urtica dioica*)	●	●		●	Blutreinigend, harntreibend	Tee, frisch für Salate, Kräutersalz	Mai–Sept.	junge Blätter, reife Samen
Brombeere (*Rubus fruticosus*)	●			●	Reinigend, magen-, darmanregend	Tee, für Marmeladen, Joghurtspeisen und Säfte	Sept.	Blätter, Beeren
Brunnenkresse (*Nasturtium officinale*)		●		●	Blutreinigend	Salate, Kräuterbutter	Mai	Kraut, nur frisch
Dill (*Anethum graveolens*)		●			Zur Magen-Darm-Unterstützung	Zum Würzen für Salate, Fisch, Essig und Öl	August, Sept.	Kraut, Samen
Dost, Oregano (*Origanum vulgare*)	●	●			Verdauungsfördernd	Tee, Kräutersalz, Essig und Öl	Juni–Sept.	ganzes Kraut
Eibisch (*Althaea officinalis*)	●		●		Bei Husten, Bronchienunterstützung	Tee, Tinktur, Räucherwerk	Mai–Okt.	Blätter, Blüten, Wurzeln
Eisenkraut (*Verbena officinalis*)	●		●		Bei Abgeschlagenheit, liefert Energie	Tee, Räucherwerk	Juni–August	Blätter, Stängel
Erdbeere (*Fragaria x ananassa*)	●				Blutreinigend, »Magen-Darm-Schmeichler«	Tee, Marmelade, Fruchtspeisen	Mai–Sept.	Blätter, Früchte
Estragon (*Artemisia dracunculus*)	●	●			Verdauungshelfer	Essig, Tee, Küchenkraut	Juni–August	ganzes Kraut

Name	Teekraut	Küchen-kraut	Räucher-kraut	Wildkraut	Wirkung	Verwendung für	Erntezeit	Welche Pflan-zenteile wer-den verwendet
Fenchel (*Foeniculum vulgare*)	•	•	•		Gegen Blähungen	Tee, Gewürz, Räucher-werk	Juni–Okt.	Kraut, Wurzeln, Samen
Frauen-mantel (*Alchemilla vulgaris*)	•			•	Bei Frauenbe-schwerden	Tee, Bad	Mai–Sept.	Blätter, Blüten
Gänse-blümchen (*Bellis perennis*)	•			•	Reinigend	Tee, hüb-sche Deko auf Speisen	Mai, Juni	Blüten
Giersch (*Aegopodi-um poda-graria*)	•	•		•	Unter-stützend bei Gicht/ Rheuma	Tee, Salate, Suppen	Mai, Juni	Frische Blätter
Goldmelisse (*Monarda didyma*)	•	•			Gut für die Bronchien, verdau-ungsför-dernd	Tee, Sirup	Juli–Sept.	Blüten, Blätter
Goldrute (*Solidago virgaurea*)	•				Unterstützt Nieren-Blasen-Funktionen	Tee, Tinktur	August, Sept.	Blühendes Kraut
Hagebutte (*Rosa* sp.)	•				Vitamin-C-Spender	Tee	Herbst	Früchte
Himbeere (*Rubus idaeus*)	•				Anregend, reinigend	Tee, Mar-melade, Süßspeisen, Joghurtspei-sen	Mai–Sept.	Blätter, Früchte
Holunder (*Sambucus nigra*)	•			•	Schweiß-treibend, bei Erkäl-tungen	Tee, Holler-sulzn, Gelee, Saft	Mai–Sept.	Blüten, Beeren
Hopfen (*Humulus lupulus*)	•	•			Beruhi-gend, schlafför-dernd	Tee, junge Triebe als Spargel	Mai–Sept.	frische Triebe, Blüten

Name	Teekraut	Küchen-kraut	Räucher-kraut	Wildkraut	Wirkung	Verwendung für	Erntezeit	Welche Pflan-zenteile wer-den verwendet
Huflattich *(Tussilago farfara)*	•			•	Bei Erkäl-tungen gut für die oberen Luftwege	Tee	April	Blüten
Isländisches Moos *(Certaria islandica)*	•			•	Lungen-stärkend, bei Alters-schwäche	Tee	April– Okt.	Flechte, die ganze Pflanze
Johannis-beere *(Ribes-nigrum, Ribes rubrum)*	•	•			Blutreini-gend	Tee, Marme-lade, Saft	Juni, Juli	Blätter, Beeren
Johannis-kraut *(Hypericum perforatum)*	•		•		Beruhi-gend, wund-heilend, nerven-stärkend	Tee, Räu-cherwerk, Öl, Tinktur	Juli, Au-gust	Blüten, ganzes Kraut
Kamille *(Matricaria chamomilla)*	•		•		Äußer-lich bei Hautpro-blemen, wund-heilend, krampfstil-lend	Tee, Räu-cherwerk, Tinktur	Mai– Sept.	ganzes Kraut, Blüten
Kapuziner-kresse *(Tropaeolum majus)*	•	•			»Natürli-ches Anti-biotikum«	Tee, Salate, Kräuterbut-ter, Essig und Öl	Juni–Okt.	Blüten, Blätter
Käsepappel *(Malva syl-vestris)*	•			•	Entzün-dungs-hemmend	Tee, Wa-schungen	Juni– Sept.	Blätter, Blüten
Kerbel *(Anthriscus cerefolium)*		•			Ausleitend, Gicht lindernd	Küchenkraut	Juni–Okt.	Ganzes Kraut
Königskerze *(Verbascum densiflorum)*	•		•		Bei Husten, zur Unter-stützung der Lunge	Tee, Tinktur, Stängel als Spazier-stock, Räu-cherwerk	Juni– Sept.	Blüten, Blätter, Stock

Name	Teekraut	Küchen-kraut	Räucher-kraut	Wildkraut	Wirkung	Verwendung für	Erntezeit	Welche Pflan-zenteile wer-den verwendet
Kornblume (*Centautrea cyanus*)	●	●			Leicht harntrei-bend, leichte Un-terstützung der Leber	Schmuck-blüte für Tees und Speisen	Juni–August	Blüten, Kraut
Kümmel (*Carum carvi*)	●	●			Gegen Blä-hungen, verdau-ungsför-dernd	Tee, Schnaps	Juli, August	Samen
Lavendel (*Lavandula angustifolia*)	●		●		Nerven-stärkend, beruhi-gend, schlafför-dernd	Tee, Sirup, Duftkissen, Gewürz, Räucher-werk	Juli, August	Blüten, Kraut
Liebstöckel (*Levisticum officinale*)	●	●			Harntrei-bend, appetitan-regend	Tee, tolles Küchenkraut	Mai–Sept.	Ganzes Kraut
Linde (*Tilia platy-phyllos*)	●				Schweiß-treibend, wenn die Grippe da ist	Tee, Bad	Juni, Juli	Aufgeblühte Blüten
Löwenzahn (*Taraxacum* sect. *Rude-ralia*)	●	●		●	Unterstützt die Leber, blutbil-dend, bei rheuma-tischen Beschwer-den, nierenan-regend	Tee, Sirup, Salate, Sup-pen	April–Okt.	Wurzel, frisches junges Kraut
Malve (*Malva sylvestris*)	●				Unterstüt-zung der Atemwege, wundhei-lend	Sirup, Tee	Juni–Okt.	Blätter, Blüten
Majoran (*Origanum majorana*)	●	●			Appetit-anregend blutdruck-senkend	Gewürz, Tee	Juli–Okt.	Ganzes Kraut vor dem Aufblühen

Name	Teekraut	Küchen-kraut	Räucher-kraut	Wildkraut	Wirkung	Verwendung für	Erntezeit	Welche Pflan-zenteile wer-den verwendet
Mariendistel *(Silybum marianum)*	•	•			Schützt die Leber	Tee, Kräu-tersalz mit Mariendis-telsamen	August–Okt.	Blätter, Samen
Petersilie *(Petroseli-num crispum)*	•	•			Wassertrei-bend, ver-dauungs-fördernd	Küchen-kraut, Tee	Mai–Nov.	Wurzeln, Kraut
Pfeffer-minze *(Mentha x piperita)*	•	•	•		Entkramp-fend, ver-dauungs-fördernd kühlend, erfrischend	Tee, Räu-cherwerk, Küchen-kraut, Kis-senfülle	Juni–Okt.	Blätter, Stängel
Pfingstrose *(Paeonia sp.)*	•				Bronchien-unterstüt-zung	Tee	Juni	Blüten
Quendel *(Thymus serpyllum)*	•	•		•	Auswurf-fördernd, harn-, schweiß-treibend	Tee, Kü-chenkraut, Kissenfülle	Juli–Sept.	Kraut
Ringel-blume *(Calendula officinalis)*	•	•			Magen-, Darm-, Nierenun-terstützung, wundhei-lend	Tee, Salbe, Waschungen	Juni–Okt.	Kraut, Blüten
Rosmarin *(Rosmarinus officinalis)*	•	•	•		Nerven-stärkend, appetitan-regend	Tee, Räu-cherwerk, Kräutersalz, Küchenge-würz	immer	Kraut
Salbei *(Salvia officinalis)*	•	•	•		Schweiß-hemmend, entzün-dungs-hemmend, magen-stärkend, milchrück-bildend	Tee, Räu-cherwerk, Küchenkraut, Kissenfülle	Juni–Sept.	Blätter, Blüten, Stängel

Stichwortverzeichnis

Seitenzahlen mit * verweisen auf
Abbildungen.

Über die Autorinnen

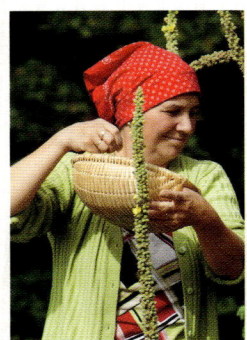

Rosmarie Kranabetter ist Landwirtin und Kräuterbäuerin mit Leib und Seele. Nach dem Abschluss der Landwirtschaftsschule absolvierte sie noch eine Kochlehre. Die gelernte Kräuterpädagogin bewirtschaftet mit ihrem Mann seit 1986 den Bergbauernhof, der seit 2001 als Kräuterbauernhof anerkannt ist. Bei zahlreichen Vorträgen und den Besuchern auf ihrem Hof möchte sie das Leben in und mit der Natur wieder näherbringen.

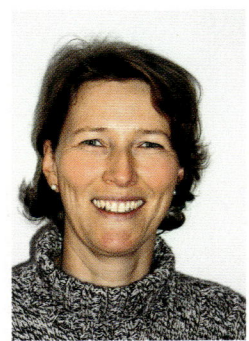

Christine Weidenweber absolvierte zunächst ein landwirtschaftliches Praktikum im Pflanzenbau und ein Naturwissenschaftliches Grundstudium. Danach studierte sie Agrarwissenschaften und schloss eine Ausbildung zur Hauswirtschafterin/ländlicher Bereich mit Schwerpunkten Gartenbau, Ernährung und Hauswirtschaft ab. Seit 1998 arbeitet sie als freiberufliche Lektorin und Autorin für Verlage im »grünen Bereich«.

Impressum

Bibliografische Information der Deutschen Nationalbibliothek

Die Deutsche Nationalbibliothek verzeichnet diese Publikation in der Deutschen Nationalbibliografie; detaillierte bibliografische Daten sind im Internet über http://dnb.d-nb.de abrufbar

BLV Buchverlag
GmbH & Co. KG

80797 München

© 2014 BLV Buchverlag GmbH & Co. KG, München

Bildnachweis:
Barbara Pheby - Fotolia.com: 107
Christian Jung - Fotolia.com: 78
DanielaEvaSchneider - Fotolia.com: 100
Darios - Fotolia.com: 114; Diana Taliun - Fotolia.com: 59
Dieterich: 1, 2/3, 4ol, 8, 10, 12, 14, 16, 17, 18, 20, 24, 25, 26, 28, 30, 31, 32, 36, 39, 41, 42, 44, 46, 47, 48, 52, 53, 54, 56, 57, 58, 60, 62, 64, 65, 70, 74, 80, 84, 86, 87ol, 87ul, 92, 94, 98, 104, 106, 112, 120, 124, 125, 126, 128, 130, 138, 146, 150
Doris Heinrichs - Fotolia.com: 118; emer - Fotolia.com: 108
evgenyb - Fotolia.com: 149; fotoknips - Fotolia.com: 50
goldbany - Fotolia.com: 77; Hetizia - Fotolia.com: 132

Hetizia - Fotolia.com: 88; ilyashapovalov - Fotolia.com: 87r
IrisArt - Fotolia.com: 87m; joanna wnuk - Fotolia.com: 111
kon - Fotolia.com: 136; LeitnerR - Fotolia.com: 137
LoSa - Fotolia.com: 96; Magdalena Kucova - Fotolia.com: 134
Marina Lohrbach - Fotolia.com: 116, 142, 144
mathiasrehm - Fotolia.com: 6; photocrew - Fotolia.com: 140
PhotoSG - Fotolia.com: 93; Printemps - Fotolia.com: 143
seeburger17 - Fotolia.com: 129; suerob - Fotolia.com: 4ul, 115
teleginatania - Fotolia.com: 4ur, 122
unpict - Fotolia.com: 4or, 72, 102
vesna cvorovic – shutterstock: 146

Microstockfish - Fotolia.com: Blüten/Grafik, Hintergrund Kapitelaufmacher

Umschlagkonzeption: Kochan & Partner, München
Umschlagfotos: Dieterich

Text: Rosmarie Kranabetter, Christine Weidenweber
Lektorat: Angelika Sust
Herstellung: Hermann Maxant
Layoutkonzept Innenteil und Satz: griesbeckdesign, München

Gedruckt auf chlorfrei gebleichtem Papier

Printed in Italy

ISBN 978-3-8354-1236-1

Hinweis
Das vorliegende Buch wurde sorgfältig erarbeitet. Dennoch erfolgen alle Angaben ohne Gewähr. Weder Autoren noch Verlag können für eventuelle Nachteile oder Schäden, die aus den im Buch vorgestellten Informationen resultieren, eine Haftung übernehmen.